U0252532

眼病防治问答

主 编 万光明

科学出版社

北京

内 容 简 介

本书内容涵盖眼科基础知识及常见眼病防治知识，包括眼的解剖与生理、护眼与防盲、常见眼科检查与操作、屈光不正、眼表疾病、眼睑疾病、泪道疾病、晶状体疾病、青光眼、眼底疾病、斜视、弱视、眼外伤、眼眶疾病、眼美容整形、眼科用药、中医眼科、眼科护理等，以问答的形式对一千二百多个在临床工作中遇到的患者经常询问的眼科问题进行了整理和解答。

本书语言简明扼要、通俗易懂，可作为眼科医生普及眼科知识，普通大众了解眼科常见病、提高眼病的认知和防护意识的科普读物。

图书在版编目（CIP）数据

眼病防治问答/万光明主编．—北京：科学出版社，2024.6
ISBN 978-7-03-077253-4

Ⅰ.①眼⋯　Ⅱ.①万⋯　Ⅲ.①眼病－防治－问题解答　Ⅳ.① R77-44

中国国家版本馆 CIP 数据核字（2023）第 247756 号

责任编辑：康丽涛　刘　川 / 责任校对：张小霞
责任印制：肖　兴 / 封面设计：龙　岩

科 学 出 版 社 出版

北京东黄城根北街 16 号
邮政编码：100717
http://www.sciencep.com

天津市新科印刷有限公司印刷

科学出版社发行　各地新华书店经销

*

2024 年 6 月第 一 版　开本：880×1230　1/32
2024 年 6 月第一次印刷　印张：15 1/8
字数：424 000

定价：60.00 元
（如有印装质量问题，我社负责调换）

《眼病防治问答》编写人员

主　编　万光明

副主编　薛　瑢　梁申芝　钱　诚　董　一　杨　倩

编　者　（以姓氏笔画为序）

万光明　王　炯　王　彪　王明阳　申　丽

邢杉杉　任　珂　李文静　杨　倩　杨小笛

余　川　邹萍萍　钱　诚　郭强英　梁申芝

董　一　董怡辰　訾迎新　裴明杭　薛　瑢

序

很高兴接受万光明教授邀请，为他主编的《眼病防治问答》一书作序。

健康的眼睛既是心灵的窗户，也可以让我们看到明亮绚丽的美好世界。目前我国仍是世界上盲和视觉损伤人数较多的国家之一，白内障、近视性视网膜病变、青光眼、角膜病、糖尿病视网膜病变等是我国现阶段主要的致盲性眼病。另外，近年来我国儿童及青少年的近视率居高不下，也需要引起重视。关注用眼健康，提高科学用眼、爱眼护眼意识迫在眉睫。医学是一门极其复杂的科学，将复杂的问题讲得浅显易懂，让更多人了解眼睛的正常结构及功能、掌握常见眼病防治的基本知识，提高大众对眼健康的关注度，是每一位眼科工作者践行国家"眼健康"发展战略的职责所在。

该书主编万光明教授长期从事眼部相关疾病的治疗及眼科教学工作，具有非常丰富的眼科临床治疗经验。全书包括二十五章，涉及千余个眼科知识点。该书将临床工作中经常遇到的眼科问题进行汇总，并根据临床经验及参考相关权威文献对问题进行解答，具有实用性、专业性和严谨性。该书内容丰富，语言通俗易懂，使得受众人群更加广泛。因此，我认为《眼病防治问答》是一本优秀的科普图书，我愿意向大众、全科医生及眼科医生推荐这本书。

对于普通大众来说，通过阅读该书可以了解日常生活中的护眼知识，对一些眼部疾病做到早发现、早就医、早诊断及早治疗，从而减少盲和低视力的发生；对于眼部疾病患者及家属来说，该书能帮助他们正确地认识眼部疾病，了解诊疗相关的医学知识，解除担心，更好地配合医生进行治疗；对于全科医生及眼科年轻医生来说，该书有助于丰富其相关临床知识，并且可以作为眼健康知识的宣传资料来提升我国眼健康发展水平。《眼病防治问答》不仅是休闲时拿起便可翻看的科普读物，也包含对行业最新动向的科学解读，不论是初入眼科的年轻医生，还是从事眼科学相关研究的工作者，都将从阅读中有所收获。

科普图书的编写并不容易，编者在繁忙的临床工作之余撰写书稿，还要兼顾科普内容的专业性及语言的通俗性，因此非常感谢该书编者为科普眼健康知识所付出的辛苦劳动，也要感谢所有眼科工作者为眼健康事业和防盲治盲工作所做出的努力。在探索科学和普及科学的路途上，需要这样切切实实地做着既有利于医学进步，又有益于传递基础知识和传播科学文化的好事情。我有幸先睹为快，希望《眼病防治问答》一书能让更多的人关注到眼健康，养成科学用眼的好习惯，减少眼部疾病的发生。让我们一起呵护好心灵的窗户，共同守护"睛"彩世界。

重庆医科大学附属第一医院

杨培增

2023年9月

前　言

　　银河浩瀚，群星璀璨，我们用眼睛捕捉其神秘；春花秋月，夏荷冬雪，我们用眼睛领略其芬芳。眼睛是人体重要的感觉器官，人类从外界获取的信息大约90%是由眼睛感知获得的，所以视力对人们的生活与工作影响巨大。了解眼睛的构造、生理特点和眼病的防治方法，对于眼保健和眼病防治具有重要意义。

　　时光荏苒，岁月如梭，不经意间自己从事眼科工作已近四十载，也从一个年轻医生变成了别人眼中所谓的"老专家"，并幸运地带教了一些优秀的学生。记得自己在农村上小学的时候，每逢寒暑假特别喜欢做的事情之一就是读课外书，"十万个为什么"系列丛书是我的最爱。因为这个原因，这几年我一直在想如果能写一本"眼睛的十万个为什么"奉献给读者就好了。于是，在团队的共同努力下，我们将常见的眼科问题进行归类，并逐一解答，最终共形成一千二百多个问答，读者可通过封底二维码获取问题详情。如若将书名定为"眼睛的十万个为什么"似有名不符实、故弄玄虚的嫌疑，所以还是叫作《眼病防治问答》吧。

　　您可能会觉得眼科疾病太高深、不好理解，而《眼病防治问答》这本书可以让"高深莫测"的眼科知识变得简单易懂。如果您能通读这本书，那么恭喜您，因为您已经可以正确地指导身边的人如何保护眼睛了。本书不仅适用于渴望了解眼科知识的普通读者，对于全科医生及年轻的眼科医生，也可以学习到一些在其他专业眼科书籍中不涉及的知识点。书中语言表述力求做到准确无误，又尽量通俗易懂。

　　受编者团队水平所限，书中难免有疏误之处，恳请各位读者不吝赐教。

　　最后，感谢杨培增教授的鼓励并为本书作序，感谢所有编者的精心编写。

万光明

2023 年 9 月

目　录

第一章

眼的解剖与生理

1 眼睛由什么构成？

眼睛是人类观察世界的窗口，它的构成包括以下几种。

（1）眼球：近似球形，由眼球壁和眼内容物组成，正常成人眼球的前后径平均为24～25 mm，平视时突出于外侧眶缘12～14 mm。

（2）眼的附属器：包括眼睑、结膜、泪器、眼外肌和眼眶等，起支持、保护眼球并协助其转动的作用。

（3）眼球后的视神经：视神经是视觉系统的重要组成部分，它可以将眼睛得到的视觉信息传递到大脑。

2 眼球由什么构成？

眼球由眼球壁和眼内容物组成。

眼球壁可分为三层。最外层由前部透明的角膜（约占外层的前1/6）和后部乳白色的巩膜（约占外层的后5/6）组成，起着保护眼内组织、维持眼球形态的作用；中间一层为葡萄膜，由虹膜、睫状体和脉络膜组成，具有遮光和供给眼球营养的作用；最内层是视网膜，类似于照相机里的感光底片，负责感光成像，通过视神经将视网膜产生的视觉信号传输到大脑，从而形成视觉。

眼内容物则包括房水、晶状体和玻璃体。房水为无色透明液体，充盈于眼的前房和后房。晶状体是双凸面的透明组织，类似于照相机的镜头，通过调节眼睛的焦距将外界物像清晰地投射到视网膜上。玻璃体充满于晶状体与视网膜之间，具有屈光、减震、支撑视网膜和眼球壁的作用。

3　眼球的直径是多少？

新生儿眼球的前后径为16 ～ 17 mm，3岁时即可达到23 mm。正常成人眼球的前后径平均为24 ～ 25 mm，水平径约为23.5 mm，垂直径约为23 mm。但高度近视患者由于屈光度数增加，眼轴持续增长，严重者眼轴可达到30 mm以上。在生长发育稳定后，眼球大小一般不会有很大变化，我们平常所说的大眼睛和小眼睛是因为睑裂大小不同，并不是实际的眼球大小。

4　眼睑有什么作用？

眼睑是覆盖眼球前部的组织，也就是我们常说的上、下眼皮，其主要功能是保护眼球。正常人上下眼睑闭合时，眼睑线条紧密结合，当眼睛自然睁开并向前看时，上眼睑覆盖角膜上缘约2 mm，整个瞳孔区域完全暴露，光线可以畅通无阻地通过，确保正常的视觉功能。任何可能导致眼睑位置异常和眼睑闭合功能的病变都会影响眼睑的正常生理功能，使其失去保护眼球的作用，甚至继发眼部的病变。眼睑的皮肤是人体最薄的皮肤，当身体组织出现水肿（如肾性水肿）时，眼睑水肿通常出现最早或更明显。

5　睫毛有什么作用？

正常睫毛生长于眼睑前缘，排列成2 ～ 3行，短而弯曲，向前、向外伸出，不与角膜接触。但若睫毛的生长位置或方向出现异常（如倒睫），则容易导致眼部继发病变，造成角膜上皮损伤或角膜炎。睫毛毛囊神经丰富，因而睫毛很敏感，触动睫毛时会立即引起眨眼反射。睫毛的作用有很多，作为眼睛的第二道防线，睫毛不仅可以遮光、防止紫外线对眼睛的损害，还能防止灰尘、汗水、异物等进入眼内，从而保护眼睛。此外，细长、乌黑、闪动而又富有活力的睫毛对眼型美及整个容貌美都有重要的修饰作用。

6　眼眶有什么作用？

眼眶是眼球周围的骨性框架，位于颅顶骨和颅面骨之间的四边形锥形骨窝，由七块骨头组成，分别是额骨、蝶骨、筛骨、腭骨、泪骨、上颌骨和颧骨。眼眶可以容纳眼球，使眼球靠周围韧带、肌肉等组织悬浮其中，有助于眼球转动等生理功能的完成，是视觉器官的重要组成部分。眼眶内有着软垫一样保护着眼球的眶脂体及牢牢固定眼球的眶筋膜，当眼球受到外伤或受到外力冲击时，眶壁会起到保护作用，使眼球免受损伤。此外，眼眶骨壁上还有许多重要的孔、裂、缝隙、窝等，如常说的视神经孔、眶上裂、泪腺窝等。

7　什么是泪膜？泪膜有什么作用？

正常人的眼睛表面有一层薄薄的液体，称为泪膜。泪膜是泪液均匀分布在角膜和结膜表面的膜状结构。泪膜从外向内分为三层：脂质层、水液层和黏蛋白层。泪膜可以湿润并保护角膜、结膜上皮，使我们的眼睛表面变得光滑，看东西的时候更加清晰。泪液由泪腺分泌，经泪道排出。泪腺位于眼眶外上方额骨的泪腺窝内，每次眨眼时眼轮匝肌的收缩都会产生一个负压泵系统，促进泪液通过泪道系统排出。泪液的成分大部分是水，也含有少量无机盐、蛋白质、溶菌酶等物质，可以通过机械冲刷及其抗菌成分抑制微生物生长。现在很多人经常长时间地对着电子屏幕如电脑、手机，眼睛一眨不眨，特别专注，就容易导致泪膜不稳定，引起眼睛干涩、视物模糊、视疲劳等症状。

8　什么是角膜？角膜有什么作用？

角膜俗称"黑眼珠"，是一个无色透明的小圆盘，中央较周边薄，覆盖于眼球最前方，约占眼球外壁的1/6。角膜前面微微突起，像球面一样弯曲，可以折射光线。角膜没有血管，但却有着丰富而又敏感的神经末梢，一旦受到外界刺激，比如眼睛里面进了异物，就会立即引起眨眼反射来保护眼睛，因此"眼睛里是容不得半点沙子的"。如果角膜发生了感染、变性等病变，角膜就不再透明，视力会受到很大的影响。我们常说的近视眼准分子手术就是在这里进行操作的。

角膜可以从空气中直接获取氧气，因此我们的眼睛是"会呼吸"的。

9　为什么角膜是透明的？

角膜之所以透明，是因为它具有以下特点：

（1）角膜本身无角化层、无血管、细胞无色素；

（2）角膜的纤维排列整齐；

（3）角膜的含水量和屈光率恒定；

（4）角膜含有丰富的透明质酸；

（5）角膜内皮细胞层的机械屏障以及特有的离子泵功能维持角膜相对"脱水状态"。

因此，完整的角膜上皮细胞和泪膜、规则排列的基质层胶原纤维束、角膜无血管以及角膜"脱水状态"共同维持角膜的透明性。

10　正常角膜的直径是多少？

新生儿角膜水平径为9 ～ 10 mm，但3岁时即可达成人标准。

正常成人的角膜水平径为11.5 ～ 12 mm（平均11.6 mm），垂直径为10.5 ～ 11.5 mm（平均10.6 mm）。

角膜直径大于 13 mm 为大角膜，角膜直径小于 10 mm 为小角膜。

11 什么是结膜？结膜有什么作用？

结膜是一层覆盖于眼睑后面和眼球前面的黏膜。按其不同的解剖部位分为睑结膜、穹窿部结膜和球结膜三部分。当我们闭上眼睛时，这三部分结膜会围成一个囊状空隙，称为"结膜囊"。睑结膜位于眼睑里面与睑板紧密连接，球结膜则覆盖于眼球白色的巩膜上，穹窿部结膜为球结膜和睑结膜在穹窿部的移行部分，位置深且皱褶多，便于眼球运动，但同时也容易藏匿结膜异物。穹窿部结膜下面有副泪腺，结膜内含有的腺体也可以分泌黏液，润湿眼球。结膜容易受到外界细菌和灰尘的刺激，从而发生结膜炎，其中穹窿部结膜是炎症好发部位，可见充血水肿、分泌物等。由于结膜穹窿的外上方是泪腺导管的开口处，穹窿部结膜炎症也可以通过泪腺导管逆行侵及泪腺导致泪腺炎症。

12 巩膜有什么作用？

巩膜位于眼球的最外层，即常说的"眼白"，它占据了整个眼球外壁的 5/6。巩膜由很多纤维组成，厚而坚韧，可以保护、支撑眼球。正常情况下巩膜呈乳白色，发生黄疸时巩膜会呈现黄色。小儿巩膜呈浅蓝色，老年人的巩膜因脂肪沉积略呈黄色，这就是所谓的"人老珠黄"。

13 眼外肌有什么作用？为什么眼球能够灵活地转动？

巩膜的外面附着有很多肌肉，通过大脑的控制，可以使眼球自由转动。协助眼球转动的肌肉主要有 4 条直肌（上直肌、下直肌、内直肌和外直肌）和 2 条斜肌（上斜肌和下斜肌）。内、外直肌主要负责眼球向内或向外转动；上、下直肌主要负责眼球向上或向下转动，同时还可以使眼球内转；上斜肌主要负责眼球内旋，同时还可使眼球下转和外转；下斜肌主要负责眼球外旋，同时还可使眼球上转和外转。多条眼外肌密切配合、共同作用，一条或多条眼外肌的功能受损，眼球就无法灵活地转动，还有可能出现复视现象（重影）。

14 "眨眼间"究竟有多快？

人们常用"眨眼间"来形容时间很快，那么"眨眼间"究竟有多快呢？研究发现，眨一次眼只要0.2～0.4秒，1秒内甚至可以眨3～5次眼。

15 虹膜和瞳孔有什么作用？为什么有的人眼睛是蓝色的，而有的人是褐色的？

当我们说眼睛的颜色时，所指的其实是虹膜的颜色。虹膜位于角膜的后方，虹膜的颜色取决于所含色素的多少。虹膜主要有黑色、棕色、蓝色和灰色。虹膜的颜色存在种族差异，白色人种因虹膜中色素含量少而呈现浅蓝色；黄色人种因虹膜中色素含量多而呈现深褐色。

虹膜中央有一个2.5～4 mm的圆孔，就是常说的"瞳孔"，瞳孔的大小取决于进入眼睛的光线强度。光线强时，如白天、强光照射时，虹膜肌肉收缩，瞳孔会变小；光线弱时，如夜晚、阴天时，虹膜肌肉松弛，瞳孔就会变大。这样视网膜不至于因光亮过强而受到损害，也不会因光线过弱而看不清东西。此外，瞳孔的变化具有双侧性，当我们用光照射一只眼时，两只眼的瞳孔均会缩小。临床上常用这一变化判断患者麻醉的深度和病情的危重程度。

虹膜上环形的瞳孔括约肌由副交感神经支配，其兴奋时肌肉收缩，瞳孔变小；菲薄的瞳孔开大肌由交感神经支配，其兴奋时瞳孔散大。瞳孔的大小受年龄、生理状态、屈光性质及外界环境等诸多因素的影响。年龄大的人瞳孔小，1岁以下的婴儿瞳孔更小，青年人的瞳孔会大些。

情绪激动、疼痛及惊恐等导致交感神经兴奋时，瞳孔会变大；情绪低落、忧郁、深呼吸、脑力活动等导致副交感神经兴奋时，瞳孔会变小。睡眠时瞳孔也较小。近视的人瞳孔较大，远视的人瞳孔较小。

16　什么是"虹膜识别"？

我们常听到"指纹识别""人脸识别"，其实虹膜相较于指纹与人脸识别准确度更高，"虹膜识别"是基于虹膜纹理信息进行身份识别的一种生物识别技术。虹膜是唯一能从外面看到的内部器官，虹膜纹理在人出生后基本稳定，自然情况下几乎终身不变，是除DNA外最可靠的生物特征。

17　为什么日常生活中我们看到的瞳孔是黢黑的呢？

这是由于眼球内部难以反射光线，所以瞳孔看上去是黢黑的。不过在相机的闪光灯下，它可能会被提亮。当闪光灯闪烁的一刹那，强光会进入瞳孔并直达眼球底部的血管。此时，反射回来的光线会让瞳孔呈现血红色，这就是我们所说的"红眼照片"了。

18　什么是瞳孔对光反射？

瞳孔对光反射是指受到光线刺激后瞳孔缩小的神经反射，分为直接对光反射和间接对光反射。受到光线刺激一侧瞳孔缩小称为直接对光反射，未受光线刺激的另一侧瞳孔缩小称为间接对光反射。

19　什么是瞳孔散大和瞳孔缩小？

瞳孔的大小是由瞳孔括约肌和瞳孔开大肌共同调节的。在自然光下瞳孔的直径为2.5～4 mm，一般认为瞳孔直径小于2 mm为瞳孔缩小，大于 5 mm 为瞳孔散大。

一侧瞳孔缩小可见于动眼神经受刺激、颈交感神经径路损害［如霍纳（Horner）综合征］等；双侧瞳孔缩小可见于强光刺激、脑桥病变、脑血管病、镇静催眠药中毒、有机磷中毒等。

瞳孔散大可见于动眼神经受损、眼外伤、急性闭角型青光眼发作、使用散瞳药后、药物中毒（如颠茄类、山莨菪碱等）、临终状态、严重的颅脑损伤、脑出血、脑疝等。

20　什么是晶状体？晶状体有什么作用？

虹膜后面有一个形似双凸透镜的透明组织，称为晶状体。晶状体由晶状体悬韧带悬挂于瞳孔后面，厚度为 4 ～ 5 mm，直径为 9 ～ 10 mm，晶状体外面包有一层高度弹性的薄膜，称为晶状体囊。在晶状体前囊下有一层上皮细胞，是晶状体中代谢最为活跃的部分，从胚胎期开始就不断地向周边部增生，移行至晶状体赤道部的上皮不断增生并拉长，形成晶状体纤维而叠加于原有纤维的表面。这种生长维持终身，因此中央部的晶状体纤维密度最高，称为晶状体核，周围部分较软，称为晶状体皮质。

晶状体富有弹性，通过肌肉的收缩，晶状体可以变薄变厚，让我们既可以看近也可以看远。视近物时，睫状肌收缩，使得睫状突内伸，悬韧带变松弛，对晶状体的牵拉减弱，晶状体依靠晶状体囊及其本身的弹性而变厚，使得前后表面的曲度增加，整体的屈光度也随之增加，这使得进入眼球的光线恰能聚焦于视网膜上。反之，视远物时晶状体也可以随调节而变薄。此外，晶状体还可以过滤部分紫外线。

随着年龄的增大或由于其他原因，控制晶状体的肌肉会慢慢地变松弛，导致我们看近的时候很费力，就会出现老视（俗称老花眼、老花）。而当晶状体变混浊时，就会出现我们常说的白内障。

如果长时间、近距离用眼，比如打游戏或者看电视，控制晶状体的肌肉就可能发生痉挛，导致晶状体不能再自由地改变形状，光线的焦点也就无法准确地落到视网膜上，引起假性近视。如果不及时防护，那么就有可能发展为真性近视。

21　玻璃体有什么作用？

眼球内部大概有4/5的结构是像果冻一样的透明组织，叫作玻璃体。玻璃体不仅可以聚焦光线，还能有效地支撑、固定后面的视网膜。随着年龄的增长，原来像果冻一样的玻璃体会逐渐液化，变成点状、条状、线状，形成很多小空腔（液化腔）。

22　什么是视盘？

眼底后极部有一直径约1.5 mm、境界清楚的淡红色圆盘状结构，称为视神经盘，简称视盘。视盘是视网膜上视觉神经纤维汇集、穿出眼球的部位。视盘不吸收光线，进入眼内的光线几乎完全反射出来。视盘是眼底最亮、颜色最淡的部位，也是眼底最明显的标志。

23　什么是黄斑？

黄斑位于眼底后极部、视盘颞侧3～4 mm处，黄斑中央部有一个小凹称为黄斑中心凹，是视力最敏锐的地方。如果黄斑区出现病变，将会出现视力下降、视物变形、色觉异常等症状，严重影响视功能。

24　什么是视网膜？视网膜有什么作用？

视网膜位于眼球壁的最内层，由视网膜神经上皮层和视网膜色素上皮层组成。视网膜脱离即指这两层分离，而非视网膜从眼中脱落。

当外界物体反射的光通过瞳孔进入眼内成像在视网膜上时，视网膜上的光感受器细胞会将光信号转换为电信号，再由视神经传递到大脑，我们就可以看见外界物体。近视、散光、远视就是外界的物像不能准确地落在视网膜上，导致我们看不清楚。

你知道吗？光线在眼内经过一系列折射后，在视网膜上的成像其实是倒着的，虽然如此，但大可不必担心，因为视神经将信号传输给大脑后，大脑会自动把它们解码成"正着的影像"。

25 什么是视神经？

视神经是由视网膜内的神经节细胞发出的神经纤维在视盘处汇集并穿出巩膜而形成，其直径大约为1.5 mm。视神经在眶内向后经眶尖的视神经管进入颅内止于视交叉，全长约45 mm。视神经外面被鞘膜包裹，其鞘膜间隙与颅内的蛛网膜下腔相通，所以颅内压的增高，可使视神经鞘膜间隙压力也增高，从而压迫视神经，引起视盘水肿。视神经是中枢神经系统的重要组成部分，损伤后一般无法再生。

26 什么是脉络膜？脉络膜有什么作用？

在巩膜和视网膜之间有一层柔软光滑、具有弹性的棕色薄膜，里面有丰富的血管，称为脉络膜。它既可以为视网膜提供营养，又像一个暗室，阻断从巩膜透入眼内的光线，确保成像清晰。

同时，由于脉络膜血管丰富、血流量大、血流缓慢，病原体或免疫复合物易于停留在此而致病。脉络膜是葡萄膜的一部分，有易于接受免疫复合物的特异受体，因此容易在机体免疫应答的过程中与抗原结合形成免疫复合物，发生免疫反应。

27 什么是眼压？房水有什么作用？

眼压是眼球内部的压力，即眼内容物作用于眼球壁及眼内容物之间相互作用的压力。正常眼内压为10 ～ 21 mmHg，在一天24小时中是波动的，波动范围不超过8 mmHg。在眼内容物中，对眼压影响最大的是房水。

角膜与虹膜之间存在着一个腔隙，称为前房，虹膜与晶状体之间的腔隙为后房。前房和后房都充满一种无色透明的液体，可以营养组织，维持正常眼内压，称之为房水。房水的总量为 0.13 ～ 0.3 ml，主要成分是水，还有蛋白质、电解质、抗坏血酸、乳酸、葡萄糖、脂类、酶类等。房水在后房生成（由睫状体的睫状突产生），通过瞳孔流入前房，再由前房（角）排出，形成流动的平衡。如果前房（角）变窄，房水无法排出，整个眼球的压力就会变大，这时容易发生我们常说的"青光眼"。若房水产生过少，无法维持眼内压，眼压就会过低。

28　我们为什么能看到东西？

如果把人眼比作照相机，那么角膜和晶状体就像照相机的镜头，虹膜为光圈，视网膜为胶卷底片，脉络膜为照相机暗室的壁。物体在自然光的照射下发出光线，透过角膜和晶状体的折射，在视网膜上成像。

视网膜将这些信息初步处理，传入大脑后进一步分析，最终形成视觉，使我们能够感知外界。正常的眼睛是成像于视网膜上，但若折射过强或过弱，成像就会偏位，这就是屈光不正。为了使偏位的成像回到视网膜上，就需要佩戴相应的镜片来矫正。

29　正常的视力标准是多少？有视力超常的人吗？

视力检查可分为裸眼视力和矫正视力。裸眼视力是指未经任何光学镜片矫正所测得的视力。成人裸眼视力大于或等于国际标准视力表 1.0 为正常视力，如果使用标准对数视力表，则需要达到 5.0。矫正视力是指用光学镜片矫正屈光不正之后得到的视力，是戴眼镜之后的视力。

每个人的视觉质量是不一样的，部分人群视力可达到 1.5（或对数视力表的 5.2）或以上。还有些人的视力会在 2.0 以上，属于视觉发达，吉尼斯世界纪录甚至能达到3.0以上。如果视力过度发达，也不见得就很好，因为过度发达的视力，也会给视网膜增加压力，容易使眼睛更疲劳。

30　儿童的视力标准和成人一样吗？

儿童的视力标准和成人是不一样的。儿童视力会随年龄增长而有变化，不同年龄段的正常视力可能有所不同。1岁视力一般可达0.2，2岁视力一般可达0.4以上，3岁视力一般可达0.5以上，4岁视力一般可达0.6以上，5岁及以上视力一般可达0.8以上。

31　为什么正常人眼在一定范围内，既能看清远处的物体也能看清近处的物体？

当看远时，远处物体（6 m以外）发出或反射的光线到达眼睛时已基本是平行光线，此时睫状肌放松，晶状体扁平，进入眼睛的平行光线经折射后刚好聚焦在视网膜上，形成清晰的物像。而看近时，近处物体发出或反射的光线到达眼睛时呈辐射状态，眼睛通过一系列调节（睫状肌收缩、晶状体变凸、瞳孔缩小和视轴会聚），使进入眼内的散射光线仍能落在视网膜上，形成清晰的物像。

32　为什么过远、过近的物体看不清楚？

当物体距离眼睛过远时，一方面，物体发出的光线较弱，在传播过程中又会损失一部分，光线在进入眼睛后，其强度已经不足以激活感光细胞。另一方面，由于物体太远，它们在眼内形成的像太小，感光细胞也无法分辨（对于正常人眼来说，在光照良好的情况下，如果物体在视网膜上的成像小于4.5 μm，一般不能产生清晰的视觉）。

当物体距离眼睛过近时，虽然晶状体具有调节作用，但晶状体的弹性有一定的限度，因此眼睛看近物的能力也是有限的。

33　为什么刚从亮处进入暗处或者刚从暗处进入亮处时看不清东西？

　　当长时间处于明亮环境，突然进入暗处时会看不清任何东西，经过一定时间后，才能逐渐看清，这种现象称为暗适应。当长时间处于暗处而突然进入明亮处时，最初感到一片耀眼的光亮，也不能看清物体，稍待片刻后才能恢复视觉，这种现象称为明适应。

　　以上现象与一种称为视紫红质的蛋白质有关，它在暗处合成，在亮处分解。当眼睛由亮处进入暗处，视紫红质大量生成，我们逐渐恢复在暗处的视觉；当眼睛由暗处进入亮处，视紫红质迅速分解，之后眼睛恢复在亮处的视觉。

　　因此，凡是能引起视紫红质再合成障碍的过程，均可发生暗适应机能障碍，进而引起在暗处的视觉功能降低甚至消失，从而导致夜盲。影响视紫红质再合成障碍的主要因素是维生素 A 缺乏及视网膜杆状细胞的病变等。

34　人的双眼有"主眼"和"副眼"吗？

　　通常双眼是有"主眼"和"副眼"的，这就像手有左撇子和右撇子一样，"主眼"和"副眼"各有分工。"主眼"影像的清晰度会更高，看到的东西会被大脑优先接收，从而进行分析和定位，"副眼"则起辅助作用。如果"主眼"与常用手在同一侧时，会具有先天性的瞄准优势，在射击、投篮、打台球等方面会有不错的表现。据统计，大约有71%的人"主眼"是右眼，26%的人是左眼，仅有3%左右的人不分主副眼。

35 什么是"视野"？

视野是指眼睛向正前方固视时所见的空间范围。视野的大小可受物体颜色的影响。在同一光照条件下，白色物体对应的视野最大，其次是黄色、蓝色、红色，绿色物体对应的视野最小。

另外，由于鼻子和额头等面部结构会阻挡视线，因此视野的大小和形状也会受到影响。如正常人颞侧视野大于鼻侧视野，下方视野大于上方视野。

36 什么是"生理盲点"？

由视网膜节细胞层发出的神经轴突，先在视网膜内层表面聚合成束而为视盘，然后传出眼球形成视神经，由于传出的部位没有感光细胞分布，外来光线成像在此处不能引起视觉，所以将这个部位称为生理盲点。正常情况下，由于双眼视物，一侧眼视野中的盲点可被对侧眼的视野所补偿，因此并不会感受到视野中有盲点存在。

37 动物有夜盲吗？

动物也是会有夜盲的。在大自然中，有些动物如鸡、麻雀、鸽子等，只在白天光亮的时候活动，它们的视网膜中以视锥细胞为主，视杆细胞较少，夜间视力较差，故而夜盲。

38 动物有色觉吗？

大多数的哺乳动物是色盲。如马、狗、羊、猫等，反映到它们眼睛里的色彩，只有黑、白、灰3种颜色，它们看到的外部世界就像一张黑白照片。通常保持夜间才出来活动的动物都是色盲，因为晚上光线太暗，色彩对于夜间活动的动物也没有意义，所以猫头鹰、蝙蝠、狼、狐狸、老鼠和蛇都是天生色盲。

多数的鸟类有色觉，除了习惯于夜生活的猫头鹰等。鸟类的辨色能力还用于它们寻找配偶，雄性鸟类常用它们艳丽的羽毛来吸引异性。

多数水生动物都有辨色能力。昆虫虽然是低等动物，但是它们的辨色能力比哺乳动物更强。蜻蜓对色彩的视觉最佳，其次是蝴蝶和飞蛾，而苍蝇和蚊子也能看见颜色。其中家蝇特别讨厌蓝色，蚊子能够辨认黄、蓝和黑色，而且偏爱黑色。蜜蜂喜欢万紫千红的花丛，但其实它却是个红色盲，蜜蜂能分辨青、黄、蓝3种颜色，蜜蜂还可以看见人所看不见的紫外线，能把紫外线与深浅不同的白色和灰色准确区分。

39 我们为什么能看到颜色？

颜色并非物体的真实色彩，而是通过眼、脑及生活经验所产生的一种感觉。我们的眼睛拥有两种感光细胞：一种称为视杆细胞，它可以在暗光下发挥作用，但只能看到物体的轮廓，却无法识别颜色；另一种称为视锥细胞，它可以在强光下发挥作用，同时识别颜色。人多数人的视锥细胞有三类，分别感知红、绿、蓝三种颜色。当某种颜色的光射入人眼，三种视锥细胞会产生不同的信号，这些信号组合在一起，就构成了色彩缤纷的色觉功能。

这个过程就像是一台打印机在打印纸张，而这台打印机（眼睛）却只有三种墨水（视锥细胞）：红、绿、蓝。当它接收到指令（眼睛看到物体）时会将不同颜色的信息传给大脑进行确认，然后打印出该颜色的纸张（我们看到颜色）。如果遇到其余颜色时，它还可以自动将这三种颜色进行混搭调色，从而得到该颜色接收时的色彩。比如说，当你看到某个红色物体时，打印机（眼睛）使用红色墨水；当你看到绿色物体时，打印机（眼睛）使用绿色墨水。但若看到黄色物体时，打印机（眼睛）的墨水没有这种颜色怎么办？这台打印机会同时使用红色和绿色两种墨水。

40　什么是色觉障碍？

色觉障碍主要分为色盲和色弱。色盲是一种遗传缺陷疾病，是指缺乏或完全没有辨别色彩的能力，可分为全色盲和部分色盲。通常说的色盲多指红绿色盲，即患者不能分辨红色和绿色。

色弱是对某种颜色的识别能力弱于正常人，可由先天因素引起，也可由后天因素引起。轻度色弱对日常生活的影响并不是很大，但在求职工作时要避开一些与颜色亮度相关的职业。后天性色弱一般与眼部疾病有关，针对病因进行治疗，色弱有可能恢复。

41　什么是双眼视觉？

在某些哺乳动物中，如牛、马、羊等，它们的双眼长在头的两侧，左眼和右眼各自感受两侧不同的光，因此两只眼看到的视野完全不同，这些动物仅有单眼视觉。

人和灵长类动物的双眼都在头的前方，两眼的鼻侧视野相互重叠，也就是说，在这个范围内的物体都能同时被两眼所见，此时产生的视觉称为双眼视觉。双眼视觉可以弥补生理盲点的存在，扩大我们的视觉范围，同时产生立体视觉。

42　什么是立体视觉？

立体视觉是指用双眼同时视物时，会认为外界物体存在厚度、深度或空间距离等感觉。这是因为我们的左眼看到物体的左侧面较多，右眼看到物体的右侧面较多，两只眼得到的信息并不完全相同，两眼不同的图像信息经过视觉高级中枢处理后，就产生了一个有立体感的物体形象。

43　什么是眼神？

眼神是指眼睛的神态。常说眼睛是心灵的窗户，眼神则透过窗户传递出内心世界。眼神是一种微妙且复杂的语言，一个很有爱心的人，眼神中也一定充满爱意。当一个人精神受到挫折时，眼神可能失去光泽、瞬目减少而显得呆滞。

44　什么是视错觉？

视错觉是指对客观事物歪曲的知觉，即对客观事物错误感知为与实际不符合的事物。正常人也偶尔会出现视错觉，但很快就会自己发现并纠正，如偶尔会认错人等。精神患者常出现视错觉，如把挂着的衣物看成人，等等。

45　什么是视幻觉？

幻觉是指没有现实刺激时出现的虚幻知觉体验。视幻觉属于幻觉的一种，是指患者看到事实上并不存在的东西，可以是简单的闪光，也可以是复杂的图像或场景，是常见的精神病性症状。

46　什么是空间知觉障碍？

空间知觉障碍者不能准确感知周围事物的真实距离。如有的患者感知的东西不在实际的位置，比如上床休息时觉得到了床边而实际还距离床较远，就会导致摔倒在地上，这种情况多见于癫痫。另外，应注意空间知觉障碍和立体视缺失是不同的，比如只有单眼视觉者也不能对前后两车之间的精确距离或者楼梯高度及路上的低洼不平处做出精确判断，但这属于立体视缺失的范畴。

47　人们在进入睡眠时眼球会不自主地运动吗？

人们在进入睡眠时眼球是会不自主运动的。根据脑电图的不同特征，睡眠可分为非快速眼动睡眠和快速眼动睡眠。在快速眼动睡眠阶段，眼球每分钟可急速运动20～30次，此时全身肌肉处在更加松弛的状态，这个阶段睡眠更加深沉，也正是人们做梦的时候。

48　眼球的血液供应是怎样的？

眼球的血液供应分为动脉和静脉两个系统。眼球的动脉血液供应主要来自于眼动脉分出的视网膜中央血管系统和睫状血管系统。视网膜中央动脉是眼动脉眶内段的分支，营养视网膜内五层组织。视网膜中央动脉属终末动脉，没有侧支吻合，临床上视网膜动脉阻塞，即可造成相应区域的视网膜缺血，以致视功能丧失。睫状动脉除营养视网膜内五层组织与部分视神经以外的整个眼球，睫状动脉包括睫状后短动脉、睫状后长动脉及睫状前动脉。睫状后短动脉营养脉络膜与视网膜的外五层组织，睫状后长动脉营养虹膜、睫状体与脉络膜的前部；睫状前动脉营养虹膜、睫状体、巩膜、前部球结膜、角膜前层及角膜缘附近。

眼球的静脉系统则包括视网膜中央静脉、涡静脉及睫状前静脉。视网膜中央静脉伴随视网膜中央动脉，从视网膜内层接受静脉血汇入眼上静脉。脉络膜静脉通过涡静脉流出，虹膜和睫状体的静脉通过睫状前静脉流出，与睫状前动脉伴随。

49　眼部的神经支配是怎样的？

眼部主要受运动神经、感觉神经、睫状神经及睫状神经节等支配。

（1）运动神经：①动眼神经，支配上直肌、下直肌、内直肌、下斜肌、提上睑肌；②滑车神经，支配上斜肌；③展神经，支配外直肌；④面神经的颞支和颧支，支配眼轮匝肌以完成闭眼动作。

（2）感觉神经：①三叉神经第一支（眼神经），负责眼球、上睑、泪腺等部位的感觉；②三叉神经第二支（上颌神经），负责下睑感觉。

（3）睫状神经及睫状神经节：睫状神经含有感觉、交感和副交感纤维，分为睫状长神经和睫状短神经。睫状长神经和睫状短神经均在眼球后极部穿入巩膜，前行到睫状体，组成神经丛，由此发出的分支支配虹膜、睫状体、巩膜、角膜的知觉，以及瞳孔开大肌、瞳孔括约肌和睫状肌的运动。部分睫状神经在未达到睫状体前，在脉络膜形成神经丛并发出分支，支配脉络膜血管收缩和舒张。

睫状神经节位于视神经和外直肌之间，距眶尖约 1 cm，内眼手术时施行球后麻醉，阻断该神经节，对眼球组织有镇痛作用。

（任　珂　万光明　梁申芝）

第二章

护眼与防盲

1 电子产品对眼睛的危害有哪些？

首先，长时间观看电子产品容易导致干眼症。正常情况下我们每分钟的眨眼次数为15～20次，通过眨眼可以将泪液均匀地分布在眼睛表面并形成一层7～10 μm厚的泪膜，从而保持眼睛表面的润滑。但是当我们专注于电子产品时，眼睛的眨眼次数会明显减少，造成泪膜不完整或不均匀，容易导致干眼症，表现为眼睛干涩、视物模糊、眼睛疼痛、异物感、视力短暂下降等症状，甚至会有头痛、头晕、恶心等不适。

其次，长时间观看电子产品容易诱发近视、加重近视的发展。当我们长时间、近距离注视电子产品（如手机、平板电脑等）时，眼睛的睫状肌会一直处于收缩、紧张甚至痉挛的状态，它的调节能力就会变差，容易诱发近视或加重近视。

最后，长时间接受电子屏幕光线的照射，会增加白内障和视网膜病变的发生率。电子屏幕的光谱与自然光的光谱不同，电子屏幕中的蓝光峰值更高，对眼睛的伤害更大。当高强度的蓝光照射到晶状体时，部分蓝光会被晶状体吸收，容易导致晶状体混浊形成白内障，而穿透晶状体到达视网膜的蓝光，会对视网膜的色素上皮细胞和感光细胞造成损伤，从而增加一些视网膜病变的发生率。

2 关灯看手机对眼睛有害吗？

如今手机已成为人们生活中不可或缺的一部分，有的人喜欢关灯或躲在被窝里看手机，那么在暗处看手机是否会对眼睛造成损伤呢？

　　正常"黑眼珠"的中间有一个黑色的圆孔称为瞳孔，是外界光线进入眼睛的通道。眼睛的虹膜调节瞳孔的大小就像摄像机的光圈一样控制着进入眼内光线的多少或强弱。当处在黑暗环境中时，为了看得更加清楚，瞳孔会变大，增加进入眼内的光线，与此同时晶状体会变凸，有可能导致房角变窄甚至关闭，使房水流出受阻，从而引起眼压升高。因此，对于青光眼高危人群来说，关灯看手机易诱发闭角型青光眼的急性发作，表现为鼻根处酸胀感、头痛、眼部胀痛、雾视，甚至伴有恶心、呕吐等症状。关灯看手机时，在手机屏幕光亮刺激下，眼部泪液分泌量和泪液成分都会受到影响，长时间专注于手机会导致眨眼次数减少，引起眼干、眼痛，甚至发展为干眼症。此外，关灯玩手机使眼睛长时间暴露于手机屏幕的蓝光下，还有可能损伤眼底的视网膜色素上皮细胞。

3　什么是视频终端综合征？

　　计算机、手机、平板电脑等电子产品已经成为我们日常生活、工作中的一部分，但长时间操作视频终端及注视荧光屏后，身体可能出现多个部位的不适感，可累及眼部、腰背肌肉、神经内分泌系统及消化系统等部位，称为视频终端综合征。

4　视频终端综合征有哪些眼部症状？

　　在视频终端综合征中眼部症状出现的概率最高，主要表现为视疲劳、眼睛干涩、异物感、分泌物增多、眼睛发红、眼部烧灼感、近距离视物模糊、复视、眼部胀痛、眼眶痛等。

5　怎样减轻视频终端综合征对眼睛的影响？

　　视频终端综合征给眼睛带来的危害不可小觑，长期瞬目减少以及近距离用眼可引起眼睛发生病理变化，出现干眼症、眼睛调节力下降、近视度数加深等，严重的高度近视甚至会引起视网膜脱离从而导致失明。电子产品已经深入到人们工作及生活中的各个方面，虽然我们无法做到完全不使用它们，但却可以加强自我护眼意识，尽可能地预防视频终端综合征。

那么，怎样做可以减轻视频终端综合征对眼睛的影响呢？首先，应避免长时间盯着屏幕，一次使用电子屏幕的时间不要太长，成年人每隔1小时应放松眼睛15～20分钟，未成年人每隔20～30分钟就应闭目休息或多眺望远处。在看屏幕时应强化眨眼意识，让泪液分布于眼表，减少眼睛暴露在空气中的时间，避免眼睛干涩。此外，用眼环境也很重要，应保证室内合适的温度和湿度，并且在合适照明的地方使用电子屏幕，环境中的光线太强或太弱都会使屏幕对眼睛造成刺激。在使用电子屏幕时也要注意调整好屏幕的位置，保持正确姿势与注视距离，设置合理的屏幕显示参数。更重要的是保证充足的睡眠，作息规律，使眼睛能得到充分的休息。如果眼睛出现持续不适无法缓解时，应及时就诊。

6 开灯睡觉对眼睛有影响吗？

开灯睡觉时，白炽灯中的红光会激活眼轴的生长因子，促进眼轴加速增长，而眼轴的长度与近视密切相关，眼轴每增长1 mm，近视度数将增加300度。有调查研究显示，2岁前的孩子如果在黑暗房间睡觉患近视的比例是10%，开小夜灯睡觉患近视的比例是34%，开大灯睡觉患近视的比例是55%。长时间开灯睡觉会使眼睛的神经和肌肉处于紧绷状态，导致眼睛无法真正地放松，容易造成眼部疲劳。开灯睡觉除了影响眼部健康，还会阻碍儿童的生长发育，降低机体的免疫力。因此，为了保护身体健康，应提倡关灯睡觉。

7 手机和电脑的护眼模式真的能护眼吗？

当我们打开手机和电脑的护眼模式时，我们可以发现电子屏幕会由白色变为黄色。电子屏幕发出白光，主要有两种机制：一种是通过红绿蓝三基色的多芯片组合而成，另一种是通过LED灯发出的蓝光照射到荧光材料上，一部分被荧光材料吸收，另一部分蓝光会穿透荧光材料与荧光材料激发出的黄光混合，形成白光。手机和电脑的护眼模式又称为滤蓝光模式，可以减少蓝光的发射。因为蓝光减少，使得红绿蓝色调中的红光和绿光得以更多融合，屏幕变黄变暗，会减少亮光对眼睛的刺激；从另一种机制上来说蓝光减少，黄光相对较多，因此屏幕变黄。但是护眼模式只是会使光线变柔和，在一定程度上减少眼疲劳，如果长时间专注于电子屏幕，眼睛仍然会有不适感。因此，真正的护眼，是应减少使用手机或电脑的时间，尽量避免长时间注视电子屏幕。

8　手机屏幕亮点好还是暗点好？

手机屏幕的亮度应该根据周围环境的亮度来决定。若处于光线较亮的环境中，则应将屏幕调亮一些，以眼睛能舒适、不费力地看清手机屏幕上的内容为准；若周围环境光线较暗，则应将手机屏幕亮度也适当调暗，避免光线对比强烈，刺激眼睛。

9　看电视时如何护眼？

看电视是日常生活中的一种消遣方式，但是怎样看电视才能更护眼呢？

首先，电视画面要清晰，亮度要适宜，并且电视机的亮度和周围环境的亮度要相协调。其次，电视机的位置和观看距离要适当。电视机的屏幕中心与眼睛要处于同一水平线上或稍低于眼睛，电视机与眼睛的距离应该是屏幕对角线的4～6倍，看电视时最好坐于屏幕的正前方，不能躺着看电视，如果坐在旁边看电视，其视线与屏幕之间的夹角应大于45度。另外，控制好看电视的时间。对于2～5岁的儿童，每日观看电视时间应少于1小时。对于5岁以上的儿童，观看时间要控制在2小时以内，并且在观看过程中要经常眺望远处休息眼睛。

10 眼妆对眼睛有伤害吗？

眼部的化妆品主要包括眼线、眼影、睫毛膏等。颗粒状的化妆品会阻塞睑板腺开口，造成睑板腺阻塞和睑板腺炎症，引起睑腺炎（麦粒肿）和睑板腺囊肿（霰粒肿）。长期的睑板腺开口阻塞和睑板腺炎症会造成睑板腺萎缩。睑板腺分泌的脂质是泪膜最外层的组成成分，可以减少泪液的蒸发，稳定和保持泪膜的弧度。眼妆不仅容易造成睑板腺功能障碍，导致脂质分泌较少，泪液蒸发较多，引起干眼症，如果操作或护理不当还容易诱发结膜和角膜的炎症。除此之外，眼部化妆品可能含有一些刺激性或致敏性成分，从而引起皮肤和眼组织的过敏反应。

11 美瞳到底是"美瞳"还是"伤瞳"？

美瞳是"装饰性彩色平光隐形眼镜"的俗称，主要是在隐形眼镜上进行着色用于装饰和改变角膜的颜色，进而起到美化和装饰双眼的目的。由于美瞳直接覆盖在角膜表面，与眼组织紧密接触，具有较高的风险，因此在中国属于第三类医疗器械。市面上美瞳的质量千差万别，合格的美瞳是由三层结构组成，其中内外两层镜片是透明的，中间夹着一层染色镜片；而劣质的美瞳是在镜片表面直接着色，佩戴时色素直接接触角膜，易使角膜着色，对眼睛的刺激性比较大。此外，由于角膜是一层不含血管的透明组织，其代谢所需要的氧气供应主要来源于空气、角膜缘血管和房水，当美瞳的透氧性较差时，易造成角膜上皮细胞缺氧水肿，导致角膜上皮脱落、角膜炎症、角膜溃疡和角膜新生血管的生长。长期佩戴美瞳也可能会导致眼干，影响睑板腺功能和诱发过敏反应。因此，应尽可能避免佩戴美瞳或减少佩戴美瞳的次数和时间。

12 防蓝光眼镜能护眼吗？

通常将波长范围在400～500 nm的可见光称为蓝光，蓝光在我们日常生活中随处可见，广泛存在于自然界的可见光、电子屏幕和LED光源中。虽然蓝光在穿透晶状体到达视网膜的过程中会对晶状体和视网膜造成损伤，但一部分波长较长的蓝光对人体是有益的，可以调节生物节律、改善情绪并影响我们的记忆力、注意力和认知力。防蓝光眼镜主要是通过镜片表面镀膜将有害蓝光进行反射，或者通过镜片基材加入防蓝光因子，将有害蓝光进行吸收，从而实现对有害蓝光的阻隔。但是防蓝光眼镜在预防近视方面的效果，目前尚未得到证实。因此，对于日常生活中的蓝光，大家可以不用"谈蓝色变"，当需要较长时间使用电子产品时可以使用防蓝光眼镜减少光线的频闪，保持合适的色温和亮度，可以达到缓解疲劳和保护眼睛的效果，但是如果过长时间专注于电子屏幕时，仍然会对眼睛造成不适或损伤。因此，真正护眼的方法应当是减少使用手机或电脑的时间，尽量避免长时间注视电子屏幕。

13 蒸汽眼罩对眼睛有好处吗？

蒸汽眼罩采用的是自发热技术，当我们去除蒸汽眼罩的外包装时，空气中的氧气会透过蒸汽眼罩的透气外膜层进入眼罩内，与眼罩内的铁粉发生氧化还原反应，从而释放热量和水蒸气。蒸汽眼罩本质上相当于热毛巾，起到热敷的作用，促进睑板腺油脂的分泌，减少泪液的蒸发，从而缓解眼部干涩的症状。此外，使用蒸汽眼罩可以促进眼部血液循环，放松眼周肌肉，缓解眼部疲劳。但如果蒸汽眼罩佩戴时间过长会引起眼周红肿充血及低温烫伤。因此，建议使用眼罩的时长为15～20分钟，最长不超过25分钟。使用蒸汽眼罩也有需要注意的事项：眼部有炎症或眼周有感染的人群不适合使用蒸汽眼罩，易过敏体质者慎用，佩戴隐形眼镜时也不宜使用，使用蒸汽眼罩前后15分钟内不能滴用眼药水。

14 眼睛需要防晒吗？

在生活中我们经常提到皮肤防晒，避免紫外线对皮肤的伤害。那么眼睛需要防晒吗？紫外线是太阳光中波长最短的一种光波，但却是对人体有伤害的主要波段。根据波长不同，紫外线可分为长波紫外线（UVA）、中波紫外线（UVB）和短波紫外线（UVC）。UVC由于波长最短，穿透能力较弱，大部分被臭氧层吸收，很少到达地球表面。UVA与UVB波长相对较长，穿透能力较强，是对人体造成伤害的主要波段。眼睑长期暴晒不仅会产生色素的沉淀、晒斑，还会增加癌症的发生率，比如眼睑基底细胞癌和眼睑鳞状细胞癌等。结膜长期暴晒会造成结膜组织变性和慢性炎症，诱发睑裂斑或翼状胬肉。晶状体长期暴晒影响晶状体的代谢，导致晶体蛋白变性从而加速晶状体的混浊，加重白内障。穿透能力强的紫外线可直达视网膜，与感光细胞发生光化学反应，引起黄斑慢性损伤。因此，日常生活和工作时要避免强光照射，做好防晒措施。

15 长期熬夜对眼睛有哪些影响？

长期熬夜对眼睛的危害很多。首先，长期熬夜用眼会造成眼部干涩、疼痛，促使假性近视发展为真性近视以及真性近视度数的增长。其次，长期熬夜容易诱发中心性浆液性脉络膜视网膜病变（简称中浆），通常表现为视物模糊、变暗、变形、缩小等症状。中心性浆液性脉络膜视网膜病变具有自限性，但如果长期不治愈会形成黄斑区瘢痕，影响视力。最后，对于青光眼病人，熬夜用眼过度易造成眼压升高，诱发青光眼的急性发作，表现为眼痛、头痛、恶心、呕吐。除此之外，长期熬夜用眼可能会引起眼部肌肉持续紧张，导致眼睑痉挛等。

16 长期使用眼药水对眼睛有伤害吗？

俗话说"是药三分毒"，眼药水作为眼部局部用药的一种治疗方式，能否长期使用呢？答案是否定的。大部分眼药水都含有防腐剂，比如苯扎溴铵、山梨酸钾、三氯叔丁醇等，防腐剂的目的是防止开封后的眼药水被污染，但是防腐剂同时会损伤角膜上皮细胞、结膜杯状细胞，长期使用眼药水会使泪液的酸碱度发生改变，影响泪液的酸碱平衡，容易诱发干眼症。激素类眼药水长期使用会影响晶状体的代谢并易使房水流出阻力增加，增加激素性白内障和激素性青光眼的风险。另有一些网红眼药水可以减轻眼红症状，是因为这类眼药水中含有可以收缩血管的肾上腺素，能使结膜充血在短时间内消退，但当药效消失后，充血会更加严重，长期使用还会影响血管的正常收缩。此外，抗生素类眼药水长期使用会引起细菌耐药及眼部菌群失调。

17 眼保健操能护眼吗？

从20世纪60年代开始，眼保健操开始在中国推行。眼保健操基本上是课间必做的一项运动，那么眼保健操对眼睛是否有好处呢？首先，做眼保健操时，眼睛处于闭目养神的状态，减少了用眼的时间。其次，眼保健操是对眼睛周围的穴位进行按摩，通过对穴位的刺激，可以促进眼部血管的血液循环，放松眼部肌肉，缓解眼部疲劳。但是眼保健操对于延缓近视的发展是否有帮助呢？有研究表明，高质量地完成眼保健操组与不做眼保健操组相比，两年内的近视发展率仅减少了15度。目前的证据并不能支持眼保健操在防控近视方面的长期作用。目前国际公认的预防近视的方法仍然是户外运动。因此，眼保健操可以帮助缓解眼部疲劳，但是对于预防近视方面的作用有待进一步验证。

18 预防近视要怎样"坐"和怎样"做"？

预防近视要从小抓起，无论是读书还是写作业，都要养成良好的坐姿，这不仅对孩子的脊柱发育有好处，而且可以预防近视。好的坐姿要记住一个口诀"一寸一拳一尺"。一寸即手指和笔尖的距离为一寸（3.3 cm）；

一拳即胸部与书桌之间保持一个拳头的距离（6～7 cm）；一尺即眼睛与书本之间的距离为一尺（约33 cm）。此外，在学习时光线也很重要，因此要重视台灯摆放的高度及位置。在选择台灯的高度时，不能让眼睛直视到灯泡或灯管，以此推算，台灯的高度距离书面40～50 cm比较合适。台灯的摆放位置要根据惯用手来决定，大多数人用右手写字，台灯要放在身体左前方，写字时不会因为手的遮挡在纸上形成阴影，照到纸张上的光线也不会反射到我们的眼睛里而产生眩光。如果习惯用左手写字，则台灯放在身体的右前方为宜。

19　如何挑选护眼灯？

房间里天花板的灯光主要用于照明，到达书桌的光线照度一般不能满足标准的读写照明要求。因此，在学习时需要额外打开台灯进行照明，那么挑选合格的台灯时需要注意哪些参数呢？主要从色温、显色指数、频闪、灯光照度、蓝光辐射等方面进行选择。

（1）色温：色温即灯光的颜色，颜色偏暖偏黄的灯光色温低，颜色偏冷偏蓝的灯光色温高。色温4000 K左右的灯光较为合适，灯光柔和较适合阅读。

（2）显色指数：光线对物体本身颜色的还原程度为显色指数，显色指数越高越好，一般要挑选显色指数大于80的台灯。

（3）频闪：无频闪指光线的亮度稳定性好，无肉眼可觉察的光线明暗变化。因为如果存在肉眼可觉察的光线变化，瞳孔会随着光线的明暗而收缩或放大，会使眼睛感到疲劳。因此，应选用无频闪的护眼灯，一般要求频闪大于3125赫兹（Hz）。

（4）灯光照度：照度指物体被照亮的程度，采用单位面积所接受的光通量来表示。照度应均匀且适中，一般为500～700勒克斯（lux）。照度低则光线昏暗，照度太强瞳孔持续性缩小，易引起眼疲劳。

（5）蓝光辐射：国际电工委员会将灯光对视网膜造成的蓝光危害风险分为四个等级，分别为RG0、RG1、RG2、RG3，级别越高代表危害程度越大，在购买时尽量挑选无蓝光危害的RG0等级的护眼灯。

20　绿色真的能护眼吗？

不少人会把手机或电脑的电子屏幕换成绿色背景，或者在电脑桌上摆放绿色植物，以此来保护眼睛。但这样做真的能护眼吗？绿色和其他的颜色对眼睛有什么不同的影响？

不同的物质对光线的吸收和反射不同，才使我们可以看到五彩缤纷的世界。其中绿色对光线的吸收和反射较为适中，对人眼造成的刺激较小，因此相对于红色、黄色等明亮的颜色对眼睛更友好。但是在桌面上摆放绿植或将手机和电脑的屏幕、壁纸换为绿色并不能有效缓解视疲劳。因为当我们长时间看书、看电脑或看电视时，眼睛一直处于近距离工作状态，长时间近距离容易引起视疲劳，并且容易产生睫状肌痉挛，加重眼睛的近视度数。因此，真正的护眼方法是减少近距离用眼的时间并经常向远处眺望。当我们在看6 m以外的物体时，眼睛睫状肌处于舒张状态，眼睛就可以得到放松。因此，看绿色的物品并不等同于护眼，重点是远眺。国际上通用的护眼法则是20-20-20法则，即近距离用眼20分钟，要向20英尺（约6 m）外的远方眺望20秒。

21　服用叶黄素对眼睛有好处吗？

叶黄素是一种类胡萝卜素，人体不能自我合成，只能从外源食物中摄入。日常生活中，有许多蔬菜和水果富含叶黄素，比如芥蓝、花椰菜、菠菜、芦笋、莴苣、南瓜、玉米和猕猴桃等。其中颜色越偏深绿色的蔬菜，叶黄素含量越高。叶黄素的光吸收能力强，可以吸收过滤蓝光，在人眼形成有效的蓝光滤过机制。叶黄素还可以作为抗氧化剂，抵抗氧化损伤。因此，服用含有叶黄素的食物对眼睛是有好处的。

22 吃胡萝卜对眼睛有好处吗？

胡萝卜中含有大量的胡萝卜素，在人体内可以转化为维生素A。补充维生素A对眼睛是有好处的，对于预防夜盲症和干眼症具有一定的作用，但食用应遵循适量原则。严重的维生素A缺乏会导致以下几种疾病。

（1）夜盲：缺乏维生素A会导致视紫红质再生缓慢且不完全。视紫红质是视杆细胞外节的感光色素，视杆细胞可以感受弱光刺激但无色视觉，在暗处，视紫红质的再合成能提高视网膜对暗光的敏感性，因此缺乏维生素A会导致暗适应能力下降甚至夜盲。

（2）结膜干燥：缺乏维生素A会导致结膜杯状细胞分泌黏液减少，结膜上皮鳞状化，从而引起结膜干燥。

（3）角膜软化：缺乏维生素A会导致角膜干燥，出现灰白色混浊，随后角膜上皮脱落，基质溶解坏死，如果不及时治疗会出现角膜穿孔。

23 吃鱼眼能"以形补形"吗？

首先我们来了解一下鱼眼的成分。鱼眼中含量最多的成分是水，其次是少量的蛋白质、维生素A以及少量的多不饱和脂肪酸。多不饱和脂肪酸中的二十二碳六烯酸（DHA），对视觉功能的发育具有重要作用。这些营养成分虽对眼睛有好处，但是含量太低，通过吃鱼眼补充的营养微乎其微，因此通过吃鱼眼达到明目的说法是不科学的。相比鱼眼，鱼肉的营养价值更高，与其吃鱼眼不如多吃鱼肉。

24 护眼的蔬菜和水果有哪些？

香蕉富含钾及β胡萝卜素。人体摄入过多盐分时，会导致细胞中存留大量的水分，引起眼睑水肿，香蕉中的钾可以帮助人体排出过多的钠，缓解眼睛的不适症状。蓝莓富含大量的维生素E、维生素A、维生素B及花青素，可以减少自由基对眼睛的损伤，其中花青素还可以促进视杆细胞中视紫红质的再生。猕猴桃富含大量的维生素C、维生素E和维生素A。圣女果中富含大量的维生素A和维生素C。菠菜是叶黄素的最佳来源之一，并且富含钾、钙和镁等其他微量元素。玉米富含叶黄素和玉米黄质。胡萝卜富含胡萝卜素，胡萝卜素水解后可形成维生素A。这些食物对眼睛都具有较好的营养作用。

25 经常饮用碳酸饮料会影响视力吗？

碳酸饮料是在一定条件下充入二氧化碳的饮料制品。饮用时一部分二氧化碳通过打嗝排出体外，另有一部分二氧化碳与水合成碳酸被消化道吸收进入血液。血液中的碳酸根离子与钙离子结合，形成碳酸钙，从而影响食物中钙的吸收和利用。经常饮用碳酸饮料会使体内的钙减少，对于眼睛来说，巩膜中的钙减少，眼球壁失去正常的弹性，眼球容易被拉长，加重近视度数的增长。碳酸饮料中除了二氧化碳影响钙吸收之外，其中的糖、咖啡因及磷酸都会影响钙的吸收和利用。因此，为了身体健康，我们应少喝碳酸饮料。

26 妊娠期眼睛会出现哪些生理变化？

妊娠期眼睛可能会出现以下生理变化。

（1）黑眼圈：孕期激素水平的改变会对皮肤产生一定的影响，使部分孕妇的眼睛周围出现色素沉淀，也就是所谓的"黑眼圈"，但大部分在产后会慢慢恢复。

（2）屈光变化：由于体内激素水平的变化，妊娠期角膜容易出现水肿，角膜的屈光力发生改变，可能会出现看东西变形或视力下降的情况，但大部分在产后6周左右都会慢慢恢复。

（3）眼睛干涩：孕妇在妊娠期角膜的敏感度有所降低，泪液分泌减少，同时泪液的成分有所改变，黏液成分增加，会引起眼干、异物感等不适症状。

（4）眼压降低：妊娠期间，巩膜外静脉压降低，房水流出增多，部分孕妇的眼压可能会降低。

这些生理变化多数是可逆的，但我们也要关注妊娠期眼部健康，注意健康用眼，如果出现眼部特殊不适症状，应及早就医，排除病理改变。

27　妊娠期眼睛可能出现哪些病理变化？

妊娠期比较常见的容易累及眼部的全身性疾病包括糖尿病、高血压等，若孕前已经有糖尿病或高血压，那么孕期伴随着激素水平的改变，可能会诱发或者加重眼部并发症。

对于患有糖尿病的孕妇，应该在妊娠初3个月定期进行眼底检查，若血糖控制良好没有出现眼底病变，可遵医嘱适当延长检查间隔时间，若出现眼底病变应及时治疗。

对于患有高血压的孕妇，特别是子痫前期及子痫患者，眼底可能会出现高血压视网膜病变，以视网膜小动脉痉挛和狭窄最常见，若血压急剧升高，还有可能导致视网膜渗出、出血，其严重程度与高血压的严重程度相关。因此，在妊娠期出现高血压，应及时由眼科医生进行眼底检查，尽早干预。

此外，其他全身性疾病，如抗磷脂综合征、弥散性血管内凝血、格雷夫斯病（Graves disease）等也可能在孕期引起眼部的病理变化。

28　月子期间不能看手机吗？

坐月子期间是可以适当看手机等电子产品的，但应该注意用眼时间，避免长时间、近距离地使用电子产品，同时应有意识地进行眨眼动作，切忌目不转睛地盯着屏幕。由于产后激素水平的变化，眼睛可能会出现一些不适症状，如干涩、酸胀、眼痛、视力下降等，此时应尽量减少或避免看手机，让眼睛得到良好的休息。

29 怎样简单地判断婴幼儿的视力情况？

2个月的宝宝对光线的感知已经很敏感了，灯光照射时会闭目、皱眉，如果宝宝此时对光线照射无反应、不会眨眼，就表明有严重的视力障碍；3个月左右的宝宝会在小范围内注视和追随物体；半岁左右的宝宝会对明亮的色彩表现出兴趣，可以拿着色彩鲜艳的玩具在宝宝视力范围内晃动，如果宝宝的眼睛能快速、准确地追随物体，说明拥有良好的追踪能力。

30 什么是视力残疾？视力残疾分为哪几类？

视力残疾是指由于各种原因导致的双眼视力障碍或视野范围缩小，通过药物、手术或其他的治疗方法不能完全恢复视觉功能，难以用平常的方式从事一般人所能从事的生活、学习和工作。根据视力残疾的严重程度，可以分为盲和低视力。盲和低视力均以最佳矫正视力来判断，最佳矫正视力是指以各种方法所能达到的最好视力。根据我国对视力残疾的标准，盲和低视力均指双眼，如果双眼视力不同，则以较好眼的视力为准。如果仅有一眼盲或低视力，另一眼视力≥0.3，则不属于视力残疾。

31 什么是盲？盲的诊断标准是什么？

盲是指患者经过治疗或标准的屈光矫正后，双眼视功能仍较差，最佳矫正视力＜0.05或视野半径＜10度。盲分为一级盲和二级盲。根据我国对盲的分类标准，一级盲是指最佳矫正视力＜0.02或视野半径＜5度。二级盲是指最佳矫正视力≥0.02而＜0.05，或视野半径＜10度。

32　什么是低视力？低视力的诊断标准是什么？

低视力是指患者经过治疗或标准的屈光矫正后，双眼视功能仍较差，最佳矫正视力为0.3～0.05。我国关于低视力的诊断标准：一级低视力是指最佳矫正视力≥0.05而＜0.1；二级低视力是指最佳矫正视力≥0.1而＜0.3。

33　低视力与弱视的区别是什么？

弱视是在视觉发育期（0～3岁），由于单眼斜视、屈光参差、形觉剥夺或高度屈光不正等异常的视觉经验造成单眼或双眼最佳矫正视力低于正常，临床检查无器质性病变。弱视常发生于儿童期，经过恰当的治疗，视力可得到提高。盲和低视力是指经过药物、手术或标准验光配镜后，双眼中较好眼的最佳矫正视力仍无法达到病人需要的标准。世界卫生组织规定双眼中视力较好眼最佳矫正视力＜0.05即为盲。低视力是双眼中视力较好眼的最佳矫正视力为0.3～0.05。低视力可发生于各个年龄阶段，视力改善的可能性较小。

34　引起低视力的疾病有哪些？

低视力常见的病因有白内障、高度近视、青光眼、视神经萎缩、角膜混浊、原发性视网膜色素变性、老年性黄斑变性、糖尿病视网膜病变、早产儿视网膜病变等。不同年龄阶段低视力的病因也不同，0～29岁主要为先天性白内障、早产儿视网膜病变、眼球震颤、黄斑部营养障碍、白化病及先天性眼部结构缺如等。30～59岁主要为视神经萎缩、原发性视网膜色素变性、糖尿病视网膜病变、近视性视网膜脉络膜病变等。60岁以上的人群中主要为老年性黄斑变性、糖尿病视网膜病变、青光眼、视神经萎缩等。除此之外，眼外伤是导致各年龄段发生低视力的重要危险因素。

35 低视力的康复训练有哪些？

尽管低视力患者视力改善的可能性较小，但是可以通过康复训练更好地适应生活环境。低视力的康复训练内容包括助视器使用训练、定向行走能力训练、日常生活技能训练、学习和工作能力训练。

（1）助视器使用训练：助视器是能够改善或提高低视力患者活动能力的装备，包括近用助视器及远用助视器。

（2）定向行走能力训练：利用生活环境中的物件造成的视觉、嗅觉、听觉和触觉等刺激来进行自身定位，盲杖是盲和低视力人群常用的辅助行走工具。

（3）日常生活技能训练：可提高患者在生活上的安全性和独立性。

（4）学习和工作能力训练：可通过学习盲文来提高患者的学习和工作能力，盲文是专为盲人设计、靠触觉感知的文字，由透过点字板、点字机、点字打印机等在特殊的纸张上制作出不同组合的凸点组成。

36 什么是伪盲？

伪盲是指出于某种目的假装单眼或双眼视力减退或失明，但除视力减退外，各种检查均没有发现眼部器质性病变，不能查到视力减退的客观依据。一般通过对受检者进行病情、治疗经过的询问，判断其精神状态和逻辑思维，结合眼科检查（如变换距离检查视力、对比敏感度视力检查、阅读检查、瞳孔对光反射检查、眼球运动检查、视野检查、视觉诱发电位检查、眼底检查等），在排除弱视与神经科疾患后，患者仍然有主观视力下降，需要怀疑伪盲。其中，视觉诱发电位检查不受主观影响，是最精确、客观的伪盲检查法。

37 什么是癔症性失明？

癔症也叫分离转换性障碍，是由精神因素（如生活事件、内心冲突、暗示或自我暗示等）引起的精神障碍，主要症状包括分离症状和转换症状。癔症性失明属于分离性视觉障碍，表现为突然发生的弱视、失明、向心性视野缩小、视野遮挡等症状，有时可合并焦虑、情绪低落等精神症状，通过心理治疗可恢复，有些患者也可自行恢复正常。

38　怎样辨别伪盲和癔症性失明？

癔症性失明和伪盲虽表现相似，实则不同。癔症性失明患者通常表现出对病情的关心和焦虑，对检查十分合作，依从性很强，求治心切。而伪盲患者经常不配合检查，也不关心疾病的治疗，却特别关注医生对其视功能的诊断结果。

对于怀疑癔症性失明的患者，应仔细询问病史及精神刺激等诱发因素，在排除弱视、皮质盲、球后视神经炎、视杆细胞功能不全等器质性疾病后，通过暗示疗法或试戴镜片后视力恢复可进一步确诊，必要时可以请精神科医师会诊。

（李文静　梁申芝　钱　诚）

第三章

眼部疾病的常见症状与体征

1 导致视力下降的常见原因有哪些？

导致视力下降的原因有很多，常见的有角膜病变、白内障、青光眼、糖尿病视网膜病变、老年性黄斑变性、视神经病变、未经矫正的屈光不正和眼外伤等。视力下降在几分钟或一两天内发生，则考虑为急性视力下降。急性视力下降最常见的病因有视网膜中央动脉阻塞、视网膜中央静脉阻塞、玻璃体积血、眼外伤、急性闭角型青光眼发作期和急性视神经炎等。

2 视物变形是怎么回事？

视物变形即眼睛所看到的物体发生扭曲、变大或变小。很多眼科疾病都可以引起视物变形，比如屈光不正、视网膜病变。屈光不正主要为高度散光或不规则散光，可引起视物变形。视网膜病变主要有中心性浆液性脉络膜视网膜病变、老年性黄斑变性、视网膜脱离、黄斑裂孔、黄斑前膜、黄斑水肿等。黄斑区病变引起视物变形的原因主要是黄斑区视锥细胞排列关系发生变化。

3 什么是视野缺损？

视野是指眼球固定不动，向正前方注视所能看到的空间范围，反映的是黄斑中心凹以外的视力。中心视野是指距离注视点30°以内范围的视野，周边视野是指距离注视点30°以外范围的视野。视野与所对应的视网膜位置正好相反，上方视野对应的是下方视网膜功能，下方视野对应的是上方视网膜功能。正常视野可达颞侧90°、鼻侧60°、上方60°、下方70°。视野缺损是指视野范围受损。眼部很多疾病都会表现出视野的缺损，比如视路疾病、青光眼、视神经萎缩、视网膜脱离和视网膜色素变性等。

4 什么是色觉异常？

色觉异常是指眼睛对色觉的感受能力缺乏或丧失，主要分为色弱和色盲。色弱是指辨别颜色的能力下降，而色盲是指辨别颜色的能力消失。人视网膜中的视锥细胞主要负责感知强光和颜色，有L型、M型、S型3种视锥细胞，分别负责感知红、绿、蓝3种波长的光线。所有的颜色理论上均可由红、绿、蓝3种光按一定比例匹配而成。若某种视锥细胞缺失，则对特定颜色的敏感度会下降，造成色觉异常。色觉异常可分为先天性色觉异常和获得性色觉异常，先天性色觉异常大多数为性连锁隐性遗传，获得性色觉异常主要由视网膜疾病、药物中毒、屈光间质混浊等引起。

5 夜盲是怎么回事？

夜盲是指在夜间或者昏暗光线下视物不清、视物不见、行动困难的症状，表现为对弱光的敏感度下降和暗适应时间延长。视网膜中的视杆细胞主要负责暗适应，视杆细胞中的色素主要是视紫红质，合成视紫红质的原料之一为维生素A。产生夜盲的根本原因是视杆细胞缺乏合成视紫红质的原料或视杆细胞本身病变，比如缺乏维生素A导致的暂时性夜盲，弥漫性脉络膜炎或脉络膜缺血萎缩引起的获得性夜盲，以及视网膜色素变性中视杆细胞发育不良引起的先天性夜盲。

6　眼前黑影飘动是怎么回事？

眼前有点状、线状或环形等不规则形状的黑影飘动，并且还会随着眼球的转动而转动，就是大家常说的飞蚊症。飞蚊症分为生理性飞蚊症和病理性飞蚊症。生理性飞蚊症主要由玻璃体液化引起。随着年龄的增长，玻璃体的凝胶状态逐渐变为溶胶状态，玻璃体中的水分析出、胶原变性，会出现一些不均匀的混浊体，当光线进入眼内，这些不均匀的混浊体会投射到视网膜，因此感觉眼前有黑影飘动。高度近视患者眼轴较长，更易发生玻璃体后脱离和玻璃体液化。病理性飞蚊症常见于玻璃体混浊、玻璃体积血、视网膜脱离和葡萄膜炎，眼前黑影飘动主要由玻璃体炎症或视网膜出血渗入玻璃体内引起。

7　眼前为什么会出现闪光感？

闪光感是指在没有闪光体存在的环境中，眼前会出现白色的亮条或光线，犹如闪电一样。闪光感主要由视网膜感光细胞受到刺激而产生。最常见的病因是玻璃体后脱离，玻璃体后脱离是指玻璃体与视网膜分离，在分开过程中玻璃体对视网膜造成牵拉，会导致闪光感。此外，视网膜裂孔、视网膜脱离的早期及偏头痛也会出现闪光感。如眼前出现闪光感，建议及时到医院就诊，排除病理性改变。

8　什么是复视？

复视就是我们平常所说的看东西重影。复视可分为单眼复视和双眼复视。单眼复视即遮盖未受累的眼睛并用单个眼睛视物时出现重影，常见的病因有屈光不正、角膜混浊、圆锥角膜、白内障和晶状体半脱位等。双眼复视即只有双眼同时视物时出现重影，如果遮盖其中任意一只眼，则复视消失，常见于：①由动眼神经、滑车神经和外展神经麻痹引起的眼球运动障碍；②眼眶疾病，如甲状腺相关眼病导致的眼外肌受累、眼球运动受限；③眼外伤眶壁骨折伴眼外肌嵌顿导致的眼球运动障碍。

9　眼痛常见于哪些疾病？

眼痛的主要病因有角膜病变如角膜擦伤、角膜异物、角膜溃疡、角膜炎等，以及其他眼部疾病如青光眼、视神经炎、眼内炎、巩膜炎、前葡萄膜炎、眼眶蜂窝织炎和眼眶炎性假瘤。眼部以外的其他疾病如脑血管疾病、鼻窦炎及偏头痛也会引起眼痛。

10　眼痒常见于哪些疾病？

眼痒根据部位不同可以分为眼睛痒和眼睛周围的皮肤或睑缘痒。

眼睛痒主要见于以下两类疾病：一为干眼症，主要表现为眼部干涩、异物感、畏光、眼痒、视疲劳和短暂的视力下降等症状。二为过敏性结膜炎，分为季节性过敏性结膜炎、巨乳头性结膜炎和特应性角结膜炎等，其中最常见的是季节性过敏性结膜炎，常在春秋季节发作，表现为反复的眼红、眼痒，眼部水样分泌物增多。

眼睛周围的皮肤或睑缘痒也可以分为两类：一为蠕虫引起的蠕形螨睑缘炎，是蠕形螨感染眼睑所导致的一种慢性、炎性、反应性疾病，主要累及眼睑的皮肤、睫毛毛囊、腺体及睑板腺，表现为眼睑痒、眼红、眼部烧灼感，严重时可出现睫毛反复脱落；二为眼睑皮肤的过敏反应，常见的原因是由眼部护肤品或化妆品导致的过敏或由其他过敏原导致的眼部皮肤瘙痒。

11　为什么会出现眼红？

眼红的主要原因为眼部充血或结膜下出血，眼部充血可分为结膜充血和睫状充血。结膜充血位于表层，来源于结膜后动脉，表现为粗大弯曲的树枝状血管，充血为鲜红色，主要位于近穹窿部，血管可被推动，滴用肾上腺素后，结膜充血会消退。睫状充血位于深层，来源于睫状前动脉，血管网的形态不清晰，呈毛刷状，充血为暗红色或紫红色，主要位于角膜缘附近，血管不可被推动，滴用肾上腺素后，血管不收缩。结膜充血主要见于结膜炎症，如细菌性、病毒性或过敏性结膜炎。睫状充血主要见于角膜炎、虹膜睫状体炎和巩膜炎等疾病。结膜下出血主要是指球结膜上的小血管破裂导致的出血，诱发结膜下出血的常见因素有很多，如眼部或头部外伤、手术、严重的急性结膜炎、憋气、便秘、呕吐、剧烈打喷嚏、举重物、用力揉眼、高血压、糖尿病、月经期、凝血功能障碍等。

12 为什么眼部会有异物感？

当眼部出现异物感时首先需要确认眼部是否存在异物。由于眼角膜有丰富的神经末梢，能感受外界的刺激，因此当异物刺激角膜后会出现眼部不适感。若无异物存在，但眼部有异物感，有可能是由以下疾病引起。①干眼症：最常见，由于泪液分泌不足、泪膜不稳定导致眼睛干涩有异物感。②眼结石：多由慢性结膜炎等长期慢性炎症刺激，导致睑板腺功能障碍而形成的质地坚硬的白点或黄点，早期无不适感，后期露出结膜表面，眨眼时会有明显异物感，长期存在会引起角膜擦伤。③结膜炎：结膜组织的炎症反应，可导致结膜充血、分泌物增多、结膜滤泡形成、乳头增生，也会有异物感。④倒睫：是指睫毛向后生长，当触及眼球时，眼部会有持续的异物感、疼痛、流泪。⑤睑内翻：指睑缘向眼球方向内卷，当睑内翻达到一定程度时，睫毛也会触及眼球，刺激结膜，使角膜产生异物感。⑥睑腺炎：俗称"麦粒肿"，可分为内睑腺炎和外睑腺炎，通常会有眼部不适感以及眼睑红肿热痛的急性炎症表现。⑦翼状胬肉：俗称"攀睛"，是一种慢性炎症反应性病变，是从结膜向角膜方向过度生长的纤维血管样组织，可有轻度的异物感。

13 流泪与溢泪是怎么回事？

流泪是指泪道是通畅的，由于泪液分泌过多，泪液排出系统来不及排走，而流出眼睑。常见的原因有情绪波动，烟尘、风沙、温度等物理性刺激，洋葱、辣椒和一些化学性物质的气味刺激，以及某些全身性疾病如甲状腺功能亢进（甲亢）等。

溢泪是由于泪点（又称泪小点）或泪道异常导致泪液从泪道排出受阻而从眼睑溢出。溢泪常见的原因有泪点异常和泪道异常。泪点异常包括泪点外翻、狭窄、闭塞或泪点发育异常（先天性闭锁）；泪道异常主要为先天性或发育性异常、外伤、异物、炎症、肿瘤、瘢痕收缩或鼻腔疾患等导致的泪道狭窄或阻塞。

一般将流泪和溢泪都称为"流眼泪"，描述时并未明确区分。但两者的原因及临床治疗方案是不同的，当出现异常的"流眼泪"时，应及时就诊，根据不同的原因进行及时的诊疗。

14 白瞳症是什么？

白瞳症是指瞳孔区有白色或黄白色反光，俗称"猫眼"。常见于儿童，多种眼部疾病可表现为白瞳症，比如视网膜母细胞瘤、外层渗出性脉络膜视网膜病变、永存原始玻璃体增生症、先天性白内障和早产儿视网膜病变等。此外，脉络膜缺损和视网膜脱离也会表现为瞳孔区白色反光。家长应关注儿童的视力发育情况及瞳孔区是否有异常。

15 眼部分泌物增多常见于哪些眼病？

眼部分泌物就是我们常说的"眼屎"，正常人生理情况下眼部也会有少量的、干燥的、细颗粒状的分泌物，主要来源于泪腺、睑板腺和眼表细胞分泌的黏液及脱落的眼表上皮细胞。但是眼部多种疾病会表现为眼部的分泌物增多，如细菌性、病毒性、真菌性角结膜炎，过敏性结膜炎和泪囊炎等。不同的眼部疾病其分泌物的性质也不同。水样分泌物常见于病毒性角结膜炎、眼表异物和早期泪道阻塞等，表现为稀薄的水样液体。脓性分泌物常见于细菌性角结膜炎和化脓性泪囊炎等，表现为黄色或黄绿色的液体。黏性分泌物常见于急性过敏性结膜炎和干眼症等，表现为黏稠白色丝状物。黏脓性分泌物常见于沙眼等，表现为黏稠略带黄色的分泌物。血性分泌物常见于眼外伤，分泌物呈淡粉色或明显的血红色。

16 常见的导致瞳孔变形的眼病有哪些？

常见的引起瞳孔变形的眼病有以下几种。①遗传性疾病：先天性虹膜缺损、先天性永存瞳孔膜、先天性虹膜炎、瞳孔异位等。②外伤性病变：外伤性虹膜根部离断、外伤性虹膜脱出等。③炎症性病变：前葡萄膜炎。④其他疾病：青光眼、眼内肿瘤、多瞳症、虹膜睫状体囊肿、虹膜萎缩等。

17 什么是棉绒斑？

棉绒斑是视网膜内呈片状、形态不规则、大小不一、似棉絮状或绒毛状边缘的白色混浊，又称为软性渗出，但并不是渗出灶。其实质为视网膜毛细血管前小动脉发生阻塞后，神经纤维层出现微小梗死，导致神经节细胞水肿、坏死，形态上表现为局部视网膜组织的灰白色混浊，且与阻塞血管分布区域相对应，常见于糖尿病视网膜病变、高血压性视网膜病变、肾性视网膜病变、严重贫血、妊娠高血压综合征等。棉绒斑经数周可逐渐消退，视网膜神经上皮层重新恢复透明，但神经节细胞的损害无法逆转，继而发生萎缩。

18　什么是硬性渗出？

硬性渗出是血–视网膜屏障受到破坏时，血浆内的脂质或脂蛋白从血管内渗出，沉积于视网膜内，常位于视网膜后极部，呈黄白色颗粒状、斑点状、斑块状或结晶状，多见于糖尿病视网膜病变、外层渗出性视网膜病变、老年性黄斑变性、中心性浆液性脉络膜视网膜病变等眼部疾病。光学相干断层扫描（OCT）显示硬性渗出主要位于视网膜外丛状层和外核层。黄斑区的硬性渗出物沿Henle纤维走行分布，呈星芒状或扇形排列。

19　为什么视网膜出血会表现出不同的形态？

视网膜出血可因出血部位组织结构的差异而呈现不同的形态。①视网膜浅层出血：来自表浅的毛细血管丛，出血沿神经纤维走行分布，呈线状或火焰状，随时间延长，出血灶可由鲜红色逐渐变为暗红色。②视网膜深层出血：来源于内核层附近的深层毛细血管丛，出血分布于沿细胞走向的垂直间隙，视网膜表面呈类圆点状出血，色暗红。③视网膜前出血：位于玻璃体后界膜和视网膜内界膜之间，红细胞沉至下方，上方半透明液体为血清，出血灶可呈"舟状"分布于视网膜的任何部位。④视网膜色素上皮下出血：来源于视网膜下新生血管破裂或脉络膜出血，出血位于视网膜色素上皮层下，呈黑灰色或黑红色。眼底检查时，若发现视网膜出血，不仅需要根据出血灶的形态判断出血位置，还应做进一步检查，明确出血原因。

20　眼睑肿胀常见于哪些疾病？

引起眼睑肿胀的原因有很多，常见的是过敏反应，包括局部眼睑的过敏反应及全身的过敏反应。单侧眼睑的局限性肿胀常见的原因为睑腺炎和睑板腺囊肿。眼眶内及周围疾病也可引起眼睑肿胀，如眼眶蜂窝织炎、海绵窦血栓形成和眶周蜂窝织炎。此外，全身性疾病如慢性肾病、心力衰竭、甲状腺功能低下和甲状腺功能亢进等也可以导致眼睑肿胀。

21 眼球突出常见于哪些疾病？

我国成人的正常眼球突出度为 12 ～ 14 mm，平均为 13 mm，两眼差值不超过 2 mm。眼球突出主要见于炎症性、外伤性、占位性和先天性病变。其中，炎症性疾病主要见于眼眶蜂窝织炎、格雷夫斯眼病和眼眶炎性假瘤等。外伤性疾病主要见于眶内出血和眶内异物等。占位性疾病主要见于眼眶肿瘤等。先天性疾病主要见于颅面骨异常等。

22 眼皮不自主地跳动是怎么回事？

眼皮不自主地跳动是由眼部肌肉不自主地收缩引起的，可以表现为单眼或双眼的上睑、下睑或眼眶周围组织的不自主跳动。眼皮的不自主跳动可能是一过性或间断性的，也可能是持续性存在的。眼皮不自主地跳动大多数是由于用眼过度、劳累或者精神紧张引起的，一般持续时间短且可自行缓解。也有一部分眼皮不自主跳动的患者可能由屈光不正、眼内异物、角膜炎、眼睑痉挛等引起，这部分患者的症状持续时间较长且不易恢复。另外，对于眼皮跳动幅度大、频繁发作的患者应考虑是非眼部疾病导致的，如颅脑神经损伤等。

（李文静　梁申芝　杨　倩　钱　诚）

第四章

眼科常见微生物

1 眼科常见的病毒有哪些？

根据所含核酸的种类不同，病毒可分为DNA病毒和RNA病毒。

眼科常见的DNA病毒有单纯疱疹病毒、水痘-带状疱疹病毒、巨细胞病毒、腺病毒、EB病毒及人乳头瘤状病毒等。单纯疱疹病毒可以感染眼睑、结膜、角膜、葡萄膜、视网膜等眼组织；水痘-带状疱疹病毒感染多发生于机体免疫力低下时，可以引起眼睑皮肤、结膜、角膜、巩膜、视神经、视网膜以及眼内肌、眼外肌的病变；巨细胞病毒是引起先天畸形的重要病原之一，可以导致视网膜、葡萄膜、角膜的病变，先天性感染巨细胞病毒还可能导致小眼球及白内障；腺病毒容易通过眼-眼及手-眼进行传播，可以引起流行性角结膜炎和咽结膜热等；EB病毒主要通过飞沫或血液传播，可以导致角膜、巩膜、泪腺、视神经病变等。

眼科常见的RNA病毒有肠道病毒70型、柯萨奇病毒A24型等。这两种病毒的传染性十分强，曾经在我国引起出血性结膜炎（俗称"红眼病"）的暴发和流行。

2 眼科常见的细菌有哪些？

眼科常见的细菌包括金黄色葡萄球菌、表皮葡萄球菌、肺炎链球菌、淋病奈瑟菌、铜绿假单胞菌（绿脓杆菌）、大肠杆菌及痤疮丙酸杆菌等。

3 内眼手术前为什么要采集眼睛的分泌物？

我们都知道，在人体的肠道、皮肤和呼吸道存在着大量的菌群，其实眼睛里也有菌群。正常人的结膜中存在的细菌不能通过机体的防御屏障，因此一般不会致病。当进行内眼手术时，结膜囊细菌可能进入眼内引起感染，通过在术前采集眼睛的分泌物进行细菌培养，有助于提前了解结膜囊中细菌的种类以及这些细菌对哪些药物敏感，以便针对性地使用抗生素滴眼液预防细菌感染。

4 眼科常见的真菌有哪些？

眼科常见的真菌主要包括两大类，即丝状真菌和酵母菌。丝状真菌有镰刀菌、曲霉菌、青霉菌等，可以导致角膜溃疡、巩膜溃疡等。酵母菌中的白色念珠菌是重要的条件致病菌，常常在机体免疫力低下时侵犯眼睛，引起角膜溃疡、睑缘炎、脉络膜视网膜炎等眼部疾病。

5 眼睛会感染衣原体吗？

眼睛会感染衣原体。衣原体是介于细菌和病毒之间的原核微生物，兼有DNA和RNA两种核酸，常见的沙眼就是由沙眼衣原体感染所致。

6 眼睛会感染寄生虫吗？

眼睛会感染寄生虫。眼部常见的感染性寄生虫主要有棘阿米巴、弓形虫、弓蛔虫、猪囊尾蚴、蠕形螨等。

棘阿米巴角膜炎是眼睛通过直接接触被棘阿米巴原虫污染的水源或物品引起的，隐形眼镜护理不当是发生棘阿米巴角膜炎的主要危险因素。弓形虫是人和动物都会感染的寄生虫，弓形虫视网膜脉络膜炎是常见的后葡萄膜炎。弓蛔虫也是狗、猫等动物体内的常见寄生虫，当人接触了受感染的狗、猫或误食被染病动物排泄物污染的食物时可引起眼部的弓蛔虫病。猪囊尾蚴也是较为常见的眼内寄生虫，人多因误食猪带绦虫卵而被感染，蚴虫可寄生于结膜下和眼外肌导致眼球表面囊肿，或寄生于眼眶致眼球突出和复视，也可在眼内引起葡萄膜炎、玻璃体混浊甚至视网膜脱离。蠕形螨寄生在眼部可引起睑板腺阻塞、干眼、睑缘炎等。

7　眼睛感染寄生虫有哪些表现？

眼睛感染寄生虫后最明显的眼部症状是异物感，还会出现眼红、畏光、视物模糊、眼痛、流泪等症状，有些甚至可以看到结膜囊内有寄生虫爬动，一些病情严重的患者可能会出现头痛、发热、呕吐等症状，若怀疑眼内有寄生虫应及时到医院进行检查。

8　眼睛里会长螨虫吗？

正常人眼睛里可能会有螨虫，眼睛里的螨虫叫蠕形螨，是一种寄生虫，常聚集在眼睫毛的根部，数量少时不会引起明显的不适感，当蠕形螨的数量很多时就会造成毛囊堵塞，并且其分泌物、排泄物以及死亡后的代谢产物也会阻塞睫毛毛囊和睑板腺腺管，引起眼部不适感甚至一些眼科疾病。

9　哪些情况下可能是眼睛里长螨虫了？

若经常反复出现眼睛发红、眼痒、眼干，或者有烧灼感、异物感，眼睛的分泌物增多，洗脸时睫毛经常脱落，应警惕眼睛里可能长螨虫了。

10 螨虫对眼睛有什么危害？

眼睛里的蠕形螨若不治疗，长时间会堵塞睫毛毛囊引起睫毛异常、毛囊扩张，出现睫毛脱落、睫毛缺失、睫毛乱生。蠕形螨还可以引发睑缘炎、睑板腺囊肿、睑板腺功能障碍和干眼症等。此外，螨虫还可能导致过敏性结膜炎，当炎症反应累及角膜时还可以引起角膜炎，严重的时会损伤视力。

11 哪些情况下容易导致眼睛里长螨虫？

下列情况应特别注意：①用脏手、不干净的毛巾、湿巾等擦眼睛；②床上用品如枕巾、枕套、被褥等未经常晾晒；③长期化眼妆，卸妆时清洁不到位；④家里养有宠物；⑤生活作息不规律，有吸烟、喝酒等不良生活习惯；⑥伴有面部痤疮、酒渣鼻、脂溢性皮炎等皮肤病变。

12 眼睛里长螨虫了怎么办？

眼睛长螨虫是可以预防和治疗的。如果眼睛有不适症状，请及时到正规的眼科检查治疗，以免耽误治疗时机。螨虫的治疗主要包括以下几个方面。

（1）局部物理治疗。①清洁睑缘：使用蘸取生理盐水的清洁棉球、棉签或眼部清洁湿巾对睫毛根部进行清洁，去除眼睑分泌物、睑缘鳞屑和结痂。②眼部热敷及按摩：热敷可软化睑板腺和皮脂腺内脂质，加速其排出。按摩有助于挤压及排出阻塞睑板腺的分泌物。③强脉冲光：是一种以脉冲方式发射的光，通过选择性的光热作用杀灭蠕形螨，并软化睑板腺和皮脂腺内脂质。强脉冲光作为一种新的治疗手段，其远期疗效还有待验证。

（2）局部药物治疗。①驱螨药物：如2%甲硝唑眼膏、茶树油湿巾或5%茶树油眼膏等。②局部抗炎药物：首选糖皮质激素，但应注意避免长期使用而出现糖皮质激素不良反应，如眼压升高、白内障，甚至眼部感染等；眼表炎症反应控制后，可选用非甾体抗炎药维持治疗。③人工泪液：合并干眼或并发角结膜病变时，可同时使用人工泪液。

（3）全身药物治疗：若叮咬部位瘙痒严重时，可口服抗组胺药物，如氯雷他定、依巴斯汀等。对伴有系统性免疫功能低下者，合并严重酒渣鼻、面部痤疮、脂溢性皮炎等且单纯眼部药物治疗效果不佳者，可联合多西环素类药物治疗。合并严重皮肤蠕形螨感染者，可以联合使用皮肤科驱螨药物，常用药物有伊维菌素和甲硝唑。

13   怎样预防螨虫感染？

预防螨虫感染应做到：①注意个人卫生，时常更换床上用品，经常晾晒、定期更换；②不与他人共用毛巾等盥洗用品；③保持眼部卫生，勤洗手，不要用手搓揉眼睛，洗脸时仔细清洁眼睑及睫毛根部；④定期清理床、沙发及房间的各个角落，保持环境整洁；⑤避免辛辣刺激饮食，避免疲劳，养成良好的生活作息习惯。

（薛　瑢　钱　诚）

第 五 章

常见的眼科检查与操作

一、眼科检查

1 到眼科就诊时需要注意什么？

眼科就诊时需要进行眼科检查，目的是了解就诊时眼部的基本情况。因此，就诊当天应避免使用眼影、眼线、睫毛膏等眼部化妆品，对于近视患者建议佩戴框架眼镜就诊，不要佩戴隐形眼镜，以方便眼部检查，同时避免影响眼部检查的准确性。

2 眼科初诊的常规检查有哪些？

（1）视力检查：是眼部检查的首要参考指标，包括裸眼远视力、最佳矫正视力和近视力检查。

（2）眼压检查：通过测量眼压可以判断眼压是否处在正常值的范围（10～21 mmHg），有助于发现及控制青光眼等眼病的病情。

（3）裂隙灯检查：对眼睑、睑缘、睫毛、结膜、巩膜、角膜、前房、虹膜、晶状体及玻璃体前部等进行检查；裂隙灯配合其他检查工具如前置镜可以对玻璃体和视网膜进行检查。

（4）检眼镜检查：对玻璃体、视网膜、脉络膜和视神经进行检查，有助于及时发现眼底是否存在异常。

3　眼科就诊为什么要查视力？

眼睛最主要的功能就是看清东西，而视力下降是眼科疾病常见的症状之一，很多眼科疾病的最初症状都表现为视力下降。视力检查是发现眼部疾病并进行诊断的重要依据，初步的视力筛查可以帮助我们了解眼部的基本状况，必要时可通过验光检查患者的矫正视力确认患者的视力状况。

4　眼科视力检查为什么要验光？

视力下降的患者除了需要进行基本的视力检查外，还需要进行验光检查，以排除由于屈光不正导致的视物模糊。验光不是简单地查视力表，而是要通过专业验光师用验光仪器进行视力检查。我们常说的近视、远视、散光等屈光不正，都可以导致视力下降，通过验光检查，才能明确原因。

5　眼科检查有必要进行眼压测量吗？

眼压检查是眼科常规检查之一，正常的眼压是维持眼球正常结构和功能的重要因素。眼压检查是发现青光眼的重要检查之一，眼压过高会导致视神经的损伤萎缩，进而造成视觉障碍和视野缺损。因此，眼科就诊的患者需要进行眼压检查，以排除高眼压和青光眼的可能性，以及早发现和治疗。

6　眼压测量应注意什么？

眼压测量是眼科的常规检查之一，用于排除高眼压和青光眼的可能性。目前临床广泛采用的是非接触式眼压计。非接触式眼压计利用仪器喷在眼睛表面的空气所产生的回弹力来测量眼压。仪器喷出的气体对人体是无害的，患者无须担心。但是，由于气体速度较快，容易造成受检者受到惊吓而出现迅速眨眼的情况，进而影响眼压测量结果的准确性。眼压测量时需要受检者做好心理准备，保持眼睛睁开，头的位置固定，测量过程中要保持放松，不要害怕或躲避。此外，在进行眼压测量时不能佩戴角膜接触镜（隐形眼镜），以免影响眼压测量的准确性。

7 什么是Goldmann眼压测量？

Goldmann眼压测量是一种压平式的眼压测量方法，是测量眼压的"金标准"，是利用测压头压平角膜进行间接的眼内压测量，适用于无角膜病变的人群。

Goldmann眼压测量：

（1）受检者进行眼表面麻醉后坐于裂隙灯前，将头置于支架上，然后将荧光素纸或荧光素液放于结膜囊内使泪液染色，并用棉签吸去过多的泪液。

（2）调节裂隙灯至合适高度，使裂隙灯与角膜显微镜相交成60°。拨上蓝色滤光片，打开电源，此时蓝光应投射在眼压计的测压头上，将目镜拨到10×。

（3）测压头上有0°～180°范围的刻度，应将0°对准金属固定装置上的水平位白色刻线。

（4）受检者双眼睁大，向前平视，眼球勿动。将测压螺旋置于1 g的刻度上，然后将操作纵杆向前缓推，使测压头逐渐向角膜中央靠拢，但不能触到睫毛。当测压头触及角膜时，边缘即出现蓝光，此时暂停推进，在显微镜内可见有两个鲜黄绿色半圆形环，再调节操纵杆及升降螺旋，将环的位置及形状调节到合适为止。半环不可太阔或太窄，上下半环大小要相等，位置要相称。最后，捻转眼压计的测压螺旋，直至两个半环的内界恰好相接为准。此时螺旋上的刻度值乘10，即得眼压值（kPa）。

（5）每眼反复测量3次，其数值相差不超过0.067 kPa（0.5 mmHg）为准确。测量结束后需要每眼滴1滴抗生素滴眼液预防感染。

（6）测压头需要用肥皂水洗净后再用生理盐水冲洗，最后用棉球擦干。

8 什么是Schiötz眼压测量？

Schiötz眼压测量是一种压陷式眼压测量方式。测量眼压时，需要进行表面麻醉，然后患者取仰卧位，下颌抬高，两眼向前方凝视，检查者用左手拇指和食指分开被检眼的上下眼睑，着力于上下眶缘（切勿加压于眼球），右手将眼压计的足板垂直放在角膜面上，观察眼压计上的刻度，查对附表，即可得到眼压值（mmHg）。如用5.5 g砝码，读数少于3者，则改用7.5 g砝码；用7.5 g砝码读数仍少于3者，则再改用10 g砝码。测量后，给被检眼滴抗菌眼药水，并记录眼压结果。记录方法：砝码重量/刻度=若干kPa（若干mmHg）。例如：5.5/4=2.74 kPa（20.6 mmHg）。Schiötz眼压计的特点是操作简单、易携带、价格低廉、患者卧位检查；缺点是误差较大，测量时需接触角膜，有感染的风险。Schiötz眼压计主要应用于偏远地区，适用于先天性青光眼或老年卧床患者。

9 什么是24小时眼压测量？

人的眼压和血压一样有一定的昼夜节律，也就是说有一定的波动性，所以对怀疑眼压高，特别是怀疑青光眼的患者需要进行24小时眼压测量。24小时眼压测量的方法是在24小时内，每隔2～3小时进行眼压测量，多次检测后将结果汇总，以了解24小时之内不同时间点的眼压波动情况。24小时眼压测量一般选择非接触式眼压计，主要是为了判断青光眼的类型和指导药物治疗，为了方便检查可采用住院模式完成眼压测量。

10 眼底照相会伤害眼睛吗？

眼底照相是用来检查眼球后部玻璃体和视网膜的结构，可以帮助诊断和鉴别眼底疾病，还可以保留客观的证据，有利于记录眼底疾病的变化，方便进行随访。眼底照相是借助于照相机的成像原理拍摄记录眼底结构，其原理不同于X线等影像学检查，完全没有辐射，是安全无创的。

11　为什么神经科医生常建议患者进行眼底检查？

双眼与身体各个器官密切相关，许多疾病的发作常会在眼底反映出来。眼底血管能够反映脑血管的状态，眼底血管相比脑血管更容易被直观看到。同时，眼底视神经的状况在一定程度上能够反映颅内压的情况。因此，对于某些全身性的疾病，特别是神经科疾病，通过眼底检查可以帮助作出诊断或提供线索。所以，到神经科就诊时，神经科医生常会建议患者进行眼底检查。

12　眼科就诊为什么要进行裂隙灯检查？

裂隙灯是眼科检查常用的设备之一，通过特殊的光学设备可以把眼部结构进行放大，清楚地检查眼睑、睑缘、睫毛、结膜、角膜、巩膜、前房、虹膜、瞳孔、晶状体及玻璃体前1/3部分，有助于确定病变的位置、性质、大小及其深度，因而裂隙灯检查是眼科检查中必不可少的重要环节。此外，裂隙灯配合其他检查工具如前置镜、三面镜可以对玻璃体和视网膜进行检查，配合房角镜可以对房角结构进行检查。

13　什么是散瞳？

散瞳是散大瞳孔的简称，指用药物使眼睛的睫状肌完全麻痹，使之失去调节作用，使瞳孔放大。散瞳是临床常用的一种检查方法，可以用于儿童的验光、眼底检查，也可以用于白内障、眼底手术及某些疾病（如葡萄膜炎）的治疗等。散瞳可分为快速散瞳和慢速散瞳。快速散瞳临床上常采用复方托吡卡胺滴眼液，停止用药后一般5～6小时瞳孔大小可恢复正常；慢速散瞳常采用阿托品眼膏，停止用药后一般2周左右瞳孔大小可恢复正常。临床上根据疾病的诊疗不同，医生会选择不同的散瞳方法。

14　哪些眼科门诊检查需要散瞳？

12岁以下的儿童需要散瞳验光，如果不进行散瞳，将不能充分去除睫状肌调节力的影响，验光度数的误差会很大，导致配镜度数和实际度数不符，儿童戴眼镜后会出现不适，甚至会加重病情。一些眼科疾病的检查也需要散瞳，放大瞳孔之后，方便观察瞳孔之后眼部的组织，比如晶状体、玻璃体及视网膜。

15　散瞳需要注意些什么？

散瞳虽然是眼科常用的一种检查方法，但并不是所有人都可以进行散瞳，如果是诊断为原发性闭角型青光眼或者有患上该病迹象者，则要注意避免进行散瞳，否则可能因为瞳孔散大激发眼压升高，导致青光眼急性发作。散瞳后会出现看近处物体模糊不清的症状，同时，瞳孔散大后进入眼内的光线增多，会出现畏光的现象。因此，散瞳的患者瞳孔没有恢复前不要开车和阅读，同时要避免在强光下活动，出门时可以戴上帽子或太阳镜以减轻不适感。

16　散瞳有危害吗？

散瞳作为眼科检查中常用的方法，一般不会对眼睛造成伤害，但散瞳期间会对生活造成一定的不便。在药物发挥作用期间，因为睫状肌麻痹，其调节作用消失，会出现看近处物体模糊不清的现象。同时，瞳孔散大后进入眼内的光线增多，会出现畏光的现象，散瞳过程中会对近距离阅读或驾车等活动造成影响。散瞳的副作用是暂时的，会随着药效的减弱而消失。

17　什么是眼底检查？

眼底检查是眼部基础检查的一大类，是检查玻璃体、视网膜、脉络膜和视神经疾病的重要方法。许多全身性疾病如高血压、肾病、糖尿病、妊娠毒血症、结节病、中枢神经系统疾病等均会出现眼底病变。

18　哪些人需要定期进行眼底检查？

需要定期做眼底检查的人主要有以下几种：①高度近视人群；②糖尿病患者；③高血压患者；④50岁以上中老年患者；⑤长期服用某些可能损伤眼底药物的患者；⑥眼底手术后的患者，如视网膜脱离术后、黄斑裂孔术后等。

19　什么是视野检查？

视野检查是眼科常用检查，用来了解患者能够看到的范围。视功能由视力和视野两部分构成，视力是指视觉的敏锐程度，而视野是指视觉能够感受到的范围，需要通过视野检查才能确定。眼科的许多疾病会影响到视野，如青光眼和视网膜色素变性等都会造成视野缩小。通过视野检查能够帮助诊断这类疾病，并了解疾病的严重程度。

20　视野检查的注意事项有哪些？

视野检查属于主观性检查，视野检查最终结果的可靠性很大程度上取决于患者的配合度。患者积极配合能缩短检查时间，提高检查的准确性，为临床诊断和治疗提供有效的支持。检查前医护人员需向受检者解释进行视野检查的方法，熟悉检查的方法和流程。受检者需放松心情，不要太紧张。受检者充分理解操作流程，才能更好地配合医生检查。瞳孔大小会影响视野检查结果，因此，检查前不能使用缩瞳及散瞳药物。

21　眼睛也能做造影吗？

大家可能听过心脏造影、脑血管造影等检查，眼睛也能做"造影"，更确切地说，是眼底血管造影。眼底血管造影是快速将造影剂注入受检查者静脉内，利用数字眼底摄像机或眼底照相机拍摄并观察眼底血液循环的情况，对眼底病的鉴别诊断、激光治疗、疗效观察及判定预后等有重要意义。

22　什么是眼底荧光血管造影和吲哚菁绿血管造影？

眼底荧光血管造影（FFA）主要是为了观察视网膜血管的血流情况，是否存在缺血或阻塞的情况，也可以观察视网膜的供血情况。吲哚菁绿血管造影（ICGA）也是眼底造影的一种形式，主要观察脉络膜病变情况。FFA和ICGA选用两种不同形式的眼底造影剂，临床采用静脉注射给药，可以单独给药也可以同时给药，显示视网膜、脉络膜的血流情况。

23　什么情况下需要进行眼底血管造影检查？

眼底血管造影检查是眼底疾病常用检查手段，尤其是临床上考虑血管性或渗出性的疾病。以下情况常需要进行眼底血管造影检查。

（1）眼底血管阻塞性疾病：如视网膜动脉或静脉阻塞，视网膜动脉阻塞情况可通过眼底血管造影循环时间进行判断，视网膜静脉阻塞可通过眼底血管造影判断血管堵塞程度和范围，还能够进行新生血管情况的评判。

（2）糖尿病引起的视网膜病变：糖尿病视网膜病变是一种微血管改

变，常规的眼底检查或眼底照相不易准确判断病变的程度，而眼底血管造影可以明确眼底病变的程度及范围。

（3）黄斑变性：眼底血管造影可以判定黄斑部脉络膜新生血管具体位置或疾病严重程度，有利于疾病的诊断、分型及治疗随访。

（4）其他疾病：对于部分眼底肿瘤如血管瘤、脉络膜黑色素瘤等，可通过眼底血管造影帮助确诊及鉴别。此外，对一些需要激光治疗的眼底病变，通过眼底血管造影也可进行治疗指导及疗效随访。

24 眼底血管造影检查有哪些注意事项？

进行眼底血管造影检查前应明确受检者是否有哮喘、荨麻疹等疾病以及过敏史等，严重的心脏、肝脏和肾脏疾病者不宜进行造影检查。眼底血管造影前需要进行造影剂的过敏试验，防止出现严重的过敏反应。进行眼底血管造影前应先进食，避免空腹。在检查过程中可能会出现一过性恶心、呕吐、皮肤瘙痒等症状，不必过度慌张，这些症状很快就会消失。检查结束后一般会出现暂时性的皮肤和结膜变黄的现象，排泄物也会呈现黄绿色，应多喝水，加速造影剂经尿液排泄。

25 眼睛也能做B超吗？

大家都知道腹部可以做B超，其实眼部也可以做B超。随着超声技术的发展，B超检查已经成为眼科医生排查和诊断眼部疾病的重要手段。通过眼部B超能够以无创的方式了解眼球内部如晶状体、玻璃体、视网膜和视神经等的结构及病变情况。

26 眼部B超检查对眼睛有伤害吗？

眼部B超检查对眼睛没有伤害，检查中也没有疼痛感，患者不需空腹或憋尿，但是受检者检查时不能佩戴隐形眼镜、美瞳和义眼片等。检查时，患者多数采用仰卧位，自然闭眼，医生将耦合剂（水性高分子凝胶）涂于上眼睑后开始检查，患者根据医生的指令转动眼球，检查结束后，用纸巾轻轻擦去凝胶即可。婴幼儿也可以进行眼部B超检查，但是由于婴幼儿很难配合检查，因此一般会给予婴幼儿服用镇静药物（如水合氯醛）或在婴幼儿睡觉时进行检查。

27 什么情况下应该做眼部B超检查？

出现以下情况时应该进行眼部B超检查。

（1）自觉眼睛里有小黑影或小虫子在飘，除了需要常规的散瞳检查眼底外，还需要做眼部B超检查，排查是否存在视网膜病变。

（2）严重白内障导致无法通过检眼镜进行眼底检查时，也需要做B超检查是否存在眼底病变。

（3）玻璃体积血，可以通过B超检查判断积血的量及视网膜的情况。

（4）如果怀疑眼内肿瘤，可以通过B超检查协助判断肿瘤的性质、大小、部位等，也可以进行肿瘤的定期随访，通过对比分析来判断病情变化。

（5）眼部B超还可以查看眼部外伤的损伤程度，进行眼睛异物的定位、眼轴长度的测量等。

28 什么是眼科光学相干断层扫描检查？

光学相干断层扫描（optical coherence tomography，OCT）是一种眼科常规的检查方式，具有非接触式、快速、高分辨率等特点。OCT检查的原理是利用眼内不同组织对光线反射性质的不同，通过低相干光测量仪比较入射后反射出的光束和参照光束，经过计算机处理后最终将眼组织的结构进行三维断层成像清晰地显示出来。

OCT可分为前节OCT和后节OCT。前节OCT是检查角膜、虹膜、睫状体、房角、晶状体等眼前节的结构；后节OCT检查主要是为了检查黄斑部和视盘有无病变，包括视网膜层次有无异常。OCT是一种无创的检查，可以多次重复检查，方便对疾病的观察及随访。

29　眼科光学相干断层扫描是CT检查吗？

眼科OCT和CT检查完全不同，但眼科患者常将两者混淆。眼科OCT是非接触性、无创、无辐射的检查方法，多用于青光眼和眼底黄斑疾病的检查（如黄斑变性、黄斑水肿、黄斑裂孔、黄斑前膜、视网膜劈裂等）。OCT是一种非侵入式光学成像技术，通过获取反射光在不同层次透光组织中的反射强度和延迟时间，经计算机处理成像，显示视网膜的断面结构。而CT检查是利用X线穿透人体时发生衰减后构成二维投影，传感器接收后经过计算机进行图像重建，获得扫描组织的断层图像。由于CT的本质是X线，具有一定的辐射性，所以这项检查需要在特定的检查室操作。

30　什么是光学相干断层扫描血管成像？

眼科光学相干断层扫描血管成像（optical coherence tomography angiography, OCTA）是一种无创快速成像眼底视网膜血管检查新技术，也称为Angio OCT或OCT血管成像。在此之前唯一的有效显示眼底血管的方法只有FFA或ICGA，而这两种方法都需要静脉注射造影剂，拍摄过程较长且有不适感，还可能伴随一定概率的不良反应。而OCTA不仅极少有此类的不便与风险，还可以提供更高清晰度的毛细血管细节。

31　光学相干断层扫描血管成像与眼底血管造影有何区别？

OCTA与眼底血管造影（如FFA、ICGA）一样，都是对眼底血管进行成像的检查。OCTA检查快速且可以进行立体分层检查成像，能更好地了解病变的具体位置。眼底血管造影拍摄时间较长，只能显示拍摄时间段内眼底血管的阻塞或渗漏等情况。OCTA无须静脉注射造影剂，没有传统眼底血管造影的相关禁忌证和不良反应。OCTA检查无须散瞳，眼底血管造影则需要散瞳，散瞳后数小时内会视物模糊。OCTA与眼底血管造影两种方法都能提供重要的信息，在某些疾病检查中可以替代使用，在某些情况下则互为补充。由于OCTA无创、快速、简单、易行，且极少有不良反应，与眼底血管造影相比，更有利于医生密切地监测病情的发展。

32　光学相干断层扫描与眼底血管造影有何区别？

OCT是眼底黄斑疾病的一种特殊而明确的检查诊断方式。眼底血管造影是观察眼底视网膜和脉络膜血管的病理变化的检查方式。在某些情况下，两者需要结合使用。OCT可用于视网膜黄斑区及视神经疾病的诊断，能很清楚地看到是否有黄斑水肿、黄斑前膜、黄斑裂孔及视神经纤维层的损伤。眼底血管造影可观察眼底视网膜血管有无新生血管增生、微血管瘤形成，动静脉血管有无出血、渗漏，脉络膜组织渗出等病理变化，尤其在诊断黄斑病变、糖尿病视网膜病变等常见的眼底病变中，可提供临床诊断依据。

33　CT检查在眼部疾病中有什么意义？

CT检查是眼眶疾病及眼外伤最常见的检查方法之一，可用于可疑眼内及眶内肿瘤检查，显示各类肿瘤的部位、形态、大小及范围；眼眶急慢性炎症；眼内血管畸形；眼外伤眶骨骨折、视神经管骨折；眼内、眶内异物（无论金属与非金属高密度异物均可显示和定位）；与眼外肌相关的眼病如Graves病；与视神经相关的脑膜瘤、视神经胶质瘤等。

34　MRI检查在眼部疾病中有什么意义？

MRI能清晰地显示眼部解剖结构，可用于多种眼球、眼眶病变的辅助诊断，包括①眼内肿瘤的诊断和鉴别；②眶内肿瘤，尤其是眶尖小肿瘤、视神经肿瘤，在显示视神经管内、颅内段肿瘤侵犯方面优于CT；③眶内急、慢性炎症，眶内血管畸形，眼眶外伤，眶内肿物颅内蔓延及眶周肿物眶内侵犯；④某些神经眼科疾病等。但是球内、眶内及体内存留磁性金属异物者及佩戴心脏起搏器者禁止行MRI检查。

35　什么是角膜地形图？角膜地形图检查有什么作用？

角膜地形图是记录和分析角膜表面形貌和屈光力的检查方法，通过计算机图像处理系统对角膜形态进行数字化分析，然后将分析结果以彩色形态图来呈现，形似地理学中表面的高低起伏状态，因而称为角膜地形图。主要用于检查圆锥角膜等所致的不规则散光、角膜屈光状态、角膜屈光手术前角膜病变的筛查和角膜屈光手术的设计及评估等。

36　视觉电生理检查有什么意义？包括哪些检查？

眼睛受光线或图形的刺激，会产生微小的电活动，通过视觉电生理检查可以发现正常人与眼病患者的电活动差别，从而发现或诊断某些眼部疾病。常用的临床视觉电生理检查包括视网膜电图（ERG）、眼电图（EOG）、视觉诱发电位（VEP）等。

ERG是由短的闪光或图形刺激视网膜后从角膜上记录到的视网膜综合电位，是研究视网膜功能的一种方法，可以辅助诊断各种视网膜疾病。

EOG记录的是眼的静息电位，EOG异常可见于视网膜色素上皮病变、光感受器细胞疾病、中毒性视网膜疾病等。

VEP是视网膜受闪光或图形刺激后在枕叶视皮质诱发出的电活动，

可辅助诊断视神经、视路疾患，鉴别伪盲，检测弱视的治疗效果，判断婴儿和无语言能力儿童的视力，预测屈光间质混浊患者术后的视功能等。

37　什么是角膜共聚焦显微镜检查？有什么意义？

利用共聚焦激光对活体角膜进行不同层面的扫描，可显示角膜的超微结构，辅助诊断真菌和阿米巴角膜炎，观察干眼症患者的角膜形态学变化，分析角膜屈光手术后角膜组织细胞形态学变化与术后视觉效果的关系，记录各种角膜营养不良的形态学特征以及监测角膜移植术后排斥反应等。

38　什么是角膜内皮检查？

角膜内皮检查是利用光线照在角膜、房水、晶状体等透明屈光介质的界面上发生反射，在角膜内皮与房水界面之间，细胞间隙会发生反射而形成暗线，从而显示出角膜内皮细胞。角膜内皮检查可记录角膜内皮细胞的形态、排列状况及计数，角膜内皮的状况与角膜营养代谢密切相关，有利于角膜内皮功能的评价。

正常人30岁前角膜内皮细胞的平均密度为3000～4000个/mm^2，50岁为2600～2800个/mm^2，大于69岁为2150～2400个/mm^2。正常角膜内皮细胞中六角形细胞所占比例为60%～70%。内眼手术前角膜内皮检查是必要的。

39　泪液分泌试验有什么作用？

泪液分泌试验主要用于各种疾病引起的泪液分泌异常的检测，当怀疑有干眼症时可采用该检查。泪液分泌量是眼科临床检查泪腺功能的重要指标之一。泪液分泌试验是在特定时间内，将标准滤纸条的一端放置于患者下眼睑内侧1/3处结膜囊内，5分钟后观察置于下眼睑的滤纸条浸润的长度，以测定泪液生成量的多少。正常成人滤纸条湿润长度在10～25 mm，老年人无症状者滤纸条湿润长度＜10 mm。若出现结果异常，建议进一步做眼科检查以排除相关疾病。

40　什么是泪膜破裂时间测定？

泪膜破裂时间测定是反映干眼症程度的一种测试方法。主要测试过程是将荧光素钠滴入眼睑，然后用钴蓝色的光快速观察裂隙灯下的第一个泪膜破裂点出现的时间，即为泪膜破裂时间。如果泪膜破裂时间＜10秒就说明泪膜不稳定，＜5秒就可以确诊是干眼症。该检查通常与泪液分泌试验联合应用于干眼的诊断及严重程度的判断。

二、眼科操作

1　角膜出现异物怎么办？

当眼部出现眼红、眼磨等不适症状，怀疑异物溅入眼内时，应及时到眼科就诊，根据检查的结果对症处理。如果角膜异物在角膜浅层或基质层，可以局部表面麻醉后在裂隙灯下直接将角膜异物取出。如果角膜异物深至内皮层或嵌顿在角膜上，需要到手术室进行处理。取出异物后，若出现角膜穿孔则需要缝合伤口，并注意眼内其他结构和眼压的情况。取出异物后建议患者适当涂用抗生素及修复角膜上皮的眼药水和眼药膏，预防感染并促进伤口愈合。

2　泪道冲洗的作用是什么？

泪道冲洗是检查泪道是否通畅以及判断泪道阻塞部位的有效方法。若生理盐水自泪点注入时无阻力，并可以顺利地流入鼻咽部或口腔，表明泪道通畅。若仅有少量液体流入鼻咽部，大部分从上泪点反流，表明泪道狭窄。若全部从上泪点反流并伴有分泌物，表明鼻泪管阻塞。若全部从下泪点反流，且冲洗上泪点通畅，表明下泪小管阻塞。

3 为什么进行结膜下注射？结膜下注射如何操作？

结膜下注射是眼部给药的常用方式，通过将药物注入结膜与巩膜之间的疏松间隙内，扩散到达角膜基质层和角膜缘组织并进入眼球内，以提高药物在眼内的浓度，增强及延长药物作用时间。

结膜下注射的过程：表面麻醉后，生理盐水冲洗结膜囊，患眼向注射侧相反方向转动并保持注视，注射针尖方向与角膜缘平行刺入球结膜下，缓慢注入药物，注射完毕后结膜囊内滴入抗感染眼药水或涂入眼药膏。

4 球后注射的过程及注意事项是什么？

球后注射可使药物在晶状体虹膜隔后部位达到治疗浓度，适用于眼后段、视神经疾病的药物治疗及眼局部神经传导阻滞麻醉等。

球后注射的过程：消毒下眼睑，患眼向鼻上方注视，从下睑眶下缘中、外1/3交界处的皮肤面进针，垂直刺入皮肤1～2 cm后转向鼻上方，向眶尖方向继续进针，深度不超过3.5 cm，回抽无血可缓缓注入药物。注射完毕后闭上眼睑，压迫眼球至少半分钟，以防出血。

注意事项：球后注射后有可能出现复视，一般半小时后可以恢复。若眼睑肿胀、皮下出血、眼球突出、眶压增高则可能是出现了球后出血，应加压按压至不再继续出血时进行绷带加压包扎。

5 什么是玻璃体腔注药？

玻璃体腔注药俗称"眼内打药"，是眼科常用的治疗手段，注药部位在角膜缘后3～4 mm的睫状体平坦部，此处不会影响眼内其他重要结构，操作安全。通过专用的注射针头将药物注射至玻璃体内，直接输送到眼底，使药物发挥作用，从而达到治疗的目的。简单来说，就是从"白眼球"特定部位进针，将药物注射到眼球内。通常注射针头非常细，注射完毕针孔可自行闭合；针头长度不到眼球直径的一半，不必担心会扎破眼球。

6 玻璃体腔注药有什么特点？

由于眼球存在血眼屏障，全身用药（静脉和口服）、局部用药（眼药水和眼药膏）时，药物进入眼内会受到一些阻碍，难以在眼内达到治疗所需的有效药物浓度，治疗效果有限。玻璃体腔注射与其他给药方式相比，具有以下优势：①药物作用针对性强；②药物在眼内组织起效快，容易达到治疗所需的浓度；③局部用药相较于全身用药的不良反应更少。

7 玻璃体腔注药的适应证有哪些？

（1）黄斑病变：黄斑水肿、中心性浆液性脉络膜视网膜病变、黄斑出血、湿性老年性黄斑变性等。

（2）视网膜、脉络膜血管病变：糖尿病视网膜病变、视网膜静脉阻塞、视网膜静脉周围炎、早产儿视网膜病变、脉络膜新生血管、息肉状脉络膜血管病变、Coats病等。

（3）新生血管性青光眼等。

（4）眼内炎的抗感染治疗。

8 哪些药物可以进行玻璃体腔注射？

常见的可以进行玻璃体腔注射的药物包括①抗血管内皮生长因子（VEGF）药物：雷珠单抗、阿柏西普、康柏西普等。②抗感染药物：万

古霉素、氟康唑、更昔洛韦等。③糖皮质激素：曲安奈德、地塞米松及
其缓释剂等。

9　玻璃体腔注药术有风险吗？

玻璃体腔注药术目前已比较成熟，但仍可能出现一些不良反应，比
如注射后眼痛、畏光、流泪、异物感、结膜下片状出血、眼前黑影飘
动、早期眼压升高，严重者出现感染性眼内炎、医源性外伤性白内障、
玻璃体积血、视网膜脱离等并发症，以及血栓栓塞、脑血管事件、全身
不良反应等。

10　玻璃体腔注药术的注意事项有哪些？

玻璃体腔注射前需频点抗生素滴眼液预防感染，完善血常规和血凝
等检查，监测全身情况如血糖、血压。注射结束后2小时可揭开纱布进
行抗生素眼药水点眼，至少连续点3天，若出现明显的眼痛、视力下降、
眼红等情况应立即就医。注射后3～5天不建议洗澡、洗头，避免脏水
流到眼睛里引起感染。应注意定期复查随诊。

11　玻璃体腔注药需要注射多少次？

玻璃体腔注射抗VEGF药物主要目的是控制疾病进展，不能根治疾
病，根据病情发展及治疗需要有可能进行多次注射。黄斑变性、视网膜
静脉阻塞、糖尿病视网膜病变、黄斑水肿，一般需要多次治疗。治疗方
案主要根据眼底检查、OCT及眼底血管造影的结果而定。注射次数越多，
风险就越大，这是玻璃体腔注药治疗的弊端。目前研究的缓释装置，正
逐步应用于临床，以减少注射频次。

12 双眼可以同时注射抗血管内皮生长因子药物吗？

一般不建议双眼同时注射抗 VEGF 药物。一眼注射后，另一眼注射的时间应至少间隔 1 ～ 2 周。因为双眼同时注射会使眼内进入到全身循环的药物浓度增加，可能增加全身不良反应，此外还可能增加眼内炎的风险。但是对于一些年龄较大的老年人，或存在客观条件困难时，经医生评估后可在一眼注射完抗 VEGF 药物后重新消毒、铺巾，进行另一眼的术前准备，而后行眼内注药术。

13 孕妇可以进行玻璃体腔抗血管内皮生长因子药物注射吗？

研究发现，抗 VEGF 药物具有潜在的抗胎儿血管形成的风险，眼内注射抗 VEGF 药物可能通过眼睛的血液循环进入全身循环，尽管眼部给药后全身暴露量极低，但仍可能具有胚胎毒性，因此妊娠期内不建议进行玻璃体腔抗 VEGF 药物注射。但当眼部病变极其严重时，应综合考虑各种因素确定治疗方案。

14 眼科手术的术前准备包括哪些？

（1）术前全身准备：进行全面的体格检查，以排除可能影响手术的情况。对于患有高血压、糖尿病、心脑血管疾病等全身性疾病的患者应密切关注血压、血糖、心电图等相关指标，如有异常应及时进行相关科室会诊，待病情稳定后再进行手术。对于服用抗血小板、抗凝药物者应在医生指导下，暂时停药或调整用药方案后再进行手术，避免术中出现眼内出血。对于有精神类病史无法很好地配合手术者应在全麻下进行手术；全麻手术者应谨遵医嘱，术前禁食、禁水。

（2）术前眼部准备：为避免发生手术感染，术前 3 天应用抗生素滴眼液点眼，必要时手术当天频点；术前进行泪道冲洗；对于有慢性泪囊炎、结膜炎、眼睑炎的患者应先治疗，控制炎症后再进行手术；内眼手术前应测量眼压，眼压异常者应做相应检查排查原因，眼压过高者应先降眼压治疗再进行手术；一些眼部手术术前需要剪去睫毛。

15　眼科手术后的注意事项有哪些？

（1）术后全身病情的观察：患有高血压、糖尿病、心脑血管疾病等全身性疾病者，术后应注意观察病情变化及全身情况；全麻手术者应密切监测术后生命体征；术后注意休息、清淡饮食，避免剧烈运动、饮酒、吸烟等。

（2）术后眼部病情的观察：术后应观察视力、眼压变化及眼部是否有感染迹象；谨遵医嘱应用眼药水点眼；避免用力揉搓眼睛；避免过度用眼。

（3）出院后复查：应谨遵医嘱定期复查，及时了解病情恢复及变化情况。

16　眼科显微手术有什么优点？

眼科显微手术是借助手术显微镜和显微手术器械对眼组织进行显微手术操作。手术显微镜使医生更加清楚地获取眼部组织结构，有助于保证眼部手术操作的精确性，不仅能减轻术中操作对组织的创伤，还可以提高手术的安全性，减轻和减少术中、术后并发症，缩短术后恢复时间。眼科显微手术扩大了手术治疗眼病的范围和种类，使更多患者的眼部疾患得到治愈。

17　眼科手术分为几大类？

（1）外眼手术：睑板腺囊肿切除术、睑内翻矫正术、睑外翻矫正术、上睑下垂矫正术、内眦赘皮矫正术、眼睑肿物切除术、泪囊摘除术、鼻腔泪囊吻合术、斜视矫正术、眼睑整形美容手术等。

（2）结膜角膜手术：翼状胬肉手术、结膜囊肿切除术、角膜移植术、角膜屈光矫正术等。

（3）白内障手术：白内障超声乳化手术、小切口非超乳白内障手术、人工晶体植入术、人工晶体取出或置换术、白内障囊外摘除术、白内障囊内摘除术等。

（4）抗青光眼术：虹膜切除术、小梁切除滤过手术、小梁切开术、睫状体冷冻术、前房穿刺术等。

（5）玻璃体视网膜手术：玻璃体切除术、硅油填充术、巩膜外加压术、巩膜环扎术、视网膜移植术等。

（6）眼眶手术：眼球、眼内容物及眶内容物摘除术、义眼台植入术、前路开眶术、外侧开眶术、眶减压术等。

（7）眼外伤手术：眼睑裂伤清创缝合术、角巩膜伤口缝合术、球内磁性异物取出术、睫状体解离缝合术、虹膜离断修补术等。

18　激光治疗的原理是什么？

激光作用于眼组织并被吸收后，眼组织会发生一系列的变化，称为激光的生物学效应。激光的生物作用机制包括以下四类。①光致热效应：眼组织吸收激光的光子后，光能转变为热能，引起局部组织温度升高。②光致化学效应：眼组织吸收激光能量后，将光能转化为化学活化能，主要分为光致分解、光致氧化、光致聚合、光致敏化，在眼科治疗中常见到的是光致分解和光致敏化。③光致强电场作用：因眼组织与光波段内的电磁场作用导致一系列生物效应。④光致压强作用：当用激光束照射眼组织表面时，表面组织吸收的光子会产生动量并转化为压力，称为光致压强作用。

19　眼科常用的激光类型有哪些？

（1）准分子激光：用于角膜屈光手术。

（2）飞秒激光：用于角膜屈光手术。

（3）Nd：YAG激光：用于眼前节疾病如后发性白内障、青光眼。

（4）氩激光和氪激光：用于视网膜光凝术。

（5）CO_2激光：用于眼睑皮肤等的美容治疗。

20　哪些眼底病需要激光治疗？

（1）视网膜裂孔及有形成裂孔风险的周边部视网膜变性区。

（2）视网膜、脉络膜血管病变：糖尿病视网膜病变、视网膜静脉阻塞、视网膜静脉周围炎、脉络膜新生血管、脉络膜血管瘤、Coats病等。

（3）黄斑病变：黄斑水肿、中心性浆液性脉络膜视网膜病变、湿性老年性黄斑变性等。

21　视网膜激光光凝有哪些风险和并发症？

（1）眼痛：一般而言，越往周边部视网膜越薄，睫状神经分布更密集，由于睫状长神经富含感觉神经，若激光光凝在此处则患者会感到疼痛。

（2）暗适应能力降低和周边视野丢失：激光光凝是一种破坏性的治疗，为了尽量保留中心视力，可能会破坏周边视网膜组织，造成周边视野的丢失及暗适应能力下降。

（3）短暂的黑矇：激光光凝治疗需要在强光照射下进行，治疗结束后会出现短暂的黑矇，休息一会儿即可恢复。

（4）黄斑水肿：部分患者在视网膜光凝术后会造成黄斑水肿，导致中心视力下降。

22　什么是Nd：YAG激光？Nd：YAG激光可应用于哪些眼病？

　　Nd：YAG激光是一种近红外光，适用于治疗眼内无色素组织的病变，在眼科主要用于治疗青光眼、后发性白内障等眼前节疾病，包括YAG晶状体后囊膜切开术和YAG周边虹膜切除等。

23　什么是光动力疗法？光动力疗法是激光治疗吗？

　　光动力疗法（PDT）需要激光的参与，是将一种特异的光敏剂（维替泊芬）注入血管，当药物循环到视网膜时，用一种特殊的冷激光照射，引起光化学反应，产生单态氧、自由基和其他细胞毒性物质，从而破坏异常的新生血管，而对正常的视网膜组织没有损伤。PDT主要用于治疗脉络膜新生血管。

（梁申芝　薛　瑢　杨　倩）

第六章

屈光不正

1 什么是屈光不正？

屈光不正是指眼睛在调节放松的状态下，平行光线不能清晰地聚焦在视网膜上，无法形成清晰的物像。屈光不正主要分为近视、远视和散光。

近视是由于眼球的前后径太长或眼的折射光线能力太强，使得物体成像在视网膜前，只能看清近处的物体，看不清远处的物体。近视可通过佩戴凹透镜矫正。

远视是因为眼球的前后径太短或眼的折光能力太弱，使得物体成像在视网膜后方，远视程度不同症状不同，可有看近物不清楚，或看远看近均不清，经常出现视疲劳。远视可通过佩戴凸透镜矫正。

散光是由于眼球在各个方向上的折射能力不同，光线经折射进入眼内后不能形成一个焦点。规则的散光可用柱面镜加以矫正，不规则散光可使用硬性角膜接触镜矫正。

2 为什么会近视？

近视是一种多因素疾病，发病机制目前还不是很明确，现在普遍认为与以下诱因有关：

（1）环境因素：①长时间、近距离用眼；②长时间在光线过强或过弱的地方用眼；③用眼习惯不好，如写字姿势不正确、躺着看书、走路时看书等；④缺乏户外活动；⑤过度使用电子产品；⑥饮食营养因素等。

（2）遗传因素：研究表明近视具有一定的遗传倾向，尤其是高度近视。父母是高度近视者，子女出现近视的可能性更大。

（3）其他因素：如发育因素，幼儿时期眼球过度发育也会导致近视。此外，一些眼病或全身性疾病也可以引起近视，如外伤、中毒等引起的晶状体调节异常、血糖引起的代谢异常等。

3 近视有什么症状？

近视最典型的表现是远视力下降，注视远处物体时不自觉地眯眼、歪头，部分近视者可出现视疲劳症状。近视度数较高者还可出现夜间视力差、飞蚊症和闪光感等。

4 近视有哪些分类？

（1）根据近视度数不同，可以分为低度近视、中度近视和高度近视三类。①低度近视：SE≤-3.00 D（近视300度及以下）。②中度近视：-3.25 D～-6.00 D（近视325～600度）。③高度近视：>-6.00 D（近视600度以上）。

（2）根据近视病程进展和病理变化，可分为单纯性近视和病理性近视。①单纯性近视：多指随眼球发育停止而稳定的近视，屈光度数一般在-6.00 D之内，大多眼底无病理变化，用适当光学镜片可将视力矫正至正常。②病理性近视：也称进行性近视，多指眼球发育停止后仍在进展的近视类型，可伴发眼底病理性变化（如近视弧形斑、漆裂纹、脉络膜新生血管、黄斑脉络膜萎缩、视网膜脱离、后巩膜葡萄肿等），屈光度数大多在-6.00 D以上。

（3）根据视光学可将近视分为轴性近视和屈光性近视。①轴性近视：指由于眼轴延长导致平行光线进入眼内聚焦在视网膜前而引起的近视，但其屈光系统（如角膜、晶状体或玻璃体等）基本正常。②屈光性近视：指由于屈光因素改变导致平行光线进入眼内聚焦在视网膜前而形成的近视，而眼轴在正常范围内。

5   什么叫正视化过程？

儿童的眼球和视力是逐步发育成熟的，新生儿的眼球较小、眼轴较短，此时双眼处于远视状态。随着儿童生长发育，眼球逐渐长大，眼轴随之变长，远视度数逐渐降低而趋于正视，这个过程称为正视化过程。

6   什么叫远视储备量？

正视化前的远视大多为生理性远视，是一种"远视储备"，可理解为"对抗"发展为近视的"缓冲区"。远视储备量不足指裸眼视力正常，散瞳验光后屈光状态虽未达到近视标准但远视度数低于相应年龄段生理值范围。如4～5岁的儿童生理屈光度为150～200度远视，则有150～200度的远视储备量，如果此年龄段儿童的生理屈光度只有50度远视，则意味着其远视储备量消耗过多，可能会较早出现近视。

7   如何检查孩子的远视储备量？

远视储备是儿童出生后至正视化完成前所呈现的生理性远视，一般在＋3.00 D以内。由于儿童眼睛调节力强，在自然状态下会"隐藏"大部分的远视度数，无论是电脑验光、视网膜检影验光还是主觉验光，都无法测量出准确的远视度数。例如，一儿童双眼远视储备均为＋2.00 D，但小瞳孔自然状态下验光可能只有＋0.50 D甚至无明显远视。为了准确测量儿童远视储备，必须使用睫状肌麻痹剂使眼睛调节放松后进行验光（俗称"散瞳验光"）。

所以，检查儿童远视储备的金标准是睫状肌麻痹后验光。

8 远视储备量是否可以增加？

远视储备量是眼球自然发育过程中的一种低度远视状态，这种远视的状态是由眼轴、角膜曲率和晶状体屈光度所决定的，无法使用任何方法增加远视储备量。

9 什么是"近视前期"？

眼睛屈光度≤同龄儿童远视储备下限（远视储备下限 6 岁：+0.75 D；7～8 岁：+0.50 D；9～10 岁：+0.25 D），且近视度数在 50 度以下，称为"近视前期"。这一类儿童过早消耗了远视储备，过早完成了正视化，将来发展成近视的风险明显增加。

10 度数与视力相关吗？

度数通常用来反映眼睛的屈光度，屈光度（D）乘以 100 即为度数。例如，−1.00 D 就是近视 100 度，+2.00 D 就是远视 200 度；视力是人眼对物体的分辨能力，看物体的清晰度，是描述视觉敏锐程度的指标，如对数视力表的 0.8、1.0 等。

度数与视力是两个独立的概念，一般来说屈光不正的人裸眼视力都相对较差。两者之间大致呈负相关，通常度数越高，裸眼视力相对越差，但两者并非线性关系，即也可能度数不高但裸眼视力较差。

11 矫正视力和裸眼视力有什么区别？

裸眼视力是指不佩戴任何矫正器具所测得的视力，受眼睛的屈光状态、外界环境及先天因素等多方面的影响。

矫正视力是指在用镜片等矫正器矫正双眼视觉状态情况下获得的最佳视力。

例如：近视100度（即屈光度为-1.00 D）的眼睛，不佩戴任何眼镜、无任何屈光矫正，进行检查时视力可能只有0.5，此时的视力为裸眼视力；佩戴相应度数的眼镜进行检查视力为1.0，此时的视力为矫正视力。

12　戴眼镜时间越长近视度数越高吗？

不是的。戴眼镜是为了矫正近视，使物体成像在视网膜上，视物变得清晰。

对于成年人来说，经准确验光后正确地佩戴眼镜不容易使近视度数增加。眼球自出生时随身体生长发育而不断变化，一般到20岁左右眼球发育就趋于稳定，在正常用眼的情况下眼球长度不再增加，视力度数基本保持稳定。

对于青少年来说，在生长发育的快速阶段眼球也在不断发育，屈光状态也更容易变化。一旦发生近视，不管使用哪种眼镜近视度数都可能会在一定范围内呈现不同程度的发展，这是与年龄、眼球发育、用眼习惯等相关的，并不是戴眼镜导致的。如果孩子近视了，在该戴眼镜的时候不戴，反而会促进近视度数的增长。

13　使用电子产品会导致近视吗？

长时间使用电子产品会增加近视形成和发展的风险。电子产品对眼睛产生的伤害主要表现在两个方面：一个是不良用眼习惯，如长时间近距离使用电子产品；另一个是电脑、平板电脑、手机等电子屏幕产生的蓝光。在使用电子产品的过程中，眼睛往往距离屏幕很近，睫状肌需要不停地收缩调节，时间长了容易导致睫状肌痉挛，引起视物疲劳、视物模糊，从而促进近视发展。电子屏幕产生的蓝光是一种波长短、频率高的高能量光线，可以穿透角膜和晶状体直达眼底，蓝光对眼底的损伤是一个慢性、累积的过程，长时间使用电子产品会加速眼底感光细胞的氧化，产生大量氧自由基，损害眼底。

14 喜欢吃甜食会导致近视吗？

研究发现，喜食甜食是近视发生及进展的一个危险因素，但具体的机制尚不清楚，可能与巩膜糖代谢过程中乳酸水平增加有关。

15 假性近视可以恢复吗？

假性近视是由于用眼过度导致睫状肌持续性收缩、调节痉挛引起的屈光力增加，出现视物模糊；当调节痉挛解除时，这种近视现象就会消失。长时间、近距离用眼，特别是青少年阅读、写作业、看电子产品时间过长等，就容易导致眼睛调节过强、睫状肌无法完全放松，出现视力下降。此时，应注意减少近距离用眼时间、经常眺望远方、增加户外活动、多晒阳光及保持充足的睡眠，使眼睛得到放松和休息，那么假性近视可以恢复，若眼睛持续得不到放松，长期处于疲劳状态，则会发展为真性近视。

16 近视会遗传吗？

近视是一种复杂的多因素疾病，是遗传因素和环境因素共同作用的结果，其遗传方式为多基因遗传，高度近视则具有更大的遗传易感性。目前已经发现150多个与近视相关的基因多态性位点，一般来说，父母双方均为高度近视者比没有近视者，其子女近视的发生率更高，但并非所有近视父母所生子女一定会近视。近视的发病机制非常复杂，不能单单从遗传学的角度来阐明其发生风险，还需要结合后天的环境因素。注意用眼习惯，减少环境因素的不利影响，才能防止近视的发生和进展。

17 晚上关灯看手机会加重近视吗？

晚上关灯看手机容易导致近视的发生或加重近视的发展。关灯后眼睛处于黑暗的环境中，暗环境下瞳孔变大，进入眼内光线更多，也更容易引起视疲劳。此外，看手机时眼睛距离手机屏幕非常近，长时间、近距离用眼，容易导致调节痉挛，长此以往可能引起近视的发生和进展。

18 近视的人视网膜更脆弱吗？

是的。近视尤其是高度近视的人眼轴不断变长，导致整个眼球包括视网膜被不断牵拉逐渐变薄。眼球内部的玻璃体紧贴视网膜，对眼球内部起支撑作用，随着眼轴延长、眼球变大，玻璃体不会变大，在与视网膜粘连紧密的地方就容易出现因玻璃体粘连牵拉导致的视网膜变性、裂孔甚至继发视网膜脱离。

19 近视会导致失明吗？

近视本身是一种屈光状态的变化，虽然会导致视物模糊，但可以通过光学矫正来改善，一般不会引起失明。若近视不断发展、度数不断加深，则可能发展为高度近视，尤其是病理性近视。此时眼轴明显变长、眼球壁变薄、视网膜变脆弱，容易诱发一些眼底病变，如视网膜脱离、视网膜劈裂、黄斑裂孔、黄斑出血及黄斑部视网膜脉络膜萎缩等，这些并发症若不及时治疗则会导致失明。

20 儿童近视有先兆吗？

儿童近视是有先兆的，当家长发现孩子有以下表现时，应该尽早去正规医院的眼科就诊：

（1）经常眯眼：当儿童看不清黑板等远处的物体时，眯着眼睛可暂时改善视敏度。

（2）频繁眨眼：不断地眨眼在一定程度上可使视觉清晰。

（3）爱揉眼睛：当看不清或近距离用眼疲劳时，儿童可能会用手揉眼睛，试图看得更清楚。

（4）皱眉或牵扯眼角：皱起眉头或向外牵扯外眼角的皮肤，以此来改善视力。

（5）歪头：歪着头看物体时可减少部分散射光线的影响，使视觉上更清晰。

（6）斜眼看东西：当儿童一只眼睛视力下降看不清时，会偏向用另一只较好眼看东西，出现斜眼的表现。

21 多少度算高度近视？

一般来说，近视度数超过600度是高度近视，当近视度数超过1000度时为超高度近视。

22 高度近视的人能练习倒立吗？

高度近视的人最好避免经常练习倒立。高度近视眼睛视网膜较薄，且脆弱，眼底血管也较细，倒立时头部血压骤升容易引起眼底血管破裂、血管痉挛，容易发生视网膜裂孔甚至视网膜脱离。

23 高度近视的人能坐过山车吗？

高度近视人群不建议坐过山车。过山车属于冲击力较大的剧烈运动，高度近视者本身视网膜脆弱，在瞬时高速冲击下更有可能诱发视网膜裂孔甚至视网膜脱离。除了过山车，其他具有高速冲击力的运动都应该避免，比如蹦极、高台跳水等。

24 高度近视会引起哪些眼底病变？

单纯的高度近视在成年后可趋于稳定，一般不伴有导致不可逆性视力损害的眼底病变。若高度近视进行性发展为病理性近视，眼轴持续过度延长，出现巩膜扩张及后巩膜变薄、膨出，可形成后巩膜葡萄肿。眼轴延长牵拉视网膜、脉络膜还可引起视网膜、脉络膜的萎缩、变性，出现漆裂纹、视网膜裂孔，导致视网膜下出血甚至视网膜脱离。此外，病理性近视也可导致黄斑病变，引起黄斑劈裂、黄斑裂孔、黄斑前膜、黄斑出血、黄斑部视网膜脉络膜萎缩及脉络膜新生血管等，对视力造成严重损害。

25 高度近视的人应该注意些什么？

高度近视的人由于视网膜、脉络膜较正常人脆弱，在生活工作中应注意：

（1）避免做一些激烈、对抗性较强的体育运动。

（2）注意保护自己，避免头部受到震荡、撞击。

（3）避免长时间用眼疲劳，合理用眼、劳逸结合。

（4）当发现突然视物模糊、闪光感、视野缺损、视力下降时尽快去正规眼科医院诊疗。

（5）定期到正规眼科就诊，散瞳进行眼底检查。眼底检查发现有变性区及视网膜裂孔的患者经视网膜光凝术治疗后应定期到医院散瞳复查眼底（至少一年一次）。

26 "孩子近视了不用管，等18岁做了近视手术就好了"这种观点正确吗？

做了近视手术，的确会呈现出来一种"近视好了"的状态，但并不是真的近视"治好了"。不管是角膜屈光手术还是后房型人工晶体

（ICL）植入术，都只能改变患者的屈光状态，相当于把相应的近视度数矫正镜片通过手术做到了角膜上或晶状体前，并不能改变近视发展过程中眼轴增长带来的病理性改变。儿童近视防控的目的是延缓眼轴增长，降低高度近视的发生概率，从而降低高度近视相关并发症的发生率。近视矫正手术并不能降低这种并发症的发生率，所以即便近视可以通过手术矫正，近视防控也是十分必要且重要的。

27 近视可以吃药治疗吗？

目前没有临床研究和数据表明口服药物可以治疗近视及恢复视力，市面上大多数宣称保护眼睛的保健品也无法治疗近视。虽然近视不可治愈，但通过改变不良用眼习惯、合理用眼、均衡饮食、增加户外活动、及时进行近视矫正等方式是可以预防近视度数加深的。

28 两只眼睛近视度数相差很大怎么办？

两只眼睛的近视度数相差不超过150度或散光度数相差不超过100度称为生理性屈光参差。屈光参差属于屈光不正的一种。两只眼睛的近视度数相差150度以上或散光度数相差100度以上称为病理性屈光参差。屈光参差形成原因有很多，比如两只眼睛的眼轴发育不平衡、眼部疾病、眼部手术史、不良用眼习惯等，若不及时矫正，长久下来易引起视疲劳、眼睛干涩、眩晕、近视度数加深、单眼斜、弱视等。屈光参差的矫正方法包括佩戴框架眼镜（两眼屈光度相差不超过250度时）或硬性透气性角膜接触镜（RGP），成年人还可做屈光手术进行矫正。

29 近视度数低可以不用戴眼镜吗？

首先应到医院检查以排除假性近视，假性近视在改变不良用眼习惯、解除调节痉挛后视力可恢复，但若过度用眼，使假性近视发展为真性近视就需要佩戴眼镜。偶尔戴眼镜或不戴眼镜，即使近视度数低，眼睛也会长期处于离焦及疲劳状态，长此以往会造成视觉敏锐度下降，近视度数加深。青少年儿童处于生长发育的快速时期，眼球也在不断发育，一旦发生近视其度数会不断增加。若没有及时正确地佩戴眼镜进行矫正，眼睛不能得到清晰的视觉图像，长时间会导致近视度数不断加深，影响视功能的发育，甚至出现斜视、弱视等问题。对于儿童来说，若散瞳后验光近视度数超过100度，裸眼视力低于4.9，建议及时佩戴眼镜。

30 在医院验光后，是否可以直接按照验光结果的度数配镜？

验光结果中的屈光度是患者当前状态下的真实屈光度，但并不一定是最佳的配镜度数。医生会根据患者年龄、视物需求、旧镜度数及本次验光结果，给予本次配镜处方并进行试戴，试戴后满足患者需求、无明显不适，再出具配镜处方，最终的配镜处方很有可能与验光结果是有区别的。

31 近视眼镜可以在网上配吗？

不建议在网上配近视眼镜。配镜需要验光、选镜片、选镜框、测量瞳距及瞳高、加工、试戴等流程，在进行视力检测时，验光师会根据电脑验光及视觉功能、调节功能等检测结果，调整插片度数至最精准和合适的视光度数。通过选择不同材质的镜片和镜框，测量瞳高与瞳距的位置，最终得出一个精准的配镜处方。眼镜加工完成后进行试戴可以最直观地发现眼镜是否合适、视物情况如何，若有不适可及时调整。在网上配镜可能因为眼镜度数、瞳距与瞳高不准确导致眼镜不合适，度数过低或过高都会影响视力，导致近视度数增加过快。

32　配眼镜时度数应该刻意配低点吗？

配眼镜时度数刻意配低点容易导致欠矫，使近视度数增加得更快，对于儿童在初次配镜时，若无法马上适应较高的度数，可以先短时间佩戴，再逐渐增加佩戴时间直至完全适应新眼镜。对于成年人可根据平时用眼需求，若大部分时间是近距离工作，对看远需求不高，可以在配足度数的基础上适当降低。

33　有家长认为"孩子近视只需要上课佩戴眼镜就行了，其他时间不用戴，越戴眼镜越摘不下来"，这种观点正确吗？

儿童屈光度≤-1.00 D（即近视度数≥100度），必须要佩戴眼镜矫正，而且建议全天佩戴。如果只有上课时间佩戴，儿童在未佩戴眼镜时视物模糊，需要动用更多的调节，更容易视疲劳，且可能促进近视增长。眼镜是帮助儿童视物清晰的工具，并不是眼镜越戴越摘不掉，这不是由眼镜导致的，而是由儿童的近视状态决定的。

34　长期戴眼镜会使眼球变凸、眼睛变形吗？

眼睛变凸是近视引起的，与长期戴眼镜没有关系。由于近视度数的加深，眼轴延长，从而使眼睛看起来凸出。戴上眼镜后，眼睛看起来有些变形是因为近视镜片是一个凹透镜，存在一定的缩小作用，戴上眼镜后，会使得眼睛看起来比实际更小。

35　新配的眼镜戴着头晕正常吗？

新配的眼镜初次佩戴时，一时难以适应感觉头晕是正常的，这个适应期通常在1周左右，若长时间佩戴还无法适应则是不正常的，可能与以下多种原因有关。

（1）验光不准：镜片度数不合适，如度数过高、散光轴位不合适、瞳距不合适等。

（2）不适应镜片类型的改变：如球面镜片更换为非球面镜片，成像发生改变会出现头晕。

（3）眼球和镜片的距离调节不当：会使成像大小与戴眼镜前有差异，一时难以适应。

（4）瞳高或瞳距有偏差：瞳高或瞳距不正确时，看东西会产生棱镜效果，引起视疲劳，长时间会出现头晕的感觉。

（5）镜框不合适：新旧眼镜的镜框大小不一样使镜片的中心与眼睛中心不一致，视野宽度也不一样，会出现头晕、视物模糊等情况。此外，新镜框没有调节好如镜腿倾斜、鼻托位置不合适等也会出现头晕等现象。

36　双眼屈光度相差400度，可以佩戴框架眼镜吗？

不建议佩戴框架眼镜。双眼屈光度之差可称为屈光参差，当屈光参差大于200度时，佩戴框架通常会产生明显的双眼视问题，可出现视物重影、头晕不适等症状。建议佩戴角膜接触镜或手术矫正，可解决屈光参差带来的双眼视问题。

37　大框眼镜很时髦，为什么医生不建议高度近视患者佩戴？

矫正近视的镜片是凹透镜，中央薄周边厚，成像较实物缩小。并且框架眼镜具有棱镜效应，度数越高越明显，这使得佩戴框架眼镜时，透过镜片看到的物体轻微变形，这种成像变形越靠近镜片边缘越明显、镜片度数越高越明显。棱镜效应以及缩小物像的作用，使高度近视患者在佩戴大框眼镜时更容易出现视疲劳、看东西变形、头重脚轻、头晕不适等症状。另外，近视度数越高，镜片边缘越厚且镜片越重，而制作成小框眼镜可以减轻镜片重量，减少鼻梁压迫感。考虑到上述因素，医生不建议高度近视患者佩戴大框眼镜。

38 不想戴框架眼镜了，可以直接按照框架眼镜的度数购买软性隐形眼镜佩戴吗？

框架眼镜架在鼻梁上佩戴，与角膜顶点有一定的距离，称为"镜眼距"；而软性隐形眼镜是角膜接触镜，直接接触角膜佩戴，镜眼距为0。由于框架眼镜和隐形眼镜镜眼距的区别，导致两者度数的差别，屈光度越大两者之差越大。屈光度在400度以内时可直接按照框架眼镜度数佩戴软性隐形眼镜，当度数大于或等于400度时需要按照特定的公式换算隐形眼镜屈光度。散光度数过高者（一般指150度以上）需定制特殊设计的可矫正散光的隐形眼镜。

39 框架眼镜和隐形眼镜哪个更好？

框架眼镜和隐形眼镜各有优缺点，应根据眼睛情况和用眼需求选择合适的眼镜进行佩戴。

框架眼镜是最普遍和最常用的矫正屈光不正的方法，具有安全、取戴方便、易于清洗等优点，但也存在视野缩小、棱镜效应、视物变形（镜片度数越高，视网膜成像放大或缩小越明显）、镜框压迫鼻梁、影响外观及镜片易起雾、运动不方便等缺点。

隐形眼镜又称为"接触镜"，是直接佩戴接触到眼表进行屈光不正矫正的镜片。隐形眼镜包括软性和硬性两大类，硬性接触镜又包括角膜塑形镜、硬性透气性角膜接触镜和巩膜镜。①软性隐形眼镜：美观、初始佩戴舒适度高、运动方便、视网膜成像更真实（高度近视或远视者佩戴后视物几乎不变形），常用于成年人屈光不正的矫正；但角膜接触的佩戴方法导致眼表疾病风险增加，部分隐形眼镜使用透氧性稍差的材料，长期佩戴可能导致角膜慢性缺氧。②角膜塑形镜：夜间佩戴，在进行屈光矫正的同时，具有控制近视发展的作用，常用于青少年儿童近视防控，但操作不当或验配不规范时，存在角膜上皮损伤、感染等风险。③硬性透气性角膜接触镜：日间佩戴，可矫正不规则散光，同时具有高透氧的优点，特别适用于圆锥角膜、角膜外伤、角膜屈光术后、角膜移植术后及先天性白内障无晶状体眼的患者，同时也适用于常见的屈光不正，尤其是高度近视、散光；但镜片初期佩戴舒适度稍差，需要2～4周的适应期，剧烈运动、对抗性运动者禁用。④巩膜镜：佩戴在眼表，镜片着陆于巩膜上，在欧美国家已有多年使用历史，适用于严重干眼、圆锥角膜及角膜移植术后等原因导致的不规则散光患者，也可用于其他各种类型的屈光不正，运动时可使用。

40　佩戴隐形眼镜有哪些注意事项？

（1）应在专业的验光师或眼科医生进行眼睛检查及精准验光后选择合适的隐形眼镜。

（2）每次取戴隐形眼镜之前，充分清洁双手。

（3）在干净的桌面上取戴镜片，避免镜片掉落。

（4）佩戴前仔细检查镜片是否有破损或污物。

（5）避免佩戴隐形眼镜的同时游泳或洗澡。

（6）避免佩戴软性隐形眼镜时间过长甚至睡觉过夜，以免引起角膜缺氧，但对于控制近视的夜戴型角膜塑形镜应在医生指导下在夜间睡觉时佩戴。

（7）患有眼部感染如角膜炎、结膜炎等，以及出现眼红、分泌物增多、视物模糊等症状时，禁止佩戴隐形眼镜，以免加重病情。

（8）定期复查，按时清洗镜片，按要求进行除蛋白等特殊护理，根据镜片使用说明按时更换镜片，不超期使用隐形眼镜。

41 隐形眼镜双眼度数一样，是否可以左右眼混着戴？

不可以。隐形眼镜佩戴后会有脂质、蛋白质等眼表代谢废物的沉淀，即便每日清洗，也不能完全去除；左右混着佩戴，可能导致交叉感染等风险。

42 验光都有哪些方法？

根据是否使用睫状肌麻痹剂，验光可分为睫状肌麻痹验光（俗称"散瞳验光"）和小瞳孔验光。睫状肌麻痹验光是经药物麻痹睫状肌后进行验光；小瞳孔验光是在调节恢复或存在的状态下进行验光。

根据验光方法不同，可分为客观验光和主觉验光。客观验光包括视网膜检影验光和电脑验光。检影验光是通过观察瞳孔中视网膜反射的光影的移动来判断度数，尤其适合婴幼儿等不能配合电脑验光者；电脑验光是使用自动验光设备检查屈光度。主觉验光是使用综合验光仪或试戴插片、矫正镜片后，对矫正视力进行判断后得到精准度数。

43 怎么看验光单？

VD：镜眼距，代表眼镜片后顶点到角膜顶点的距离。

R或者OD：代表右眼。

L或者OS：代表左眼。

S：球镜，代表近视或远视度数，"–"代表近视，"＋"代表远视。

C：柱镜，代表散光度数，"–"代表近视散光，"＋"代表远视散光。

A：代表柱镜的轴度即散光轴位（散光的方向），范围一般在0～180度。

PD：代表双眼瞳距，是两眼瞳孔中心之间的距离。

SE：代表等效球镜度数，是将散光转化为具有相似光学效果的球镜，等效球镜度数=球镜度数＋柱镜度数的一半。比如近视500度，近视散光100度，那么等效球镜度数就是-550度。

电脑验光仪上的数据只是一个参考，验光师会以此为基础，再进行综合验光和试戴插片来确定最终度数。

44　验光时"快速散瞳"和"慢速散瞳"有什么区别？

散瞳验光是为了排除眼睛自身调节力的影响，获取真实的屈光度数和矫正视力，有"快速散瞳"和"慢速散瞳"两种方法，主要通过以下几方面区别。

（1）使用的散瞳药物和用药方式不同。目前临床上最常用的快速散瞳药物是0.5%复方托吡卡胺滴眼液，使用方式是每5分钟点眼1次，连续点眼3次，最后一次点眼30分钟后验光；另一种常用药物是1.0%盐酸环喷托酯滴眼液，每5分钟点眼1次，至少使用3次，最后1次点眼至少30分钟后验光。慢速散瞳常用药物是1.0%阿托品滴凝胶或阿托品眼膏，使用方式是每天1～3次，连续点3～4天；年幼儿童可每天1次，连续使用7天，为避免不良反应，1岁以下婴儿最好一眼早上用药，对侧眼晚上用药；或使用0.5%阿托品滴眼液。

（2）睫状肌麻痹起效时间和恢复时间不同。快速散瞳药物起效快、作用时间短，一般起效需要半小时左右，睫状肌麻痹作用持续6～24小时。慢速散瞳药物起效比较缓慢、作用时间比较持久，睫状肌麻痹需要3～4天，恢复正常需要2～3周。

（3）适用人群不同。验光时散瞳的主要目的是麻痹睫状肌。12岁以下儿童、远视、斜视、弱视、怀疑调节痉挛者、临床症状与验光结果不一致或矫正视力不正常但无法用其他眼病解释者，都需要临床医生根据实际情况给予患者不同的睫状肌麻痹剂后再进行验光。

45　哪些人需要散瞳验光？

综合现有临床实践和共识，以下几种情况最好散瞳验光。

（1）12岁以下儿童。

（2）16岁以下的远视性屈光不正儿童，尤其伴有内斜视者。

（3）弱视儿童。

（4）视疲劳症状明显，怀疑调节痉挛者。

（5）验光结果与临床症状不一致，验光结果准确性受到质疑时。

（6）智力发育不全，不能用主观法进行镜片检测。

46　哪些人不宜行散瞳验光？

与其他检查相似，散瞳验光也并非适宜于所有人，以下几种情况不建议散瞳验光。

（1）青光眼患者。

（2）进入临产期或处于哺乳期的妇女。

（3）前房角狭窄者。

（4）对散瞳药过敏或不耐受者。

47　散瞳对眼睛有危害吗？

散瞳是验光时常用的方法，对眼睛没有危害，引起不良反应的发生率也很低。散瞳药物包括复方托吡卡胺滴眼液、盐酸环喷托酯滴眼液和阿托品眼膏，主要作用是松弛睫状肌、消除眼睛调节功能的影响，以获得真实的屈光度数，使验光结果更准确。儿童眼睛的调节功能很强，若不充分松弛睫状肌，过强的调节参与可导致验光结果失真。散瞳后，由于睫状肌麻痹，瞳孔会扩大，使更多的光线进入眼内出现畏光现象。此外，由于眼睛暂时没有调节能力，会出现看近处模糊的现象，这些都是散瞳后的正常表现，待瞳孔恢复后就会消失，家长不必担心。临床中在规范的用法用量下，使用睫状肌麻痹剂是很安全的。

48　儿童青少年矫正近视的方法有哪些？

目前，我国儿童近视逐渐低龄化，呈高发趋势，对于近视的防控刻不容缓，但同时应该注意科学矫正。

（1）视力正常但存在近视高危因素或远视储备不足的儿童，应增加日间户外活动，减少视近行为；已经出现裸眼视力下降的儿童，应尽早到医疗机构进行验光等屈光检查，以明确诊断并及时采取矫治措施。

（2）佩戴框架眼镜是矫正屈光不正的首选方法，对于戴镜视力正常者，学龄前儿童每3～6个月、中小学生每6～12个月到医疗机构检查裸眼视力和戴镜视力，如果戴镜视力下降，则需在医生指导下确定是否更换眼镜。

（3）角膜塑形镜（OK镜）夜间佩戴，通过使角膜前表面中央区域的弧度变平重塑角膜暂时性降低近视度数，并在周边视网膜形成近视性离焦，起到延缓近视发展的作用。应注意到正规医疗机构，在医生指导下进行。

（4）离焦型隐形眼镜包括硬性和软性两类，日间佩戴，在矫正近视的同时，可延缓近视度数增长。

49　儿童青少年近视防控需要注意哪些用眼行为？

儿童青少年近视的发生及进展受到多方面因素的影响，其中用眼行为起着至关重要的作用，那么，儿童青少年近视防控需要注意哪些用眼行为呢？

（1）增加户外活动时间：多在阳光充足、视野开阔的室外活动，每天保证户外活动至少2小时。

（2）养成良好的用眼习惯：避免持续长时间近距离用眼，每30～40分钟读写后应放松眼睛，远眺或进行户外活动以缓解眼疲劳；

使用电子产品时遵循"20-20-20"原则，即观看电子屏幕20分钟，向20英尺（约6 m）以外远眺20秒。

（3）保持正确的读写姿势：纠正不良读写姿势，阅读和书写时做到"一尺一拳一寸"，即阅读和书写时眼与书本应距离1尺（约33 cm）、胸前与桌子的距离应约1拳（6～7 cm），握笔的手指与笔尖应距离1寸（3.3 cm）。

（4）保证充足的睡眠：小学生、初中生、高中生每天睡眠时间应分别达到10小时、9小时和8小时，建议睡觉时不要开灯。

（5）确保良好的用眼环境：在室内光线昏暗或不足时要及时开灯，保证周围环境光照充足。

（6）增强身体素质：强身健体，增强体能，营养均衡、饮食规律、避免肥胖。

50 有哪些指标可以预测近视的发展？

（1）远视储备：是指眼球发生近视前的屈光状态，是眼轴长度、角膜及晶状体屈光力等参数之间的动态匹配结果。在相应年龄的正常范围内，远视储备低是近视的早期信号。

（2）眼轴长度：是眼球发育过程中不可逆性的重要指标，病理性近视眼的并发症如后巩膜葡萄肿、黄斑病变等与眼轴过度延长密切相关。眼轴长度可作为儿童青少年近视眼防控工作中日常筛查和临床诊疗的常规检查指标。

（3）角膜曲率：角膜曲率大就是角膜的弯曲度大，角膜屈光力强，对平行光线的折光能力就强，使得成像在视网膜前，眼底不能形成清晰的焦点，容易形成近视。

（4）遗传因素：近视眼是一类复杂性遗传疾病，遗传因素和环境因素在疾病的发生和发展过程中共同发挥作用。对于在儿童时期即出现眼轴长度、屈光度数快速增长的近视眼患者进行全面的近视眼相关基因检测，对于诊断、判断预后及近视防控和早期干预决策等均具有重要意义。

51 眼药水可以治疗近视吗？

目前没有眼药水可以治疗近视，但低浓度阿托品已被证明可以有效延缓近视发展，低浓度阿托品一般指阿托品浓度低于0.05%，结合疗效和不良反应来看0.01%阿托品目前临床使用最为广泛。

52 使用低浓度阿托品眼药水有年龄限制吗？

低浓度阿托品滴眼液适用于4岁至青春期（青春期一般是指14～17岁和18～25岁两个阶段）伴或不伴散光的近视人群。对于小于6岁的儿童，用药需要更加严格的监控和随访。18岁以后的青少年，如近视进展仍较快或用眼负荷仍较大，可考虑适当延长用药时间。

53 哪些人不适合使用低浓度阿托品眼药水？

对莨菪碱成分过敏、患青光眼或有青光眼倾向（浅前房、房角狭窄等）、颅脑外伤、心脏病（特别是心律失常、充血性心力衰竭、冠心病、二尖瓣狭窄）等人群禁用。眼调节力低下、低色素者（如白化病）等慎用，部分伴有畏光症状的眼病（如角膜炎）患者可待痊愈后使用。

54 低浓度阿托品滴眼液停药后近视会反弹吗？

低浓度阿托品滴眼液在停药后会出现屈光度及眼轴长度的增长速度反弹。反弹效应与阿托品药物浓度、停药年龄、用药期间近视进展率、用药前近视度数及眼轴长度有关。药物浓度低、停药年龄大、用药期间近视进展率低，用药前近视度数高和眼轴长，停药后出现近视反弹效应越小。

55　使用低浓度阿托品出现不良反应怎么办？

轻度不良反应如畏光、近视力下降或者用药后刺激性反应，能耐受者可暂时观察，不用特别处理。无法耐受者可进行对症处理，如畏光可戴遮阳帽、变色眼镜，视近不清晰可佩戴近附加镜或者进行调节功能训练。如出现过敏反应，则应立即停药，一般停药24小时后症状减轻，停药1周后可恢复，局部适当应用糖皮质激素会加快恢复速度，但是用药需要在专业医师的指导下进行，并遵医嘱定期复诊，切勿私自盲目用药。

56　近视治疗仪可以治疗近视吗？

目前没有任何科学研究表明近视治疗仪可以治疗近视。市面上有些近视治疗仪可能通过放松睫状肌、消除视疲劳，进而减轻假性近视，使视力提高，而真性近视是无法通过近视治疗仪逆转、恢复甚至治愈的。近年来，一些研究发现，哺光仪对预防和控制近视可能具有一定的作用，其原理是哺光仪可利用低强度红光照射视网膜，模拟太阳光中的有益光线，刺激多巴胺分泌，多巴胺能够抑制眼轴非正常增长，进而防控近视。虽然一些研究数据表明短期使用哺光仪的确有效，但仍缺乏长期使用的安全性研究。即使如此，哺光仪也只是在防控近视方面可能具有效果，无法治疗近视。

57　哺光仪对眼睛有副作用吗？

哺光仪是通过重复、低强度的红光非接触性照射局部眼底辅助控制近视发展，在照射过程中可能出现后像时间异常、短期视力严重下降、持续眼前光晕和暗点、视网膜结构损伤或视网膜电生理、视野、对比敏感度或色觉的改变等情况，若出现上述反应应立即停用哺光仪眼部照射。

58　多焦点离焦眼镜可以延缓近视发展吗？

可以。多焦点离焦眼镜是一种采用中心及周边近视离焦技术，改变传统近视眼镜的光学原理的框架镜片，使中心部位与离焦区域融合在一起，矫正视力，使视野更清晰。此外，多焦点离焦眼镜将周边部位的物像投射在视网膜前方，可干预并抑制眼轴拉长趋势，延缓近视加深。需要注意的是，验配多焦点离焦眼镜也需要做到足矫，避免欠矫，以达到良好的视物效果。

59　角膜塑形镜与普通的硬性透气性角膜接触镜有什么区别？

角膜塑形镜又称为OK镜，是一种特殊的硬性透气性角膜接触镜，通过机械压迫、镜片移动的按摩作用及泪液的液压作用，压平角膜中央，重塑角膜曲率，达到暂时减低近视度数、延缓近视度数加深的作用。二者主要通过以下几方面区别。

（1）佩戴时间不一样：OK镜是夜间睡觉佩戴8～10小时，白天不戴；普通硬性透气性角膜接触镜是白天正常用眼时佩戴，晚上睡觉时取下。

（2）适用年龄不一样：OK镜一般8岁以上佩戴，普通硬性透气性角膜接触镜没有年龄限制。

（3）佩戴目的不一样：OK镜主要用于控制近视发展，普通硬性透气性角膜接触镜适用于矫正高度近视、远视、散光、屈光参差等，以获取良好的视觉质量。

（4）使用度数不一样：OK镜通常要求600度以下近视，200度以下散光，普通硬性透气性角膜接触镜对度数没有特别限制。

60 哪些人不适合佩戴角膜塑形镜？

以下情况不适合佩戴角膜塑形镜。

（1）8岁以下的儿童。

（2）使用影响或可能影响角膜塑形镜佩戴的、可能会改变正常眼生理的药物。

（3）眼部感染如结膜炎、角膜炎、泪囊炎或其他眼部急、慢性炎症。

（4）局部或全身正在使用可能导致干眼或影响视力等结果的药物。

（5）角膜内皮细胞密度小于2000个/mm^2。

（6）角膜结构功能异常如曾经接受过角膜手术或有角膜外伤史；角膜知觉减退等。

（7）患有全身性疾病造成免疫功能低下或对角膜塑形有影响者。

（8）对角膜接触镜或接触镜护理液过敏者。

（9）孕妇、哺乳期或近期计划怀孕者。

61 "孩子刚配的角膜塑形镜戴了几天之后，早晨看近处费劲、太近了就模糊了"，这正常吗？

角膜塑形镜夜间佩戴通过改变角膜上皮细胞分布，从而改变前表面曲率，呈现出"压平"角膜中央区域暂时性矫正近视的效果。但是晨起摘掉角膜塑形镜后，角膜弹性使这种"压平"作用逐渐减弱（可以理解为角膜回弹），为了避免佩戴者出现上午视物清晰、下午至夜晚视力下降，角膜塑形镜验配时需过矫至少-0.75 D。对于青少年儿童，为了更好地控制近视，过矫量可能需要更高。所以，佩戴角膜塑形镜者晨起摘镜后呈现轻度远视状态，少数儿童佩戴初期由于调节力差或过矫明显而出现视近费力或轻微模糊症状，这是正常的。随着佩戴时间的延长，这种症状会逐渐减轻至消失。

62 佩戴角膜塑形镜的儿童需要定期复诊吗？

是的。角膜塑形镜治疗的关键之一就是复查，及时复查可以降低验配风险。对于夜戴型角膜塑形镜，应在戴镜前，取镜当日，过夜戴镜后次日、1周、2周、1个月、3个月复查，之后每2～3个月定期复查。对于日戴型角膜塑形镜，应在戴镜前，取镜当日，戴镜1周、1个月、3个月，之后每3个月定期复查。

63 佩戴角膜塑形镜或者硬性透气性角膜接触镜时，能感到镜片移动，是镜片太松了吗？

角膜塑形镜和硬性透气性角膜接触镜都是硬性角膜接触镜。这两种镜片验配都要求有一定的活动度，即镜片伴随眨眼时的眼睑运动而在角膜表面上下移动，在镜片的活动过程中镜片下方的废旧泪液与新鲜泪液进行循环交换，冲刷镜片表面和镜片下代谢废物，保持清洁。所以，合适的角膜塑形镜和硬性透气性角膜接触镜，佩戴时会随着眨眼而上下移动，这是正常的。

64 超高度近视患者佩戴硬性透气性角膜接触镜效果优于框架眼镜吗？

屈光度≤-10.00 D（即近视度数1000度及以上）称为超高度近视。近视眼镜是凹透镜，佩戴近视眼镜者视网膜成像缩小，近视度数越高、镜眼距（镜片内表面与角膜顶点之间的距离）越大，视网膜成像缩小越明显。所以，超高度近视患者佩戴框架眼镜视物缩小明显，同时也会影响矫正视力。硬性透气性角膜接触镜镜片是角膜接触镜，镜眼距为0，即便是1000度以上的近视，佩戴硬性透气性角膜接触镜视网膜成像缩小几乎可以忽略，视物更真实，视觉质量高，且多数超高度近视者佩戴硬性透气性角膜接触镜矫正视力也优于框架眼镜。所以，更建议超高度近视者佩戴硬性透气性角膜接触镜替代框架眼镜。

65 孕妇可以戴隐形眼镜吗？

不建议孕妇戴隐形眼镜。在妊娠期间，由于体内激素变化，孕妇的角膜组织会有轻微水肿，导致角膜厚度增加，经常戴隐形眼镜容易引起角膜缺氧、角膜的敏感度减低，出现干涩、流泪、视物模糊等症状，还容易引发角膜炎。

66 "隐形眼镜只在佩戴前清洗，摘取后不用清洗"，这样对吗？

无论是硬性隐形眼镜（角膜塑形镜、硬性透气性角膜接触镜、巩膜镜）还是软性隐形眼镜，都需要在佩戴前和摘取后使用专用护理液进行清洗。有些隐形眼镜佩戴者，只在佩戴镜片前清洗，摘取镜片后并不清洗，这种做法是错误的。镜片佩戴后表面会黏附眼表代谢废物，眼表的脂质、蛋白质等会附着在镜片表面，所以摘取镜片后要立即搓洗镜片，才能尽可能保证镜片清洁，保证镜片使用安全。

67 角膜塑形镜已经佩戴2年了，但是镜片太贵，是否可以继续使用到视力下降或镜片破损了再更换？

不建议这样做。目前国家药监局相关规定及角膜塑形镜验配专家共识，均建议角膜塑形镜使用1年至1年半应更换一次。临床研究也表明，镜片使用周期的延长会增加角膜上皮损伤或其他眼表疾病的风险。因此，应根据复查情况、镜片磨损情况及镜片使用周期，遵医嘱按时更换镜片。

68　近视矫正手术都有哪些？有什么适应证？

常见的近视矫正手术主要分为角膜激光手术和ICL植入术两大类。角膜激光手术包括激光板层角膜屈光手术［如以机械刀或飞秒激光辅助制作角膜瓣的准分子激光原位角膜磨镶术（LASIK）］和激光表层角膜屈光手术［如准分子激光屈光性角膜切削术（PRK）、经上皮准分子激光角膜切削术（TPRK）、准分子激光上皮下角膜磨镶术（LASEK）等］，通过激光切削改变角膜的屈光力，矫正近视，主要针对角膜条件好的近视人群。ICL植入术则通过微创切口在人体眼内植入人工晶体，达到视力矫正的目的，其矫正范围更广，尤其针对高度、超高度近视人群。

69　所有的近视都可以通过手术矫正吗？

并不是所有近视都可以进行手术矫正。近视手术需要满足一定的条件：首先，年龄应在18岁以上，最佳手术年龄范围是18～45岁；其次，眼睛度数应稳定2年以上，且过去1年增长不超过50度。目前激光近视手术的矫正范围：近视度数在1200度以下，散光度数在600度以下，远视度数在600度以下。ICL植入术的矫正范围：近视度数在1800度以内，散光度数在600度以内。此外，术前还需要进行全面的检查，若眼部有感染性炎症、圆锥角膜、角膜瘢痕、角膜过薄、严重干眼症、青光眼、影响视力的白内障、眼睑闭合不良、眼底疾病等，或有糖尿病、系统性红斑狼疮、结缔组织病、甲亢等全身性疾病及精神心理类疾病的患者均不宜做近视矫正手术。

70　儿童可以做近视手术吗？

不可以，近视矫正手术适用于年龄在18岁以上的人群。因为18岁以下的儿童和青少年正处于快速生长发育时期，此时期眼球仍在发育，屈光度数不稳定，即使手术矫正也极有可能出现因眼球发育、眼轴增长，导致近视度数加深而再次出现近视。

71 月经期、妊娠期和哺乳期能做近视手术吗？

月经期间虽然可以做近视眼手术，但还是建议尽量避开月经期。因为月经期机体的凝血功能可能会下降，手术时容易增加出血的风险。此外，月经期间激素水平波动较大，身体抵抗力也会下降，增加感染的风险，影响伤口愈合。

妊娠期和哺乳期不建议做近视手术。主要原因有以下几种。

（1）妊娠期和哺乳期体内激素水平波动较大，会造成近视度数的变化，影响术前检查，造成检查结果不准确。

（2）手术前后会使用一些抗生素和激素类的眼药水，其中有一些是孕妇慎用或禁用的，会对胎儿产生危害。

（3）妊娠期和哺乳期机体抵抗力相对来说较低，有可能会增加术后感染的可能性。

因此，从怀孕到哺乳期结束3个月内不建议做近视手术的。

72 瘢痕体质能做近视手术吗？

一般情况下，瘢痕体质的人伤口愈合较慢，在手术切削角膜后容易形成不规则瘢痕，影响愈合，还可能导致角膜混浊，进而影响视力。瘢痕体质的人若有近视手术需求应在医生的全面评估和指导下进行。

73 得过角膜炎能做近视手术吗？

近视手术是在角膜上进行的，若角膜炎处于发病期则不能接受近视手术。若曾患过角膜炎，但已经痊愈，且经过角膜检查无异常符合手术条件，是可以接受近视手术治疗的。

74　做了近视手术就不会再近视了吗？

近视手术只是矫正近视并不能治愈近视，做了近视手术后仍然有可能再出现近视。这可能与多种因素有关，如术后不良用眼习惯、长时间高强度用眼导致视疲劳、作息不规律，促使近视度数加深。此外，一些病理性近视的人，近视发展与遗传密切相关，度数呈进行性加深，这部分人做了近视矫正手术后也可能再出现近视。

75　准分子激光治疗近视的原理是什么？

近视眼是由于眼球的前后径太长或者眼球前表面太凸，外界光线不能准确汇聚在视网膜所致。准分子激光角膜屈光治疗技术（PRK和LASIK技术）是用电脑精确控制准分子激光的光束使眼球前表面稍稍变平，从而使外界光线能够准确地在眼底汇聚成像，达到矫正近视的目的。

76　全飞秒激光治疗近视的原理是什么？有什么特点？

全飞秒近视手术是用飞秒激光透过眼角膜的表层，在角膜基质的深层和浅层分别扫描，切割出一个透镜状的角膜组织薄片，然后在角膜的上方做一个微小切口，将角膜透镜片取出，就像在角膜上制作了"镜片"，达到矫正近视的目的。全飞秒激光手术的特点是切口微小、损伤小、角膜表层完整、术后角膜的稳定性强、术后干眼发生的概率低。

77　准分子激光与飞秒激光有什么区别？

准分子激光是一种超紫外冷激光，穿透力弱，邻近组织损伤轻，光斑均匀，切削面光滑，适用于近视、远视、散光的矫正切削。

飞秒激光是一种脉冲时间非常短的红外激光，极低的脉冲时间在极小的空间可以产生极高的能量密度，在组织层间产生分离作用，其聚焦准确，切割均匀，可用于角膜制瓣、近视矫正切削、角膜层间切开及角膜基质深层切开。

78 全飞秒手术与半飞秒手术有什么区别？

半飞秒手术涉及两种激光：飞秒激光和准分子激光，先用飞秒激光制作角膜瓣，再用准分子激光调整角膜的屈光度。全飞秒手术只涉及飞秒激光切削，通过小切口取出角膜基质透镜，不需要制作角膜瓣。这两种手术有不同的适应证，应通过术前检查及医生评估确定适合患者的手术方式。

79 激光治疗近视手术会损伤视网膜吗？

激光治疗近视手术只在角膜进行，并不深入眼球内部也不接触眼睛深层组织，因此不会损伤视网膜。激光近视手术采用的激光是冷激光，不会产生热量，只作用于角膜且不灼伤角膜，也不会穿透角膜损伤眼内其他组织结构。

80 做了激光近视手术等年纪大了更容易患白内障吗？

白内障是各种原因导致晶状体蛋白质变性而发生混浊的眼病，主要与年龄、老化相关，其他原因如遗传、局部营养障碍、免疫与代谢异常、外伤、中毒等也可能引起白内障。而激光近视手术只在角膜表面进行，不接触眼内其他部位，无论是否做激光近视手术都不会增加或减少年老了患白内障的概率。

81 近视手术前需要做哪些检查？

　　术前充分的检查对于手术的顺利完成至关重要，近视矫正术前检查主要包括以下几种。

　　（1）裸眼与矫正视力。

　　（2）斜视检查：有无隐斜视或斜视。

　　（3）客观验光和综合验光。

　　（4）瞳孔直径检查：包括明视和暗视状态下的瞳孔直径。

　　（5）确定优势眼。

　　（6）角膜检查：如角膜地形图、角膜曲率、角膜厚度检查等，以了解角膜的基本情况，排除圆锥角膜等异常情况。

　　（7）眼压检查：筛查高眼压症及青光眼患者。

　　（8）裂隙灯和检眼镜检查：排除眼前段和眼底的疾病。

　　（9）波前像差检查：眼部视觉质量检查，检查眼睛是否存在严重影响视觉质量的高阶像差。

82 激光近视手术需要麻醉吗？有风险吗？

　　激光近视手术也需要麻醉，但只需要在眼睛表面滴麻醉用眼药水进行表面麻醉。由于角膜无血管，表面有丰富的神经末梢，通过表面麻醉剂就能完全麻醉角膜表面的神经末梢，使角膜暂时没有知觉和痛觉，也没有麻醉风险。

83 激光近视手术需要住院吗？手术需要多长时间？

　　激光近视手术不需要住院，不同类型的激光近视手术时长不同，但当天均可完成手术。每只眼手术中激光切削的过程从几秒到二三十秒不等，由屈光度数大小决定，完成整个手术过程需 10 ～ 20 分钟，手术时长也与患者的配合程度有关。

84　做完激光近视手术视力会反弹吗？反弹了怎么办？

做完激光近视手术若用眼习惯不良，不注意保护眼睛，则视力有可能反弹。若出现视力下降，应尽早去医院检查，符合手术条件的可考虑第二次手术。

85　为什么有些人角膜屈光手术后感觉眼干？

角膜屈光手术后干眼的发生主要与角膜神经干扰因素及手术操作损伤眼表组织有关。角膜屈光手术在制作角膜瓣或角膜帽及激光切削角膜组织的过程中，有可能对角膜神经纤维造成不同程度的干扰和损伤，但是，角膜屈光手术后干眼一般是暂时性的，随着角膜神经修复，干眼症状将逐渐减轻或消失，多数干眼患者可于术后6个月内恢复，少数患者可能持续较长时间。

86　做完激光近视手术还需要定期复查吗？

做完激光近视手术需要定期复查，一般在术后第1天、第1周、1个月、3个月、半年、1年进行复查。

87　晶状体眼后房型人工晶体是什么？晶状体眼后房型人工晶体植入术有什么特点？

晶状体眼后房型人工晶体（ICL）是可以放在眼球内的"微型眼镜"，ICL植入术是近视矫正手术的一种。其手术操作不切削角膜组织，因而保留了角膜完整的结构，且手术可逆性强，植入的ICL可以手术取出或更换。此外，其视力矫正范围广，100～1800度的近视都可以矫正，也适用于高度散光、角膜偏薄等不适合激光手术的患者。

88 ICL植入术手术过程是怎样的？

术前检查→眼表面麻醉→在角膜边缘做一个微创切口→经切口注入保护眼内组织的黏弹剂，将ICL推注到眼内→调整ICL到合适的位置并将其固定在瞳孔后面的睫状沟内，最后将黏弹剂从眼内吸出→完成手术。

89 ICL在术后可以取出或更换吗？

ICL植入在眼内自身晶状体之前的后房区域，不会替换本身的晶状体，可终身使用，也可在需要时由眼科手术医生将ICL取出或进行更换。

90 ICL能在眼内保持多长时间？

一般情况下，ICL可一直在眼内保持，没有具体的年限限制。

91 ICL在眼内会旋转和移位吗？

ICL位于眼内后房区域，固定在睫状沟内，通常情况下ICL不会在眼内旋转和移位，但当眼部遭到剧烈撞击或者ICL型号过小的情况下，可能会发生旋转或移位。

92 近视手术前后有哪些注意事项？

了解手术前后的注意事项有助于手术的顺利进行及术后良好的视力恢复。

手术前注意事项包括以下几项。

（1）软性隐形眼镜应停戴 1 ～ 2 周，散光软镜和硬性透气性角膜接触镜应停戴 3 ～ 4 周，角膜塑形镜应停戴 3 个月以上。

（2）遵医嘱进行广谱抗生素滴眼液点眼。

（3）进行自我固视训练，尽量保持 1 分钟以上眼球不转动。

（4）手术前 3 天及手术当天不要化妆。

（5）女性避免在月经期接受手术。

（6）术前若有感冒、发热等身体不适应及时告知医生。

手术后注意事项包括以下几项。

（1）遵医嘱使用抗生素滴眼液、糖皮质激素滴眼液、人工泪液等点眼。

（2）遵医嘱定期复查。

（3）术后初期外出活动时，可佩戴护目镜。

（4）避免揉搓眼睛。

（5）术后 1 个月内避免剧烈运动。

（6）术后 1 个月内避免过度用眼。

（7）术后 1 周内尽量不要化妆。

（8）避免洗脸、洗澡时脏水进眼。

93 近视手术后可能出现哪些不良反应？

由于不同的人眼部病情、眼部条件和对手术的反应不同，术后可能出现的不良反应也不同，近视手术后可能出现的不良反应和并发症包括：①有症状的屈光度数矫正不足或过矫；②屈光状态回退；③最佳矫正视力下降；④视觉干扰，如一过性或永久性眩光或光晕；⑤对比敏感度降低；⑥规则或不规则散光；⑦屈光参差；⑧术后数日内疼痛和不适；⑨出现干眼症状或原有干眼症状加重；⑩角膜知觉下降；⑪单纯疱疹病毒性角膜炎复发；⑫角膜雾状混浊、瘢痕早期或延迟发生。

94　近视手术后多久能恢复视力？

不同的人术后视力恢复的时间有差异，一般来说，对于全飞秒、半飞秒激光手术，术后24小时视力即可有明显改善，1周以内可以恢复到最佳视力状况。ICL植入术一般在术后2～4小时，眼压稳定后视力即可有明显提高，术后第2天视力能达到术前的矫正视力。但视力有明显改善并不意味着完全恢复，视力稳定需要1～3个月，在这段时间内仍需要注意合理用眼，谨遵医嘱。

95　近视手术后眼药水要滴多久？

近视手术后需要使用的眼药水种类及用药时长因手术方式不同而有所不同。一般来讲，预防感染的抗生素类眼药水，如左氧氟沙星滴眼液，应从术前3天开始使用，持续到术后1周；用于减轻角膜水肿的激素类眼药水，如妥布霉素地塞米松和氟米龙等，应从术后第2天开始使用，持续到术后1个月左右；用于缓解干眼的眼药水，如人工泪液等，在术后1～3个月使用。使用眼药水的种类和时间都必须在医生的指导下进行，不能随意增减眼药水的种类和使用时间。

96　做完近视手术可以参军吗？

做完近视手术是可以参军的，根据2024征兵体检标准《应征公民体格检查标准》，第四章眼科，第三十五条规定：任何一眼裸眼视力低于4.5，不合格。任何一眼裸眼视力低于4.8，需进行矫正视力检查，任何一眼矫正视力低于4.8或矫正度数超过600度，不合格。屈光不正经准分子激光手术（不含有晶体眼人工晶体植入术等其他术式）后半年以上，无并发症，任何一眼裸眼视力达到4.8，眼底检查正常，除条件兵外合格。(注：条件兵，指坦克乘员、水面舰艇、潜艇、空降兵、特种部队等对应征青年政治、身体、文化、心理有特殊要求的兵员；条件兵合格或不合格的具体类别和标准，按照有关规定执行。）

97 做完近视手术后能坐飞机吗？

做完近视手术后是可以坐飞机的，飞机内气压的变化通常不会对手术后的眼球造成伤害，但在乘坐飞机之前应做好防护，避免眼睛被碰伤。此外，不建议做完近视手术当天乘坐飞机，因为术后3～5小时会出现畏光、流泪、眼睛酸痛等不适症状，还有可能增加伤口感染的风险。

98 做完近视手术后多久可以正常上班？

目前大部分近视手术术后视力恢复得都很快，通常来说，第2天复查无异常就可以正常工作生活。但术后视力完全稳定还需要一段时间，因此术后应注意休息，合理用眼，按医嘱术后滴眼。

99 做完近视手术还可以做双眼皮手术吗？

双眼皮手术主要在眼睑皮肤上进行，而激光近视手术主要在角膜上，两者之间没有直接影响，但做完近视手术不可以马上做双眼皮手术，应在视力基本稳定且伤口完全愈合，经医生复查面诊后，才可以进行双眼皮手术。

100 为什么眼科医生戴眼镜却没有做近视手术？是近视手术不安全吗？

是否做近视手术取决于个人的需求和主观选择，医生是否做近视手术和手术安不安全没有直接联系，没有做近视手术的原因有很多，比如习惯了戴眼镜，觉得度数不高没这个需求，或是想做近视手术但因为眼睛条件不符合手术适应证所以还戴着眼镜。也可能是因为患者术后不再戴眼镜会被大家认为原本就不近视，从而会更关注戴着眼镜的眼科医生。

101　什么是散光？

散光是一种屈光不正，可由角膜或晶状体产生。散光是眼球在不同子午线上的屈光力不同，平行光线进入眼内后，不能在视网膜上形成焦点，无法形成清晰的物像。散光可能出现视物模糊、重影、视疲劳、代偿头位和眯眼视物等表现。

102　散光怎样矫正？

散光可以通过配镜或手术进行矫正，散光对视力的影响程度取决于散光的度数和轴向，只有同时矫正度数和轴向才能达到最佳视觉质量。散光分为规则散光和不规则散光。规则散光可以佩戴柱镜进行矫正；不规则散光用镜片不易矫正，可配硬性透气性角膜接触镜矫正，如圆锥角膜、角膜外伤、角膜移植术后等所致的不规则高度散光。

103　散光度数会增长吗？

一般来说生理性散光的度数不会随年龄增长而大幅度加深，可能会出现散光轴向和度数的轻微改变，若出现散光度数进行性加深，应尽快去医院检查排除圆锥角膜的可能。

104　散光度数高就是圆锥角膜吗？

圆锥角膜患者角膜中央区域变薄并向前凸，呈圆锥状，同时伴随不规则散光度数增加、屈光度增加，并导致视物模糊；框架眼镜矫正视力逐渐下降，电脑验光显示高度散光，视网膜检影呈现"剪刀状"不规则影动，主觉验光矫正视力差，加小孔镜后矫正视力明显提高，并且随着圆锥角膜的进展，不规则散光度数继续增加。然而并不是所有的高度散光都是圆锥角膜导致的。例如，最常见的规则散光是先天的角膜发育形态和晶状体形态所决定的。当验光发现高度散光，但矫正视力正常，角膜地形图检查显示对称的规则散光时，根据角膜地形图结果可排除圆锥角膜，定期复查、配镜矫正即可。

105 什么是远视？

远视是指在眼睛调节完全放松时，平行光线进入眼内汇聚在视网膜后方，使视网膜上不能形成清晰的物像。远视是屈光不正的一种，远视不仅会影响远视力，也会影响近视力，导致视力下降、视疲劳，严重者还会引起斜视和弱视。

106 为什么会出现远视？

远视形成的原因包括：

（1）在眼的发育过程中，由于遗传和外界环境因素的影响眼球发育异常，眼球前后轴过短导致光线聚焦在视网膜后方，称为轴性远视。

（2）眼轴长度在正常范围内，由于角膜、晶状体、玻璃体等屈光介质异常，眼的屈光力下降，屈光系统不能将进入到眼内的光线汇聚在视网膜上而在视网膜后形成焦点，称为屈光性远视，包括屈光指数性远视和曲率性远视。

107 人在出生时都是远视眼吗？

绝大多数人在出生时眼睛都会有200～300度的生理性远视，随着年龄增长，眼球逐渐发育，眼轴逐渐增长，远视度数会逐渐减小，这个过程称为正视化。

108　远视可以治好吗？

远视有可能治好。对于年龄小、远视度数低的儿童，及时配镜矫正并进行适当的视功能训练，随年龄增长及眼球发育，远视是可以治愈的。对于度数过高的儿童，经治疗后度数有可能减小，但完全恢复正常有一定的难度。对于成年人的远视，一般无法治愈，可通过配镜矫正或手术治疗来提高视力。

109　老花和远视一样吗？

不一样，远视是一种屈光不正，多由于眼轴或屈光因素导致物体成像在视网膜后方使得视物不清，通常发生在儿童。老花是随着年龄增长，晶状体弹性下降，睫状肌功能减退导致眼睛的调节能力下降，使得看近困难，必须在原有屈光矫正之外另加凸透镜才能看清近处，老花不是屈光不正，是一种生理现象。任何一种屈光不正如近视、远视、散光等均会出现老花现象。

110　为什么到一定年龄会出现老花？

在正常情况下，晶状体具有一定的调节能力，这主要是由于睫状肌松弛与收缩时可以通过小带纤维带动整个晶状体变厚或变薄，从而改变其屈光力。当我们看远的时候，睫状肌松弛，悬韧带会拉紧，此时晶状体就会变得扁平，屈光力就会相应地减小；当我们看近处的时候，睫状肌收缩，悬韧带会松弛，晶状体借助自身的弹性就会变"厚"，屈光力就会相应地增加。晶状体和睫状肌的调节是为了让进入到眼中的光线精准地聚焦在视网膜上。但是随着年龄的增长，晶状体核的密度不断增加、囊膜弹性逐渐下降等多种因素会导致晶状体的调节能力逐渐下降，而且睫状肌的功能也会随着年龄的增长而逐渐降低，最终导致眼睛的调节能力下降，出现老花现象。

111 年轻时近视，老了就不会老花了吗？

年轻时如果近视，老了也会出现老花。老花是一种正常的生理退化现象，随着年龄增长，晶状体弹性逐渐减弱，睫状肌的收缩能力下降，导致晶状体调节能力下降，无法看清近处的物体，每个人到相应年龄都会发生，无法避免。没有近视的人出现老花，看远不用戴近视镜，看近需要戴老花镜；近视的人出现老花，看远需要戴近视镜，看近可以直接把镜子去掉或更换低度数近视镜，如果本来近视程度很低，则还需要戴老花镜。

112 老花可以手术治疗吗？

老花可以进行手术治疗。老花的手术治疗分为角膜手术、晶状体手术和巩膜手术，目前激光角膜屈光手术和晶状体手术应用较多。激光角膜屈光手术适合早期老视，年龄约40岁、伴年龄相关性调节不足的屈光不正（近视、远视及散光）的人群，角膜手术并不影响晶状体的调节性能，相对较为安全。晶状体手术多用于晶状体混浊影响视力者，在采用超声乳化术摘除混浊晶状体后在眼内植入人工晶体，其优点主要包括视力恢复快、稳定性好、可以获得全程视力，但可能出现眼内手术并发症。

113 老花镜有哪些种类？

老花镜主要以框架眼镜为主，也有隐形眼镜，框架眼镜包括单光镜、双光镜、渐进多焦点镜等。

114 "路边摊"的老花镜能买吗?

大街上经常会有一些"路边摊"销售便宜的老花镜,这些老花镜大多度数相同,瞳距、瞳高固定,若随便买来佩戴,很可能因为与个人实际屈光情况差别较大,出现视觉干扰,可能出现头晕、眼痛、视物模糊等症状。因此,"路边摊"的老花镜不能随便买,若需要佩戴老花镜应到正规眼科医院进行验配。

115 什么是双光镜?

双光镜是一种视远与视近两用的眼镜,即同一镜片上具有两种不同的屈光度,分布在两个不同区域,看远处的叫视远区,位于镜片上半区域,屈光度较高;看近处的叫视近区,位于镜片下半区域,屈光度较低。

116 什么是渐进多焦点镜?

渐进多焦点镜是同一镜片上有多个光学区,将看远、看中、看近所需要的屈光度数集中到同一个镜片上,循序渐进,适用于大多数老视眼、青少年近视人群及视疲劳的人群等。

117 老花可以戴隐形眼镜吗?

老花可以戴隐形眼镜,隐形眼镜与角膜直接接触,可减少框架眼镜所致的物像放大而且老年患者眼表敏感度低易佩戴,但隐形眼镜对老年人来说佩戴起来较麻烦,也容易带来干眼症、眼部感染等问题。

118 老花镜度数会越戴越高吗？

老花镜度数的增长与是否佩戴老花镜没有直接关系。随着年龄增长，眼睛的调节能力也逐渐下降，老花的程度会逐渐加深，老花镜所需的度数便会逐渐增大，无论是否戴老花镜，老视度数都会增长。

119 可以用放大镜替代老花镜吗？

放大镜不能替代老花镜，虽然两者都是凸透镜，但放大镜相当于1000～2000度的老花镜，长时间用放大镜替代老花镜会引起眼睛酸涩、肿胀、视疲劳、头晕甚至加重老花。放大镜只适合在一些特殊的场合短时间使用，不适合佩戴，更不适合矫正老花。

120 老了看东西模糊都是老花了吗？

不是的，随年龄增长，除了会出现老花外，其他眼部疾病也会导致看东西模糊，比如老年性白内障、老年性黄斑变性、糖尿病视网膜病变、青光眼等。老年人若发现看东西模糊应及时到医院就诊，尽早发现或排除其他眼部疾病，以免耽误治疗。

（薛 瑢 杨小笛 万光明 裴明杭 梁申芝）

第七章

眼 表 疾 病

1 睡觉醒来眼睛为什么"红"了？

经常有患者说"睡醒一觉后发现一只眼睛红了，但是没有其他不舒服，视力也没有变化"。这是怎么回事呢？询问患者无其他眼部不适、无外伤史，眼科检查后发现"眼红"是结膜下出血导致的。

2 什么是结膜下出血？

一般肉眼可见眼睛可以分为"黑眼珠"和"白眼球"，黑色的部分是角膜，我们看到的黑色是透明角膜后面虹膜的颜色。白色即是巩膜，而巩膜表面附着一层透明的膜样组织，就是球结膜。球结膜上的小血管破裂导致的出血称为结膜下出血。

3 什么原因会导致结膜下出血？

结膜下出血很多情况下并不一定能找到原因，但是诱发结膜下出血的常见因素有很多，如眼部或头部外伤、手术、饮酒后、严重的急性结膜炎、憋气、便秘、呕吐、剧烈打喷嚏、举重物、用力揉眼、高血压、糖尿病、月经期、凝血功能障碍等。

4 结膜下出血影响视力吗？应如何治疗？

结膜下出血要根据病因对症治疗。外伤引起结膜下出血需要及时就诊，检查眼部和头部除了出血外是否存在更严重的损害并遵医嘱用药或手术治疗。手术后引起的出血较为常见，可以先观察是否继续出血，如有加重的趋势建议及时就诊。急性结膜炎引起的结膜下出血以病因治疗为主，同时需注意用眼卫生，避免引起交叉感染。对于结膜血管压力突然增高（如憋气、便秘、呕吐、剧烈打喷嚏、举重物、用力揉眼等）引起的结膜下出血应尽量避免类似的诱因，一般可以不做特殊处理或是出血48小时后进行热敷促进出血的吸收。出血的颜色由鲜红色渐渐变为暗红色然后慢慢变浅消失，一般2～4周可以痊愈。患者在了解出血的原因及愈合的过程后，要放松心情、合理饮食，避免造成过大的心理压力而不利于病情的恢复。

5 结膜下出血会反复吗？

结膜下出血短时间内一般不会反复发作。但是，当经常出现出血或伴有牙龈出血、皮肤紫癜时需要及时到医院就诊查找原因，排查全身其他疾病。

6 所有的"眼红"都是结膜下出血吗？

"眼红"并不一定都是结膜下出血引起的。各种炎症（如急性结膜炎、急性虹睫炎、角膜炎等）、过敏反应、急性青光眼发作期、视疲劳、休息不佳、药物副作用、环境刺激、感染性心内膜炎等原因引起的结膜充血或睫状充血同样会出现"眼红"的症状。结膜充血表现为近穹窿部表层的粗大弯曲的树枝状血管充血，充血为鲜红色，血管可以被推动。由于结膜血管来源于结膜后动脉，因此，滴肾上腺素后结膜充血会消退。睫状充血表现为角膜缘附近深层血管网的暗红色或紫红色充血，血管形态不清晰、呈毛刷状，血管不可被推动。由于睫状血管来源于睫状前动脉，因此滴肾上腺素后，血管不收缩。结膜充血常见于结膜炎或异物、气味刺激等；睫状充血主要见于角膜炎、虹膜睫状体炎、巩膜炎等。很多疾病在发展过程中也可能出现结膜充血和睫状充血的混合充血。因此，"眼红"时首先要明确其性质及病因，必要时到医院就诊对症治疗。

7 电焊后为什么会出现双眼疼痛、流泪、畏光、睁不开眼的现象？

电焊后出现眼部不适最常见的原因是电焊时未戴防护镜，电焊光中的紫外线损伤了角膜和结膜上皮。紫外线对角膜和结膜上皮造成损害引起的炎症称为电光性眼炎，也称"雪盲"。其特点主要是眼睑红肿、结膜充血水肿、有剧烈的异物感、疼痛、畏光、流泪和睁不开眼，发病期间会有视物模糊或短暂性视力丧失的情况。任何来源的紫外线照射眼睛一段时间后都会出现电光性眼炎，如雪地反射的紫外光、紫外灯消毒时的紫外光、电焊时的紫外光、迪厅里的紫外光及高原环境的太阳光等。

8 电光性眼炎如何治疗和预防？

由于角膜上皮可以再生，因此电光性眼炎症状较轻时可以不做特殊处理，一般可以在24～48小时自行缓解症状。症状比较严重时可以局部滴用消炎眼药水并滴用促进角膜上皮修复的眼药水。疼痛比较明显时，可以口服镇痛药，同时注意用眼卫生，避免感染。

预防电光性眼炎最有效的方法就是做好眼睛的防护，避免紫外线的照射。在强紫外线环境下活动时应戴帽子或佩戴防紫外线的眼镜。

9 眼睛里真的容不得沙子吗？

"眼睛里容不得沙子"常被用来形容要求十分严格，对原则和底线丝毫不退让，容不得半点差错和违背，同时也比喻不能容忍不合理、不公平的事。从生理解剖方面讲"眼睛里也确实容不得沙子"，主要是因为眼睛的角膜分布着丰富的末梢神经，感觉十分灵敏，即使有很细微的异物贴近角膜也是很难忍受的，因此眼睛里是真的容不得沙子。

10 什么是"迷眼"？

在日常生活中常常会有一些不明物如空气中的灰尘、小虫子、金属碎屑等进入眼睛后导致眼痛、流泪、睁不开，这就是俗话说的"迷眼"，医学上称此为眼表异物。

11 一般"迷眼"时的异物可能藏在何处？应如何处理？

当有东西不慎进入眼睛后，人们常常会不自觉地用手去揉搓，试图将异物揉出来，其实这种做法往往会适得其反，不仅取不出异物反而有可能进一步损伤眼睛。当异物不慎进入眼睛时，我们首先需要明确异物藏在何处，再进行针对性的处理。一般当异物附着于眼球表面时，可以闭上眼睛，然后用手轻轻地提拉眼皮，此时异物可随着眼泪自行排出；当异物藏匿在眼睑的睑结膜或睑板沟时，眼睛异物不易自行排出且常常伴有疼痛感，此时可以把眼皮翻过来找到异物，并用湿棉棒轻轻将异物擦掉，也可以用清洁的水冲洗，异物取出后磨痛感可立刻消失。当异物在角膜上时，眼睛会有强烈的异物感并伴有疼痛和流泪等症状，此时不要自己动手取异物，而是应该及时到医院眼科就诊。

12 "迷眼"会影响视力吗？

通常附着在眼球表面或在睑结膜表面的异物及时取出后不会影响视力。但是，角膜上的异物取出之后，根据异物的深度和性质不同，可能会对角膜造成损害，在角膜上留下不同程度的瘢痕，并对视力造成一定程度的影响。此时患者需要及时就医并遵从医嘱使用预防感染和促进角膜上皮修复的滴眼液。

13 睫毛掉了还会再长吗？

睫毛属于身体毛发的一种，正常情况下睫毛脱落也是人体正常新陈代谢的一种表现，属于生理现象。因此，正常脱落的睫毛是可以重新生长，但是由于感染、外伤、化学伤等因素导致脱落的睫毛是否会再生长需要根据病情程度进一步观察治疗，当睫毛毛囊被永久破坏时，脱落的睫毛很难重新生长。因此，如果睫毛大量脱落并伴有眼睑皮肤瘙痒、皮屑增多、皮肤红肿等其他现象时需要到医院就诊。

14 睫毛多久能长到原来的长度？

睫毛是所有毛发中寿命最短的，每根睫毛的平均寿命为3～5个月。正常上睑睫毛的长度平均为8～12 mm，下睑睫毛的长度平均为6～8 mm。一般睫毛每周可以长出1～2 mm。因此，正常睫毛自掉落后，经2～3个月可达到原来的长度。

15 睫毛的异常生长有哪些？

睫毛除了正常生长外还有一些"异常生长"，包括：①倒睫，指睫毛向后方生长触及角膜的不正常现象；②乱睫，指睫毛生长的位置和（或）方向不对，排列杂乱无章；③双行睫，指眼睛上下睑缘前后有两排睫毛生长，后排睫毛向眼球方向生长；④秃睫，指睫毛毛囊因各种因素（如感染、外伤、化学伤等）被破坏，导致睫毛脱落且不能再生。

16 导致睫毛异常生长的原因有哪些？

睫毛异常生长的原因包括先天性因素和后天获得性因素。而后天获得性的原因包括眼睑外伤、眼睑内翻、睑缘炎、沙眼、化学伤和药物副作用等。

17 睫毛异常生长对眼睛有什么影响？

异常的睫毛触及角膜、结膜时容易导致眼痛、畏光、流泪和异物感。当异常的睫毛长期摩擦角结膜时会出现结膜充血、角膜及结膜损伤、感染，严重时会形成异常角膜新生血管、角膜混浊和角膜溃疡等，导致严重的视功能损害。

18 睫毛异常生长时该怎么办？

无论是先天性还是后天获得性的睫毛生长异常，当伴有眼痛、畏光、流泪和异物感等症状时应及时到医院就诊，根据病因及严重程度进行相应的治疗。一般只有几根异常的睫毛时可以用睫毛镊拔除，但是拔除的异常睫毛有可能仍会再长。如果异常睫毛相对较多但又不想手术治疗时，可以选择用电解的方法来破坏睫毛毛囊，防止睫毛再生。严重倒睫可以选择睑内翻矫正手术治疗。秃睫时应去除病因，保持眼睑皮肤及睑缘的清洁干燥，睫毛毛囊破坏导致的秃睫目前没有较好的治疗方法。

19 睫毛为什么会变白？

对于黄种人来讲，正常睫毛与其他毛发一样都是黑色的，但是当各种因素导致黑色素生成、分泌障碍或减少时，睫毛有可能会变白。随着年龄增长，人体的各项功能均会下降，黑色素细胞分泌黑色素也可能会减少，导致睫毛的颜色变浅甚至变白，这属于正常现象。

白化病是一种基因突变导致黑色素合成缺陷的基因遗传病。由于缺少黑色素，白化病患者不仅睫毛是白色的，其他毛发如眉毛、头发也都是白色的，虹膜的颜色呈粉红色，全身皮肤也呈现白色或淡粉色。

白癜风是一种与遗传因素、自身免疫因素和精神因素等相关的色素脱失性疾病，一般表现为皮肤上出现边界清楚的白斑，部分患者也会出现白色睫毛。

除此之外，长期饮食不均衡、精神压力大导致的体内微量元素缺乏也可能会引起体内黑色素合成障碍，出现睫毛变白。因此，当睫毛变白时应及时到医院就诊，明确病因并针对病因积极治疗。

20 为什么大多数人半夜或早晨起来时会不自觉地揉一揉眼睛？

一方面是由于睡眠时泪液分泌相对减少，眼睑闭合、眼球一般不转动，导致少量的泪液难以保持眼表的均匀湿润，因此眼睛会相对干涩，不愿意睁眼，或睁眼时会有轻微的异物感或疼痛感。轻轻地揉一揉眼睛一方面，可以刺激泪液分泌，并将泪液涂抹到眼球表面减轻异物感；另一方面，眼睛由黑暗到光亮的环境需要一定的时间适应，轻轻揉眼时可以为眼睛提供适应的时间。

21 干眼就是简单的"眼睛缺水"吗？

干眼也称为角结膜干燥症，是眼科常见的眼表疾病之一，是指任何原因引起的泪液质或量异常或动力学异常导致的泪膜稳定性下降，并伴有眼部不适和（或）眼表组织病变特征的多种疾病的总称。因此，干眼并不是简单的"眼睛缺水"。"干眼"只是我们平时的统称，实际上干眼包括干眼症、干眼病和干眼综合征。如果患者只是存在眼睛干涩、眼疲劳、异物感等干眼的症状但检查时并没有眼表的其他损害及体征，一般经过休息、科学用眼或短暂地应用人工泪液即可恢复正常，亦无引起干眼的局部及全身性原因，这类情况称为干眼症；而既有干眼的症状又有干眼的体征者称为干眼病；合并全身免疫性疾病者则为干眼综合征。然而很多时候大家都把干眼症和干眼病混淆使用，并未仔细区分。

22　干眼会有哪些表现？

干眼最常见的症状是眼疲劳、异物感、干涩感，也可能出现其他症状如烧灼感、眼胀感、眼痛、畏光、眼红、短暂的视物模糊（眨眼后常可以改善）、分泌物增多等。对于严重的干眼，应询问是否伴有口干、关节痛等，以排除干燥综合征。

23　什么是干燥综合征？

干燥综合征是一种主要累及外分泌腺体的慢性炎症性自身免疫病，又称为自身免疫性外分泌腺体上皮细胞炎或自身免疫性外分泌病。临床上主要表现为唾液腺和泪腺受损或功能下降导致的口干、眼干。除此之外，还可能出现其他外分泌腺及腺体外其他器官受累而出现多系统损害的症状，如猖獗性龋齿、腮腺炎、舌面干裂、口腔黏膜溃疡、结膜炎、角膜炎、过敏性紫癜样皮疹、结节红斑、关节疼痛、干咳、气短、萎缩性胃炎、消化不良、四肢末端感觉异常、轻度贫血、出血等。干燥综合征可以分为原发性和继发性两类。原发性干燥综合征是指患者未患有可能引起干燥综合征的其他结缔组织病，如类风湿关节炎、系统性红斑狼疮等。原发性干燥综合征是一种全球性疾病，好发年龄为40～50岁，女性多见，也可见于儿童。继发性干燥综合征是指在能引起干燥综合征的结缔组织病的基础上发生的干燥综合征，其发病率与原发病流行趋势有关。

24　干燥综合征的病因有哪些？

干燥综合征起病隐匿，目前病因尚不明确。一般认为与病毒感染［如柯萨奇病毒、丙肝病毒、人类免疫缺陷病毒（HIV）及EB病毒等］、内分泌因素、免疫功能及遗传因素有关，患者的免疫功能紊乱是本病发生和发展的主要基础。

25　如何诊断干燥综合征？

由于干燥综合征可以导致多个不同器官出现病症，根据《干燥综合征诊断及治疗指南（2016年）》，其诊断标准为：

（1）口腔症状三项中有一项或以上。每日感到口干持续3个月以上、成人腮腺反复或持续肿大、吞咽干性食物时需用水帮助。

（2）眼部症状三项中有一项或以上就可诊断。感到不能忍受的眼干持续3个月以上、感到反复的沙子进眼或磨砂感、每日需人工泪液3次或3次以上。

（3）眼部体征，Schirmer Ⅰ试验（泪液分泌试验）阳性或角膜染色阳性。

（4）组织学检查，下唇腺病理示淋巴细胞灶。

（5）唾液腺受损，包括唾液流率阳性、腮腺造影阳性、唾液腺同位素检查阳性，其中有一项或以上者为阳性。

（6）自身抗体抗SSA、SSB阳性（双扩散法）。

原发性干燥综合征的诊断：无任何潜在疾病的情况下，有下述2条则可诊断。①符合以上4条或4条以上的，但必须含有（4）组织学检查和（或）（6）自身抗体检测；②（3）、（4）、（5）、（6）4条中任3条阳性。

继发性干燥综合征的诊断：患者有潜在的疾病（如任何一种结缔组织病），而符合以上（1）和（2）中的任意1条，同时符合（3）、（4）、（5）中的任意2条。

诊断干燥综合征时应注意与系统性红斑狼疮、类风湿关节炎及非自身免疫病的口干相鉴别。

26　如何治疗干燥综合征？

干燥综合征的诊疗需要风湿免疫科、眼科和口腔科等多个科室协作完成。但是，干燥综合征目前尚无根治的方法，主要是采取对症治疗

（如药物）来改善相关的症状，控制并延缓由免疫反应引起的组织器官损害及继发性感染。

27　干眼会影响视力吗？

一过性的干眼症一般不会影响视力。但是当出现干眼损害的体征如球结膜血管扩张、球结膜失去光泽、增厚水肿、皱褶，泪河变窄或中断，有时可见黄色黏丝状分泌物，角膜上皮不同程度的点状脱落等成为干眼病时，会轻度影响视力。随着病情的加重可能会发展成为丝状角膜炎，眼痛明显加剧，角膜溃疡，角膜变薄、穿孔，偶有继发感染，当形成角膜瘢痕后会严重影响视力。

28　引起干眼的原因有哪些？

干眼的病因繁多，病理过程复杂，主要诱因包括以下几种。

（1）用眼过度：长时间集中精力用眼工作或学习时，眨眼的频率会明显下降，而充分有效地眨眼（瞬目）是促进睑板腺分泌泪液的重要动作，能有效将泪液均匀涂抹在眼睛表面以保持眼表的光滑和湿润。

（2）年龄和性别因素：干眼的发病率随年龄增长明显升高，因为随着年龄的增长身体的各项功能会逐渐衰退，泪液的分泌也会逐渐减少，更易患干眼。此外，干眼与激素水平有关，因此女性在怀孕、使用避孕药物及更年期时更容易患干眼。

（3）饮食习惯：长期素食者、长期缺乏维生素 A 及 ω-3 脂肪酸的人更容易患干眼。

（4）环境因素：环境污染、气候干燥、空调房间内空气湿度低等引起水分蒸发过快的环境更容易导致干眼。

（5）生物因素：螨虫等生长在睫毛根部的寄生虫，可以导致睑板腺堵塞和炎症也是引起干眼的重要原因。

（6）不良习惯：眼部化妆、文眼线等可能会阻塞睑板腺开口，长期佩戴隐形眼镜也可能会导致干眼。

（7）全身性疾病：糖尿病、翼状胬肉、过敏性眼病、角膜手术后各种原因导致的眼睑闭合不全，以及一些全身性疾病如风湿性关节炎、系统性红斑狼疮、干燥综合征、帕金森病等。

（8）药物：滥用滴眼液，一些滴眼液或口服药物的副作用等。

29 干眼是"绝症"吗？会反复吗？

干眼是可以治疗的，并不是绝症。大部分的干眼在去除诱因、针对性治疗后症状会缓解或消失。但是根据干眼的病因不同，一些干眼可能会长期、反复出现，影响人们的生活质量。

30 如何诊断干眼？干眼的检查有哪些？

如果反复或长期出现干眼时应尽早到眼科就诊，医生根据询问患者的病史及眼部检查结果综合分析判断是否患有干眼以及干眼的类型和程度。医生问诊内容可能包括患者有哪些不适感及持续时间，患者年龄、工作性质及用眼情况，眼部或全身性疾病的手术史和用药情况，是否佩戴隐形眼镜，疾病的进展情况以及可能存在的诱因等。

干眼的检查包括以下几项。

（1）干眼问卷调查表。

（2）泪河弯曲面的曲率半径：泪河曲率半径正常为 0.5 ～ 1.0 mm，≤ 0.35 mm 则为干眼。

（3）泪液分泌试验：酚红棉线法更接近于测定泪液基础分泌，方法是将 70 mm 的酚红棉线置于下睑穹窿部，被检者向前注视 15 秒，变红色部分＜ 9 mm/15 s 为阳性；Schirmer Ⅰ试验反映的是泪液的反射性分泌；Schirmer Ⅱ试验反映的是加强的泪液反射分泌，正常为 10 ～ 15 mm，＜ 10 mm 为低分泌，＜ 5 mm 为干眼。无眼部表面麻醉情况下，测试的是主泪腺的分泌功能，表面麻醉后检测的是副泪腺的分泌功能（基础分泌），观察时间同为5分钟。

（4）泪膜稳定性检查：泪膜破裂时间（BUT）最为常用。方法是在结膜囊内滴入荧光素钠溶液，被检者瞬目几次后平视前方，测量者在裂隙灯钴蓝光下用宽裂隙光带观察，从最后一次瞬目后睁眼至角膜出现第1个黑斑的时间（即干燥斑的时间）为泪膜破裂时间。正常值为10～45秒，＜10秒为泪膜不稳定。但是检查结果受年龄、种族、睑裂大小、温度及湿度的影响。

（5）眼表上皮的活性染色：包括荧光素钠染色、虎红染色及丽丝胺绿染色等。

（6）泪液蕨类试验：正常者有良好的蕨类形成，而黏蛋白缺乏者［如眼类天疱疮、史-约（Stevens-Johnson）综合征］蕨类减少甚至消失。

（7）乳铁蛋白含量测定：正常人泪液乳铁蛋白含量为（1.46 ± 0.32）mg/ml，随着年龄增长，乳铁蛋白含量降低。

（8）泪液渗透压的测定：渗透压≥312 mOsm/L时为阳性，提示有干眼的可能。

（9）泪液溶酶菌含量：正常人均值为1700 μg/ml，如含量＜1200 μg/ml或溶菌区＜21.5 mm^2，则提示干眼。

（10）角膜地形图：干眼患者的角膜表面规则参数比正常人增高，且增高程度与干眼的严重程度呈正相关。

（11）血清检查：了解自身抗体的存在，如角膜干燥综合征患者常见抗核抗体（ANA）、类风湿因子等阳性。

（12）泪液清除率检查：目的是了解泪液清除有无延迟，可以用荧光光度测定法检测。

（13）活检及印记细胞学检查。

（14）干眼仪或泪膜干涉成像仪、泪液蒸发仪、睑板腺成像等。

将所有结果进行汇总后可以根据以下4个方面对绝大多数的干眼患者作出诊断：干眼症状；泪膜不稳定；眼表面上皮细胞损害；泪液渗透压增加。

31 干眼有哪些类型？

干眼主要分为泪液生成不足型和蒸发过强型。

按照病因可以将干眼分为以下4种类型。

（1）水样液缺乏性干眼：是由泪腺分泌泪液的功能低下所致，如先天性无泪腺症。

（2）黏蛋白缺乏性干眼：黏蛋白分泌缺乏，如史-约综合征、眼类天疱疮、沙眼等所致的干眼。

（3）脂质缺乏性干眼：因睑板腺是分泌脂质的腺体，睑板腺功能障碍会导致脂质分泌减少。

（4）泪液动力学（分布）异常性干眼：如眼睑缺损、内外翻等可导致眨眼不完全，泪液不能均匀地涂抹在眼表面，从而出现干眼症状。

根据严重程度可以将干眼分为轻度、中度和重度。

（1）轻度：患者有轻度的主观症状，有时患者并未察觉，仅在裂隙灯显微镜下可见眼表的轻度损伤。

（2）中度：患者有中重度的主观症状，同时裂隙灯显微镜下可见眼表的损伤，经过治疗患者的眼表损害可恢复正常。

（3）重度：患者有中重度的主观症状，同时裂隙灯显微镜下可见眼表的损伤，但治疗后患者的眼表损害不能完全恢复正常。

干眼的分类并不是相互完全独立的，实际上它们的分类常常交叉同时出现，很少单独存在。

32 戴口罩会导致干眼吗？

口罩可以阻止气溶胶和飞沫在空气中传播，因此戴口罩是对自我和他人进行保护的一种简便且有效的方式。美国的一位眼科医生在2020年6月第一次提出戴口罩可能会引起干眼，并把这种情况命名为"口罩相关性干眼"。大部分人认为长期长时间佩戴口罩（连续超过6～8小时）

出现干眼症状的概率会增加，而短时间佩戴口罩（连续佩戴30分钟至3小时）一般不会出现干眼的相关症状。

33　为何戴口罩会导致干眼？

戴口罩时，正常呼出的气体部分会从口罩上方和下方流出，而从上方流出的气体会改变眼睛表面的温度和气流环境进而引起眼睛表面泪液参数的改变，如泪液蒸发率加快、眼表的泪膜容易破裂、眼泪中的炎症因子发生改变、眼泪中的微生物成分发生改变等，从而引起或加重眼红、干涩、刺痛等干眼症状。

34　如何避免"口罩相关性干眼"？

首先，应选择大小合适的口罩并正确佩戴口罩，比如压紧口罩上方的金属条使口罩上方与鼻子和脸颊部贴合更紧密，避免或减少气体从上方流出；其次，应该尽量缩短佩戴口罩的时间，只在必要的场所下佩戴口罩。

35　干眼单纯靠滴眼药水就可以解决吗？

不是所有的干眼都能靠滴眼药水解决的。在开始治疗干眼之前应该首先明确所患哪一型干眼，以便采取针对性的治疗措施。此外，干眼病是慢性疾病，多需长期治疗，要帮助患者树立坚持治疗的信心。对于泪膜不稳定的患者，应首先寻找病因并进行治疗。其次，泪液涂布的异常与眼睑的解剖结构和运动以及眼表是否光滑等也有关，因此当眼睑的解剖结构或运动出现异常时应予以相应的治疗。因为眼睑异常导致的泪液过度蒸发型干眼，应根据病情把握眼睑重建的手术时机，并根据干眼的程度选择不同的治疗方法。

常见的治疗方法包括滴眼液、理疗和手术治疗。滴眼液主要有人工泪液、促进泪液分泌的地夸磷索钠滴眼液、抗炎和免疫抑制剂滴眼液（如0.05%环孢素、他克莫司）。理疗的方法有热敷、熏蒸、睑板腺按摩、IPL强脉冲光、LipiFlow睑板腺热脉动治疗、眼睑深度清洁及佩戴硅胶眼罩、湿房镜或潜水镜。手术治疗包括泪点栓塞术和针对重度干眼患者采用的自体游离颌下腺移植术。因此，反复出现干眼或长期干眼时应尽早到眼科就诊，遵从医嘱用药和复诊，避免盲目用药耽误病情。

预防干眼的发生应注意以下几点。

（1）合理科学用眼。避免长时间用眼，减少使用电子产品及伏案学习、工作的时间。用眼10～20秒要记得眨眼睛。用眼半小时左右要闭眼或远眺放松。

（2）养成良好的生活作息习惯。生活作息规律、睡眠充足、营养膳食搭配均衡、不挑食，养成做眼保健操的好习惯。

（3）良好的用眼环境。用眼环境要明亮，保持空气清新并保持环境湿润。

（4）做好防护。在粉尘、风沙较大、光线较强的环境下做好必要的防护措施，如戴帽子、太阳镜或护目镜等。

（5）防螨杀螨。螨虫感染是导致干眼的原因之一，因此要保持个人用品（毛巾、枕巾）清洁干净、定期更换，不要用手或其他不洁物品接触或揉擦眼睛。

（6）热敷眼睛。用温热的毛巾敷眼或蒸汽熏蒸眼睛可以促进眼部血液循环、减少眼部疲劳，并促进睑板腺分泌、疏通堵塞的睑板腺。

36 泪液就是普通的"水"吗？

泪液并不是普通的"水"，泪液中含有大量的蛋白，其中60%左右为清蛋白，球蛋白和溶酶菌各占20%左右，还有少量的IgA、IgG、IgE等免疫球蛋白。除此以外，泪液中还含有葡萄糖、尿素、K^+、Na^+、Cl^-等。泪液的pH范围为5.2～8.35（平均为7.35）。正常情况下泪液是等渗性的液体，渗透压为295～309 mOsm/L。

37 泪液是由泪腺分泌的吗？

泪液并不仅仅是由泪腺分泌的。泪液通过瞬目涂抹在眼表面形成泪膜，泪膜从外到内分为三层。其中，外层是由睑板腺分泌的脂质层，可减少泪液的蒸发，保证闭睑时的水密状态。中间层为主泪腺和副泪腺分泌的水液层，富含盐类和蛋白质。内层为角结膜上皮及结膜杯状细胞分泌的黏蛋白层，其基底部分可以镶嵌入角膜、结膜上皮细胞的微绒毛之间，降低表面张力，使疏水的上皮细胞变得亲水。此外，黏蛋白层还可以黏附营养因子、白细胞和细胞因子。

38 泪膜的功能只是保持眼睛湿润吗？

泪膜除了湿润和保护眼睛之外还有其他功能。首先，泪膜-空气界面是视觉通路的第一个折射表面，因此泪膜对于获得清晰物像十分重要。其次，泪膜可以填补上皮间的不规则界面，保证角膜的光滑，而且泪膜可以通过机械冲刷及含有的抑菌成分抑制微生物的生长。最后，泪膜还可以为角膜提供氧气及所需的营养物质。

39 眼睑缘的"白头"是什么？

眼睑缘的"白头"是睑板腺开口处的白色角质蛋白阻塞、凸起形成的。当睑板腺开口可见大量"白头"并伴有眼红、异物感、眼干、视疲劳时需要警惕是否患上了睑板腺功能障碍。

40 出现眼睑缘"白头"时应该怎么办？

偶尔出现"白头"且无其他眼部不适时，要注意眼睑部的清洁卫生，同时可以用温热的毛巾热敷眼睑5～10分钟以软化睑板腺分泌物，然后将手指放于眼睑皮肤面相对眼睑板腺的位置，边旋转边向眼睑缘方向推压，以排出分泌物。操作时注意眼部卫生，避免感染，推压时注意用力，适当避免损伤眼睛。也可以选用强脉冲光，通过热效应软化睑板腺的脂质，改善腺体内脂质的流动性，促进睑板腺脂质的分泌，达到提高泪膜稳定性的目的。同时能够缓解眼睑周围毛细血管扩张，降低腺体周围区域释放的炎症因子的表达，减少眼睑上的细菌和其他微生物数量。还可以利用光生物调节作用刺激细胞，以复苏萎缩的睑板腺，恢复睑板腺的正常功能。当反复出现较多"白头"且伴有眼部其他不适症状时应及时到医院就诊，除了上述的物理疗法外，医生会根据患者的具体情况进行相关的药物治疗（如眼部滴用抗生素滴眼液、非甾体抗炎滴眼液、人工泪液、短期使用糖皮质激素滴眼液或局部应用雄激素）或手术治疗（如睑板腺探通术、睑缘清创术等）。当发现明显的病因时，应去除病因并积极地对症治疗。

41 什么是睑板腺？

睑板腺是全身最大的皮脂腺，开口于眼睑灰线与后唇之间。正常睑板腺可以分泌类脂质，参与泪膜的构成并对眼睛表面起润滑作用。

42 什么是睑板腺功能障碍？

睑板腺功能障碍是睑板腺慢性、弥漫性功能异常的非特异性炎症疾病，在老年人和油性皮肤人中更为常见，无明显的性别差异，寒冷地带人群的发病率高于温暖气候地区。其特征表现为睑板腺开口堵塞、睑板腺分泌物在质和量方面发生异常，导致泪膜的稳定性下降以及眼部刺激症状、眼表疾病、炎症反应和视功能的异常。睑板腺功能障碍是蒸发过强型干眼症的主要原因，在广义上可分为阻塞型和非阻塞型睑板腺功能障碍。

43 导致睑板腺功能障碍的原因有哪些？

睑板腺功能障碍的具体发病机制尚不明确，导致睑板腺功能障碍的原因有睑板腺退行性病变、激素异常分泌、睑板腺先天发育异常、全身性疾病（如干燥综合征和帕金森病等）、酒渣鼻、血脂异常、慢性睑缘炎等。除此以外，一些药物（如抗抑郁药、抗组胺药）的副作用、干燥寒冷的环境、角膜屈光手术及佩戴角膜接触镜等也可能导致睑板腺功能障碍。

44 如何诊断睑板腺功能障碍？

睑板腺功能障碍的诊断主要根据体征、参考症状和相应的辅助检查结果进行综合评估：①睑缘和睑板腺开口异常；②睑酯分泌异常；③具有眼部症状；④睑板腺缺失；⑤脂质层厚度异常。

第①和②项中出现任何一项即可诊断睑板腺异常，结合第③项，有症状者诊断为睑板腺功能障碍，无症状者诊断为睑板腺功能异常，这部分患者最终会发展为睑板腺功能障碍。第④和⑤项为加强诊断指标。单独出现第④或⑤项，仅说明睑板腺缺失和脂质层厚度变化及其程度，还需结合其他检查结果进行诊断。

45 睑板腺功能障碍的预后怎样？该如何预防？

睑板腺功能障碍通过积极治疗后，预后一般较好，大部分人可以治愈，不会影响视力。但是，如果治疗不及时或不规范，可能会导致睑板腺广泛萎缩，严重者可出现角膜溃疡、角膜血管翳等，影响视功能。当患者有明显的诱发因素如激素水平异常、慢性睑缘炎、酒渣鼻、干燥综合征等，可导致睑板腺功能障碍复发。那么，如何做可以预防睑板腺功能障碍加重和复发呢？

首先，在日常生活工作中，要保持饮食规律，多食用蔬菜及水果，尤其增加富含维生素A食物和鱼类等食物的摄入，避免辛辣刺激性食物的摄入，以促进眼部不适症状的改善。注意合理用眼，避免长时间看电脑和手机，工作时注意多眨眼，长时间用眼后注意眺望远方，避免用眼疲劳。保持室内空气流通，环境湿度和温度适宜，室内干燥者可以适当使用加湿器。注意保持眼部卫生，可以遵医嘱局部热敷，合理使用滴眼液，坚持做眼保健操。其次，可以针对睑板腺功能障碍的诱发因素采取以下预防措施：患有慢性睑缘炎、酒渣鼻、干燥综合征、血脂异常等疾病，需要积极治疗。接触眼睛前注意手部卫生，避免发生感染。如果有风沙时要避免外出，必要时可以佩戴护目镜，要避免烟尘环境的刺激。最后，对于使用药物治疗的患者，要注意观察药物疗效和不良反应，出现不良反应时需要及时告知医生，可根据反应严重程度决定是否换药，同时要严格遵医嘱用药，不可擅自用药或增加药物使用剂量。还应注意定期到医院复查，检查睑缘及睑板腺开口的变化，眼睑分泌情况有无改变，如有异常及时治疗。

46 为什么有的小孩会出现"挤眉弄眼"的现象？

我们都知道正常眨眼一方面可以对眼睛起到保护作用，另一方面可以将泪液涂抹到眼睛表面起到保湿的作用，正常人正常情况下每分钟一般会眨眼15～20次。导致小孩频繁眨眼或"挤眉弄眼"的原因有很多，如抽动症、癫痫、神经刺激、发育刺激、眼部不适（如视疲劳、过敏性结膜炎、倒睫及干眼症等），若孩子突然出现上述症状时，应到医院检查以确定病因，并进行针对性的治疗。

47 为什么游泳后有人会出现眼红、眼痒的现象？需要如何处理？

游泳池水中含有一些杀菌和净化水质的化学物质，而且时间久了游泳池里的水可能会被污染，人在游泳时眼睛不能完全避免接触泳池里的水，因此眼红、眼痒可能是由于游泳池的水刺激眼睛引起了感染或过敏。当出现以上症状时应及时就医，根据医嘱滴用一些抗生素滴眼液或抗过敏滴眼液，同时保持良好的眼部卫生，避免长时间用眼，游泳时选择干净的水源并佩戴泳镜。

48 什么是"攀睛"眼？

俗称的"攀睛"眼是临床医学上的"翼状胬肉"，是指睑裂区肥厚的球结膜及其下纤维血管组织呈三角形向角膜侵入，因形似昆虫的翅膀而得名，是一种球结膜的慢性炎症性病变，多双眼前后或同时发病，以鼻侧多见。

49 为什么会得翼状胬肉？

翼状胬肉多见于户外劳动者，以渔民和农民发病最多，可能与风沙、紫外线照射及烟雾等长期的慢性刺激有关。除此之外，有人认为翼状胬肉可能与遗传因素、营养缺乏、泪液分泌不足、过敏反应及解剖因素有关。

50 翼状胬肉需要手术吗？

翼状胬肉小而静止时多无自觉症状或仅有轻度不适，此时一般不需要治疗，或用抗生素眼药水控制结膜炎症、减轻充血，但应尽可能地减少风沙、紫外线等因素的刺激。当翼状胬肉进一步发展延伸至角膜时，可能会导致散光；或因胬肉遮蔽瞳孔而造成视力障碍，此时需要手术治疗或冷冻治疗。常见的手术方式有翼状胬肉切除联合结膜瓣转移术、翼状胬肉切除术联合羊膜移植术及翼状胬肉切除术联合干细胞移植术。

51 翼状胬肉会复发吗？

翼状胬肉手术切除后仍有一定的复发率。

52 什么是睑裂斑？

睑裂斑是指在睑裂区角巩膜缘连接处出现的水平性的、三角形或椭圆形的灰黄色球结膜结节，内含黄色透明弹性组织。多为双侧性，鼻侧多见，且早于颞侧出现。睑裂斑是一种结膜退行性病变，一般与紫外线（电焊等）或光化学性暴露、长期受到沙尘或烟雾刺激和年龄等因素有关。

53 睑裂斑需要治疗吗？

睑裂斑通常无明显不适症状，也不会影响视功能，因此一般不需要治疗。如果影响美观，可以选择到医院进行手术切除。当睑裂斑受到紫外线等外界刺激时可能会充血、表面粗糙，发生睑裂斑炎，此时用激素或非甾体抗炎药局部滴眼即可。当反复发生慢性炎症或干扰角膜接触镜佩戴时可考虑予以手术切除。

54 如何鉴别翼状胬肉与睑裂斑？

翼状胬肉和睑裂斑都是常见的结膜疾病，发病部位都是在睑裂区，以鼻侧多见，均可双眼发病，发病诱因均与紫外线、烟尘、风沙等外界环境的刺激有关，发病人群也主要是长期在户外工作的中老年人群，而且睑裂斑和翼状胬肉一旦形成都不会自行消失。但是其临床表现、治疗和预后均有所不同。

（1）临床表现：睑裂斑指暴露的睑裂区出现灰黄色的球结膜结节，

内含黄色透明弹性组织，多见于患者睑裂部位接近角膜缘部的球结膜，形成稍微隆起的三角形斑块，三角形的基底部朝向角膜，一般处于不发展的固定状态，不会侵及角膜，初期时呈现出灰色，慢慢发展成为黄白色，严重时可能会出现异物感但不会影响视功能；而翼状胬肉是球结膜及其下的纤维血管组织增生并呈三角形向角膜侵入，分为静止期和发展期，在静止期一般无明显异常表现，在进展期时会出现球结膜明显充血、增厚，侵及角膜时可能会影响视功能，有明显的异物感。

（2）治疗方法：睑裂斑一般无须进行特殊治疗，一旦严重影响到外观或出现反复慢性炎症时，应当及时进行手术切除治疗；较小且静止性的翼状胬肉在没有影响视功能时不需要特殊治疗，若其继续发展侵及角膜影响视功能时可以进行手术治疗，常见的手术方式有翼状胬肉切除联合结膜瓣转移术、翼状胬肉切除联合羊膜移植术以及翼状胬肉切除联合干细胞移植术。

（3）预后：睑裂斑手术切除后一般不会复发，而翼状胬肉手术切除后有一定的复发率。

55 眼睛也会有结石吗？

眼睛也会有结石，如眼睑结膜结石，它是在眼睑结膜面出现的黄白色凝结物，常见于慢性结膜炎患者或老年人。

56 结膜结石怎么处理？

结膜结石与身体其他器官的结石如胆囊结石和肾结石等不同，一般不会造成明显不适及损害，也无须治疗。但是，当结膜结石突出于结膜表面引起异物感，导致角膜擦伤时，可在表面麻醉下采用一次性无菌注射器剔除结石，但是要注意眼部卫生，避免感染。

57　什么是结膜色素痣？

结膜色素痣多发于角膜缘附近及睑裂部的球结膜，呈不规则形，大小不等，边界清楚，稍隆起于结膜面。色素痣的色素深浅不一，一般为黑色，有的为棕红色。

58　结膜色素痣需要治疗吗？

结膜色素痣一般不需治疗，如影响外观，可予以手术切除，但应注意需要彻底切除。一般结膜色素痣内无血管，如痣体突然变大且表面粗糙、有血管长入者提示有恶变的可能，此时切除的色素痣必须送病理检查，一旦发现有恶变，应给予广泛的彻底切除，以免复发。

59　"眼白"的地方发现结节怎么办？

"眼白"的地方常见的结节可能是结膜皮样瘤、皮样脂肪瘤、结膜血管瘤或结膜囊肿等良性肿瘤，也有可能会是结膜恶性肿瘤如结膜鳞状细胞癌或恶性黑色素瘤等。因此，发现有结节时应及时到医院就诊，由专业医生检查并诊断，根据不同诊断进行相应的处理。

60　什么是结膜炎？

结膜炎是眼科最常见的疾病之一，虽然结膜与多种多样的微生物及外界环境直接接触，但是眼表的特异性和非特异性防护机制使其具有一定的预防感染和控制感染的能力。然而，当这些防御能力减弱或外界致病因素增强时，将会引起结膜组织炎症，其特征是血管扩张、渗出和细胞浸润，这种炎症统称为结膜炎。

61 结膜炎的病因及分类有哪些？

结膜炎的病因主要分为微生物性和非微生物性两大类。根据其来源不同可分为外源性和内源性，也可由邻近组织炎症蔓延而致。最常见的是微生物感染，致病微生物有细菌、病毒或衣原体，偶见真菌、立克次体和寄生虫感染。物理性刺激（如风沙、烟尘或紫外线等）和化学性损伤（如医用药品、酸碱或有毒气体等）也可引起结膜炎。还有部分结膜炎是由免疫性病变（过敏性）、与全身状况相关的疾病（肺结核、梅毒、甲状腺病等）、邻近组织（角膜、巩膜、眼睑、眼眶、泪器、鼻腔与鼻旁窦等）炎症蔓延引起。

62 常见的细菌性结膜炎有哪些？

细菌性结膜炎根据发病快慢可分为超急性细菌性结膜炎（24小时内）、急性或亚急性细菌性结膜炎（几小时至几天）、慢性细菌性结膜炎（病程超过3周）。

（1）超急性细菌性结膜炎：主要由奈瑟菌属细菌（淋球菌或脑膜炎球菌）引起，病情发展迅速，结膜充血、水肿伴有大量脓性分泌物，可迅速引起角膜混浊、浸润、角膜溃疡，如果治疗不及甚至会发生角膜穿孔，严重威胁视力。

（2）急性或亚急性细菌性结膜炎：也称为急性卡他性结膜炎。主要是由肺炎双球菌、金黄色葡萄球菌和流感嗜血杆菌等感染引起的，多发于春秋季节，发病急、传染性强、易造成流行。一般为双眼先后发病，发病后3～4天病情达到高潮，10～15天可以痊愈；主要表现为眼睑肿胀、眼红、异物感，严重时有眼睑沉重、畏光、流泪、灼热感及分泌物增多，有时因分泌物附着在角膜表面瞳孔区，会造成暂时性视物不清，冲洗后即可恢复视力。当病变侵及角膜时，畏光、眼痛及视力减退等症状明显加重，少数患者可同时有上呼吸道感染或其他全身症状。

（3）慢性细菌性结膜炎：可由急性结膜炎演变而来，或毒力较弱的病原菌感染所致。金黄色葡萄球菌和摩拉克菌是慢性细菌性结膜炎最常见的两种病原体。慢性结膜炎进展缓慢，持续时间长，可单侧或双侧发病。症状多种多样，主要表现为眼痒、烧灼感、干涩、眼刺痛及视疲劳。常见的体征有结膜轻度充血、睑结膜增厚、乳头增生，黏液性或白色泡沫样分泌物增多。摩拉克菌可引起眦部结膜炎，伴外眦部皮肤结痂、溃疡及睑结膜乳头和滤泡增生。金黄色葡萄球菌引起者常伴有溃疡性睑缘炎或角膜周边点状浸润。

63　常见的病毒性结膜炎有哪些？

病毒性结膜炎是一种常见的结膜炎，病变程度因个体免疫状况、病毒毒力不同而存在差异，通常具有自限性。常见的病毒性结膜炎包括腺病毒性结膜炎（如流行性角结膜炎和咽结膜热）和流行性出血性结膜炎。腺病毒是一种脱氧核糖核酸（DNA）病毒，可分为31个血清型，其感染的结膜炎主要表现为急性滤泡性结膜炎，常合并角膜病变，传染性强。

（1）流行性角结膜炎：由腺病毒8型、腺病毒19型、腺病毒29型和腺病毒37型（人腺病毒D亚组）引起。潜伏期为5～7天，起病急、症状重、双眼发病。主要症状有充血、疼痛、畏光并伴有水样分泌物，早期常先单眼发病，数天后对侧眼也受累，但病情相对较轻。根据病情发展可表现为结膜充血水肿，结膜下出血，滤泡、角膜点状上皮损害或上皮下浸润。急性滤泡性结膜炎和炎症晚期出现的角膜上皮下浸润是本病的典型特点。

（2）咽结膜热：是由腺病毒3型、腺病毒4型和腺病毒7型引起的一种表现为急性滤泡性结膜炎并伴有上呼吸道感染和发热的病毒性结膜炎，传播途径主要是呼吸道分泌物。多见于4～9岁的儿童和青少年，常于夏、冬季节在幼儿园、学校中流行。散发病例可见于成人。前驱症状为全身乏力，体温上升至38℃以上，自觉流泪、眼红和咽痛。患者体征为眼部滤泡性结膜炎、一过性浅层点状角膜炎及上皮下混浊、耳前淋巴结肿大等。咽结膜热有时可只表现出1～3个主要体征，病程10天左右，有自限性。

（3）流行性出血性结膜炎：是由肠道病毒70型（偶尔由柯萨奇病毒A24型）引起的一种暴发流行的自限性眼部传染病，又称阿波罗11号结膜炎。其潜伏期短，为18～48小时，而且病程相对较短，一般为5～7天。常见症状有眼痛、畏光、异物感、流泪、结膜下出血、眼睑水肿等。结膜下出血呈片状或点状，从上方球结膜开始向下方球结膜蔓延。多数患者有滤泡形成，伴有上皮角膜炎和耳前淋巴结肿大。少数人会发生前葡萄膜炎，部分患者还有发热不适及肌肉痛等全身症状。急性滤泡性结膜炎的主要诊断依据是显著的结膜下出血和耳前淋巴结肿大等。但是此病具有自限性，无特殊治疗，加强个人卫生和医院管理，防止传播是预防的关键。

64 结膜炎有哪些临床表现？

结膜炎的症状主要是异物感、烧灼感、眼痒、畏光和流泪。如有眼痛表明炎症可能波及角膜或葡萄膜。重要的体征有结膜充血、渗出物、乳头增生、结膜水肿、滤泡、假膜和真膜、肉芽肿、假性上睑下垂及耳前淋巴结肿大等。

65 结膜分泌物的鉴别有何意义？

结膜分泌物是各种不同结膜炎的共有体征，分泌物可为脓性、黏脓性或浆液性。细菌侵及结膜后可导致多形核白细胞反应，起初分泌物呈较稀的浆液状，随着杯状细胞分泌黏液及炎症细胞和坏死上皮细胞的增加，分泌物变成黏液性及脓性。最常引起脓性分泌物的病原体是淋球菌和脑膜炎球菌，其他致病菌通常引起黏液脓性分泌物。由于黏液脓性分泌物可紧紧粘住睫毛，从而导致眼睑缘粘在一起。当患者晨间醒来出现眼睑粘住睁不开眼时，提示可能为细菌性感染或衣原体感染。过敏性结膜炎的分泌物呈黏稠丝状。病毒性结膜炎的分泌物呈水样或浆液性。因此，根据分泌物的性质不同，可以大概判断是什么类型的结膜炎。

66　如何区分乳头和滤泡？

乳头是由增生肥大的上皮层皱叠或隆凸形成的，在裂隙灯下可见中心有扩张的毛细血管到达顶端并呈轮辐样散开。滤泡是由淋巴细胞反应引起的，呈外观光滑、半透明隆起的结膜改变，滤泡常散在分布，且滤泡中央无血管，血管从周边基底部向顶部逐渐消失。儿童和青少年的滤泡增殖并不都意味着病理性改变，正常年轻人的颞侧结膜有时可见小滤泡，穹窿部更明显，近睑缘部消失，这是一种生理性改变，称为良性淋巴滤泡增生。

67　如何治疗结膜炎？

结膜炎应针对病因治疗，局部给药为主（如眼药水、眼膏等）。当结膜囊分泌物较多时，可用无刺激性的冲洗液如生理盐水或3%硼酸溶液冲洗结膜囊，必要时全身用药。应该注意的是急性期切忌包扎患眼。

68　什么是"红眼病"？

"红眼病"是指医学上的急性或亚急性细菌性结膜炎，也称为急性卡他性结膜炎。"红眼病"主要是由细菌感染引起的，多于春秋季节发病，发病急、传染性强，易造成流行，一般为双眼先后发病，发病后3～4天病情达到高峰，10～15天可以痊愈；主要表现为眼睑肿胀、眼红、异物感，严重时有眼睑沉重、畏光、流泪、灼热感及分泌物增多，有时因分泌物附着在角膜表面瞳孔区而造成暂时性视物不清，冲洗后即可恢复视力。当病变侵及角膜时畏光、眼痛及视力减退等症状明显加重，少数患者可同时有上呼吸道感染或其他全身症状。

69　得了"红眼病"怎么办？

首先应及时到医院就诊，在发病早期和高峰期做分泌物涂片或结膜刮片检查，以确定致病菌，并做药敏试验。同时去除病因并进行抗感染治疗，切勿包扎患眼，外出时可佩戴太阳镜以减少光线刺激。对分泌物较多的患者，可用3%硼酸溶液或生理盐水冲洗结膜囊。根据不同的病原菌选用抗生素眼药水滴眼，根据病情程度的轻重，可每隔2～3小时或每隔1小时滴一次。儿童可选用抗生素眼膏，避免滴眼液随哭泣时的眼泪排出，同时可以使药物在结膜囊内保留较长时间。治疗要及时、彻底，防止复发。同时应严格注意个人卫生和集体卫生。提倡勤洗手、洗脸，不用手拭眼。急性期患者需隔离，以避免传染，防止流行。一眼患病时应防止另一眼感染。严格消毒患者用过的洗脸用具、手帕及接触的医疗器皿。医护人员在接触患者之后必须洗手、消毒以防交叉感染，必要时应戴防护眼镜。

70　为什么有些人一到春天就会眼痒？

一到春天眼睛就痒可能是季节性过敏性结膜炎，是眼部过敏性疾病中最常见的一种，其最常见的致敏原是植物的花粉。通常为双眼发病，起病迅速，在接触致敏原时发作，脱离致敏原后症状很快缓解或消失。最常见的症状为眼痒，几乎所有的患者均可出现，轻重程度不一。也可有异物感、烧灼感、流泪、畏光及黏液性分泌物等表现，高温环境下眼痒的症状会加重。

71　如何治疗过敏性结膜炎？

无论是什么原因导致的过敏，最好的治疗方法就是避免接触过敏原。如果过敏原已经明确，可以考虑使用脱敏治疗；其次是药物治疗，常用的药物有抗组胺药、肥大细胞稳定剂、非甾体抗炎药及血管收缩剂等。对于病情严重，使用药物治疗无效的患者可以考虑短期使用糖皮质激素，多采用局部用药，对于合并眼外症状者可以全身用药。如果眼痒症状比较明显，可以选择冷敷或生理盐水冲洗结膜囊。一般过敏性结膜炎预后良好，很少会损害视力，但是容易反复发作。

72 过敏性结膜炎都是由花粉引起的吗？

过敏性结膜炎并不都是由花粉引起的，还有可能是因为接触的药物、化妆品、角膜接触镜、空气中的粉尘、螨虫、动物的皮毛、棉麻、羽毛、柳絮等引起。

73 眼球周围是无菌状态吗？

事实上眼球周围并不是无菌状态，正常情况下结膜囊内可存有细菌，而且很多人的结膜囊内可以分离出一种以上的细菌，这些正常菌群主要是表皮葡萄球菌、类白喉杆菌和厌氧的痤疮丙酸杆菌。这些细菌可以通过释放抗生素样物质和代谢产物来减少其他致病菌的入侵。当致病菌的侵害强于宿主的防御功能或宿主的防御功能受到破坏时即可发生感染。

74 什么是"脓漏眼"？

"脓漏眼"又称为新生儿淋球菌性结膜炎，潜伏期为2～5天，多为母体产道感染，出生7天后发病的为产后感染。通常双眼同时发病，除有畏光、流泪、结膜高度水肿甚至突出睑裂之外，可有假膜形成。分泌物由最初的浆液性很快转化为脓性，脓液量多且不断从睑裂流出，因此称为"脓漏眼"。

75 什么是沙眼？

沙眼是由沙眼衣原体感染引起的一种慢性传染性结膜角膜炎，因其在睑结膜表面形成粗糙不平的外观，形似沙粒，故名沙眼。20世纪50年代以前该病曾在我国广泛流行，是当时致盲的首要病因。20世纪70年代后随着生活水平的提高、卫生常识的普及和医疗条件的改善，其发病率大大降低，目前沙眼在我国已基本得到控制。沙眼通常为双眼发病，可出现畏光、流泪、异物感、分泌物增多、眼痒、眼干及烧灼感等症状。沙眼主要通过直接或间接接触感染者或其污染物传播，还可以通过母婴和节肢昆虫传播。病变过程早期有结膜浸润，如乳头、滤泡增生，同时发生角膜血管翳；晚期由于受累的睑结膜发生瘢痕，可能会导致眼睑内翻与倒睫、上睑下垂、睑球粘连，加重角膜的损害，严重时影响视力甚至造成失明。

WHO要求诊断沙眼时至少符合以下标准中的2条：上睑结膜具有5个以上的滤泡；典型的睑结膜瘢痕；角膜缘滤泡或Herbert小凹；广泛的角膜血管翳。除了临床表现，实验室检查也可以明确诊断。沙眼细胞学的典型特点是可以检出淋巴细胞、浆细胞和多形核白细胞。

76 如何治疗和预防沙眼？

治疗：沙眼的治疗包括全身和眼部药物治疗以及对并发症的治疗。治疗方法为局部用0.1%利福平滴眼剂、0.1%酞丁胺滴眼剂或0.5%新霉素滴眼剂等点眼，4次/天。夜间使用红霉素类、四环素类眼膏，疗程最少10～12周。经过一段时间的治疗后，上睑结膜仍可能存在滤泡。急性期或严重的沙眼应全身应用抗生素治疗，一般疗程为3～4周。可口服多西环素100 mg，2次/天；或红霉素每天1 g，分4次口服。手术矫正倒睫及睑内翻，是防止晚期沙眼瘢痕形成导致失明的关键措施。

预防：沙眼是一种持续时间长的慢性疾病，相应的治疗和卫生环境改善后，沙眼的症状明显减轻，避免了严重并发症。因此，培养良好的卫生习惯，避免接触传染源，改善环境，加强对服务行业的卫生管理对于沙眼的预防起到十分重要的作用。在流行地区可见沙眼的再度感染，需要重复治疗。

77 为什么角膜移植是移植排斥反应最小的？

角膜移植手术排斥反应小的主要原因是角膜在免疫学上处于相对"赦免状态"。角膜的免疫赦免包含以下几种因素。

（1）无血管，免疫效应因子无法输送。

（2）无淋巴管，抗原和抗原提呈细胞无法进入局部淋巴结。

（3）表达免疫抑制因子如转化生长因子-β（TGF-β）。

（4）表达Fas配体，活化的淋巴细胞可以诱导Fas介导的凋亡。

虽然角膜移植是器官移植中成功率最高的一种，但在抗原刺激下，尤其当病变角膜出现新生血管时，角膜移植亦会出现免疫排斥反应。

78 老年人角膜周边的白色环是什么？

老年人角膜周边的环在医学上称为角膜老年环，是角膜周边部基质内的类脂质沉着。本病常见于老年人，双眼发病。起初混浊发生在角膜上下方，逐渐发展为环形。该环呈白色，通常宽约1 mm，外侧边界清楚，内侧边界稍模糊，与角膜缘之间有透明角膜带相隔。老年环通常是一种有遗传倾向的退行性改变，但有时也可能是高脂蛋白血症（尤其是低密度脂蛋白）或血清胆固醇增高的眼部表现，尤其是40岁以下患者出现此眼部表现时，可作为诊断动脉粥样硬化的参考依据。本病一般不痛不痒，患者视力也无下降，所以不需要治疗，但应与其他感染性角膜病相鉴别。

79　什么是角膜软化症？

角膜软化症是由维生素 A 缺乏引起的，早期出现角膜、结膜上皮干燥、脱落，晚期出现角膜溃疡并伴有不同程度的角膜软化。常为双眼受累，早期有夜盲症的表现。

80　如何治疗角膜软化症？

角膜软化症治疗的原则是改善营养，补充维生素 A，防止严重并发症。病因治疗是最关键的治疗措施，同时应纠正营养不良，加强原发性全身性疾病的治疗。大量补充维生素 A，同时注意补充维生素 B_1 或复合维生素。局部滴鱼肝油滴剂，适当选用抗生素滴眼液及眼膏，以防止和治疗角膜继发感染。

81　什么是圆锥角膜？

圆锥角膜是一种以角膜中央或旁中央扩张变薄并向前呈锥形突出为特征的先天性发育异常，常于青春期前后双眼发病，造成高度不规则散光，晚期患者视力显著下降而致盲。部分患者会出现急性角膜水肿，水肿消退后会遗留瘢痕影响视力。

82　圆锥角膜的发病原因是什么？

圆锥角膜的病因尚不清楚。有学者认为本病是常染色体显性或隐性遗传，可伴有其他先天性疾患，如先天性白内障、无虹膜、视网膜色素变性等。其他危险因素包括种族因素、全身性疾病和生理状态（如唐氏综合征、结缔组织病、妊娠等）、眼部因素（如长期揉眼、过敏性结膜炎、眼睑松弛综合征等）。

83 角膜越大越好吗?

角膜大小是有一定正常范围的,正常成人的角膜横径范围为 10 ~ 13 mm,但大多数成人的角膜横径为11.5 ~ 12 mm,垂直径为 10.5 ~ 11.5 mm。当角膜横径超过13 mm时,称为大角膜,尤其是婴幼儿出现大角膜时,要注意与先天性青光眼进行区分。先天性青光眼的婴幼儿也会出现眼球增大,还会有一系列的症状和体征,如畏光、流泪、角膜混浊,以及黑白眼珠交界部位较模糊,中间有一段深蓝色过渡区域等。正常的先天性大角膜交界较清晰,所以对先天性青光眼需提高警惕,及时到医院就医。因此,角膜并不是越大越好。同样,角膜也不能太小,当角膜直径<10 mm时,称为小角膜,此时除密切观察角膜变化外,还应明确是否有其他问题,如整个眼球是否偏小、眼轴是否偏短、前房是否偏浅、结构是否异常等。有时小角膜要与真性小眼球进行区别,部分患者角膜较小但眼轴并不短,部分患者角膜小眼球也小,两类患者在处理方面有所差异。

84 角膜上会长肿瘤吗?

角膜虽然没有血管,但是角膜也是有肿瘤的,比如角膜皮样瘤、角膜原位癌[也称为上皮内上皮瘤(鲍恩病)]、角膜鳞状细胞癌等。因此,当角膜上出现异物结节时应尽快到医院就诊。

85 植物叶子伤及角膜会引起失明吗?

如果植物的叶子(竹叶、玉米叶等)伤及角膜引起感染而未及时干预治疗,可能会导致真菌性角膜炎,最终有致盲的可能。因此,如果角膜被植物叶子损伤要及时到医院就诊。

86 什么是角膜混浊?

角膜混浊是由炎症、外伤、变性、营养不良等因素导致的角膜失去透明性,包括角膜活动性病变出现的混浊和陈旧性混浊。常表现为角膜水肿、浸润、新生血管形成、角膜表面组织增生,以及角膜薄翳、斑翳、粘连性白斑、后巩膜葡萄肿等。

87 角膜活动性病变导致的混浊和陈旧性角膜混浊有什么区别?

角膜发生活动性病变时,其表面粗糙、无光泽,存在睫状充血和角膜刺激症状,角膜荧光素染色呈阳性,病变区域边界模糊不清,且范围不稳定;而陈旧性角膜混浊的边界清晰,病变范围相对稳定,角膜表面不粗糙,有光泽,不出现睫状充血和角膜刺激症状,角膜荧光素染色不着色。

88 引起角膜炎的病因有哪些?

当角膜防御能力减弱时,外界或内源性致病因素均可引起角膜组织炎症的发生,统称为角膜炎。常见的病因主要有感染源性(如细菌、真菌、病毒、衣原体、棘阿米巴原虫等)、内源性(自身免疫性全身病如类风湿关节炎、艾滋病、糖尿病等)、营养不良性、神经麻痹性及暴露性角膜炎。

89 角膜损伤都会形成瘢痕吗?

角膜由上皮层、前弹力层、基质层、后弹力层和内皮层5层结构组成,其中角膜上皮层和后弹力层是可再生的。因此,当角膜损伤仅在角膜上皮层时，一般不会留下瘢痕。但是损伤更深时，会根据损伤程度及深浅形成厚薄不等的瘢痕。浅层的瘢痕性混浊薄如云雾状，通过混浊部分仍能看清后面虹膜纹理者称为角膜薄翳。混浊较厚略呈白色，但仍可透见虹膜者称为角膜斑翳。混浊很厚呈瓷白色，不能透见虹膜者称为角膜白斑。

90　角膜炎常见的症状和体征有哪些？

角膜炎最常见的症状是眼痛、畏光、流泪、眼睑痉挛等；最典型的体征为睫状充血、角膜浸润混浊、角膜溃疡等。

91　所有的角膜炎都会伴有明显的畏光、流泪、眼痛、眼睑痉挛等症状吗？

并非所有的角膜炎都会有明显的眼部刺激症状。单纯疱疹病毒性角膜炎和神经麻痹性角膜炎可以损害角膜的知觉，因此病情发展到一定程度后眼部刺激症状可能会减退，甚至消失。

92　角膜炎会复发吗？

大部分的角膜炎治愈后一般不会复发，但是病毒性角膜炎常是由单纯疱疹病毒或者腺病毒、带状疱疹病毒、肠道病毒及柯萨奇病毒等感染引起的，发病后病毒潜伏在机体内，容易在人感冒或免疫力低下时引起角膜炎复发。

93　如何鉴别细菌性、真菌性和病毒性角膜炎？

感染性角膜炎中最常见的就是细菌性角膜炎、真菌性角膜炎和病毒性角膜炎。虽然都是角膜炎，但是其临床表现和治疗有很大的不同，因此，遇见角膜炎患者时首先要明确是什么类型的角膜炎，然后才能进行针对性的治疗。

（1）细菌性角膜炎：多为角膜外伤后或剔除角膜异物后感染细菌所致，常见的病原菌有铜绿假单胞菌、表皮葡萄球菌、金黄色葡萄球菌及链球菌。一般起病急，常在角膜感染后24～48小时发病，发展快，畏光、流泪、疼痛、视力障碍、眼睑痉挛等症状明显，多伴有脓性分泌物增多，常有眼睑水肿及痉挛、混合性充血，角膜上有黄白色浸润灶，边界模糊，周围角膜组织水肿，病灶很快形成溃疡，底部污浊，表面常有坏死组织覆盖。应注意的是铜绿假单胞菌所致的角膜炎起病急，病情重，发展迅速，由于铜绿假单胞菌产生的蛋白分解酶可以导致角膜板层溶解并迅速坏死，往往4小时波及全角膜，常伴有大量前房积脓，如不及时治疗，极易导致角膜穿孔和眼内炎。对于拟诊为细菌性角膜炎的患者，开始首选广谱抗生素进行局部或全身治疗，然后根据细菌培养及药敏试验结果进行针对性用药。如果药物不能控制感染，病情加重者应果断采用手术治疗如清创加结膜瓣遮盖术、板层角膜移植术和穿透性角膜移植术。

（2）真菌性角膜炎：是一种由致病真菌感染角膜引起的严重致盲性角膜炎。常见的致病真菌在不同地区差别较大，在发达国家及气候较寒冷的地区以白色念珠菌最为常见，而在我国以镰刀菌属和曲霉菌属为主。真菌感染前多有植物性眼外伤史、佩戴角膜接触镜史或长期使用糖皮质激素等。感染早期眼部刺激症状较轻，且病变发展缓慢，主要症状为异物感、刺痛、视物模糊并伴有少量分泌物。角膜浸润灶呈白色或乳白色、致密、表面欠光泽，呈牙膏样或苔垢样外观，溃疡周围可见免疫环，有时在角膜感染灶旁可见伪足或卫星样浸润灶，前房积脓呈灰白色，黏稠或糊状。真菌性角膜炎的治疗主要以全身或局部抗真菌治疗为主，临床治愈后应维持用药1～2周，以防复发。由于糖皮质激素可能会促使真菌感染扩散，因此急性感染期禁用糖皮质激素。当药物不能控制感染时应考虑手术治疗如角膜溃疡清创术、板层角膜移植术和穿透性角膜移植术。

（3）病毒性角膜炎：最常见的是单纯疱疹病毒感染引起的单纯疱疹病毒性角膜炎。单纯疱疹病毒是DNA病毒，有Ⅰ型和Ⅱ型两个血清型，人类是单纯疱疹病毒Ⅰ型的唯一天然宿主，主要通过密切接触传染，大部分眼部感染都是由单纯疱疹病毒Ⅰ型感染引起的。单纯疱疹病毒Ⅰ型具有嗜神经性，几乎成年人的三叉神经节内均有此病毒潜伏。近年来研究证明角膜组织、虹膜组织和泪腺也是单纯疱疹病毒Ⅰ型的潜伏和复发部位。单纯疱疹病毒引起的感染分为原发性和复发性，原发性感染常见于幼儿，可出现发热、耳前淋巴结肿大，同时可存在唇部和头面部的皮肤疱疹，眼部主要是急性滤泡性结膜炎、假膜性结膜炎或点状、树枝状角膜炎。复发性感染主要是在身体抵抗力低下或长期使用糖皮质激素、免疫抑制剂时由潜伏病毒的再活化所致。由于角膜感染后会出现典型的角膜损害并导致角膜知觉减退，因此早期可有轻度的异物感、畏光、流泪等眼部刺激症状或无明显症状。

94　单纯疱疹病毒性角膜炎分为哪些类型？

根据病变部位和病理生理特点不同，单纯疱疹病毒性角膜炎可以分为以下4种。

（1）上皮型角膜炎：病毒在上皮细胞内活化复制，会形成树枝状或地图状角膜损害，病变部位的角膜感觉减退但是其周围角膜的敏感性却相对增强，故患者主观上可能会有明显的疼痛、摩擦感和流泪等刺激症状。治疗时以抗病毒药物为主，且局部禁用糖皮质激素，预后可能会留下角膜薄翳，对视力的影响一般较小。

（2）神经营养性角膜炎：神经营养性角膜病变的形成是多因素的，包括基底膜损伤、基质内活动性炎症、泪液功能紊乱及神经营养的影响等。抗病毒药物的毒性作用会加重病情，导致无菌性溃疡难以愈合。神经营养性角膜病变多发生在单纯疱疹病毒感染的恢复期或静止期，病灶可局限于角膜上皮表面及基质浅层，也可向基质深层发展，溃疡一般呈圆形或椭圆形，多位于睑裂区、边缘光滑、浸润程度轻，但是处理不正确时可能会引起角膜穿孔。治疗时应使用不含防腐剂的人工泪液和眼膏来保持眼球表面的湿润，用抗生素滴眼剂及眼膏等预防感染。羊膜遮盖、佩戴软性接触镜或包扎患眼等可以促进角膜缺损灶的愈合。最近研究发现局部应用神经生长因子可以促进慢性上皮溃疡的愈合。

（3）基质型角膜炎：几乎所有的基质型角膜炎患者同时或曾患病毒性角膜上皮炎，根据临床表现不同可分为免疫性和坏死性两种亚型。免疫性基质型角膜炎：最常见的类型是盘状角膜炎。角膜中央基质盘状水肿，不伴有炎症细胞浸润和新生血管，后弹力层可有皱褶。慢性或复发性单纯疱疹病毒盘状角膜炎后期可发生持续性的大泡性角膜病变，炎症的反复发作导致角膜瘢痕形成或变薄、新生血管化以及脂质沉积。坏死性基质型角膜炎：表现为角膜基质内单个或多个黄白色坏死浸润灶、胶原溶解坏死以及上皮广泛性缺损。严重者可形成灰白色脓肿病灶、角膜后沉积物、虹膜睫状体炎和眼压增高等。坏死性基质型角膜炎常诱发基质层新生血管，表现为一条或多条中、深层基质新生血管，从周边角膜伸向中央基质的浸润区。少数病例可引起角膜迅速变薄穿孔，合并细菌性感染时症状更为严重。基质型角膜炎以机体的免疫炎症反应为主。因此，除了抗病毒外，抗感染治疗更为重要。

（4）内皮型角膜炎：可分为盘状、弥漫性和线状三种类型，角膜内皮炎引起的角膜基质水肿与角膜基质浸润区分较为困难。盘状角膜内皮炎是最常见的类型，通常表现为角膜中央或旁中央角膜基质水肿，导致角膜失去透明性，呈现磨玻璃样外观，在水肿区的内皮面有角膜沉积物并伴有轻度或中度的虹膜炎。线状角膜内皮炎则表现为从角膜缘开始的内皮沉积物，伴有周边角膜基质和上皮水肿，引起小梁炎时可导致眼压增高。角膜内皮的功能通常要在炎症消退数月后方可恢复，严重者可导致角膜内皮失代偿，发生大泡性角膜病变。内皮型角膜炎在给予抗病毒、抗感染治疗的同时还应该积极采取措施保护角膜内皮细胞的功能。

95 什么是角膜移植术?

角膜移植手术分为穿透性角膜移植术和板层角膜移植术。

（1）穿透性角膜移植术：以全层透明角膜代替全层混浊角膜。适应证包括中央性角膜白斑、角膜变性、圆锥角膜、顽固性角膜炎或溃疡及角膜瘘等，这种手术要求移植片的内皮细胞具有良好的活性，故最好取自死后数小时内摘除的眼球。手术原则是根据病变范围选择适当口径的角膜环钻，分别做术眼及供眼角膜切除，制作移植床（术眼）及移植片（供眼），将移植片置于移植床上，缝线固定。术毕可注入无菌空气或林格液以恢复前房。手术成功的关键是不伤害术眼的眼内组织及移植片内皮，并使移植片与移植床对位吻合良好。

（2）板层角膜移植术：将浅层角膜病变组织切除，留下一定厚度的角膜作移植床，用一块同样大小和厚度的板层移植片放在手术眼的角膜床上，以间断缝线固定。植片和植床必须平整及互相吻合，才能达到良好的光学效果。适应证包括中浅层的角膜斑翳或营养不良性混浊、进行性角膜炎、角膜溃疡和角膜肿瘤等。因手术不穿通眼球，因此相对比较安全、并发症较少，但光学效果不如穿透性角膜移植术。

96 黏附在角膜上的丝状物是什么?

如果角膜上出现一个或多个丝状物且有异物感、畏光、流泪等症状，瞬目时加重而闭眼时减轻，很有可能是感染了丝状角膜炎，丝状物主要由角膜表面的变性上皮及黏液组成。

97 丝状角膜炎的特点是什么?

丝状角膜炎可见色泽较暗、卷曲的丝状物一端附着于角膜上皮层，另一端游离，可被推动，长度从 0.5 mm 到数毫米不等。丝状物附着处的角膜下方可见灰白色上皮下混浊，而且丝状物与角膜的黏附通常较牢固。由于瞬目动作，丝状物可能会弯曲折叠，用力闭眼时可能会使丝状物从角膜表面脱落，但是在残留的角膜上皮缺损区可以重新形成新的丝状物，丝状物可在不同位置反复出现。因此，丝状角膜炎的临床症状较重，而且容易复发。

98　丝状角膜炎如何治疗？

治疗丝状角膜炎时应查找病因，并针对病因进行治疗。患者若有接触镜佩戴时间过长、用药不当（包括全身用药）、包扎眼时间过长等因素应及时矫正。患者因丝状物引起明显异物感时，可以在表面麻醉后拭去角膜丝状物，然后在结膜囊涂抗生素眼膏，包扎眼 12～24 小时。适当应用抗生素滴眼液及眼膏，防止发生继发性感染，并应用营养角膜上皮的药物，适当补充维生素类口服药。10% 半胱氨酸可减低丝状物黏性，有利于卷丝的去除。局部使用高渗剂对本病也有治疗作用，如 5% 氯化钠溶液，每天滴眼 3～4 次，晚上用眼膏涂眼。角膜上皮剥脱后可佩戴软性角膜接触镜减轻症状，同时局部使用不含防腐剂的人工泪液。

99　野外游泳后出现剧烈眼痛怎么办？

野外游泳后出现剧烈眼痛、畏光、视力下降或流泪等不适症状时需要及时到医院就诊，很有可能是棘阿米巴角膜炎。棘阿米巴角膜炎是由棘阿米巴原虫感染引起的一种严重威胁视力的角膜炎。棘阿米巴原虫主要存在于土壤、淡水、海水、泳池、谷物和家畜中，以活动的滋养体和潜伏的包囊形式存在。因此，当接触被污染的水源或土壤后眼部出现不适时应及时到医院就诊。

（杨　倩）

第八章

眼睑疾病

1 正常眼睑的外观是什么样的？

正常眼睑分为上睑和下睑，覆盖眼球前面。上睑上界为眉，下睑下界与面颊部皮肤相连续，无明显分界。上下眼睑的游离缘，即皮肤和结膜交接处称睑缘，上下睑缘之间的裂隙称睑裂。睑裂的高度、大小，因年龄、性别、种族和眼别不同会有一定的差异，成人的睑裂高度平均为7.54 mm，睑裂水平长度平均为27.88 mm。

睑裂与眼球的关系是：正常成人睁眼时，上睑缘遮盖角膜上缘1.5 ～ 2.0 mm，下睑缘则与角膜下缘相切。睑裂的颞侧端，即上下眼睑外侧交接处称外眦，呈锐角；鼻侧端，即上下眼睑内侧交接处称内眦，内眦角钝圆，略呈蹄形。内眦与眼球之间有一个小湾，称为泪湖。泪湖的鼻侧部分可见一个椭圆形肉样隆起称泪阜。泪湖的颞侧有一个红色的半月形皱襞，为结膜半月皱襞，半月皱襞相当于动物的第三眼睑，是一种退化的组织。睑缘宽2 mm，分前后两唇，前唇钝圆，后唇呈直角，紧贴眼球，两唇间皮肤与黏膜交界处形成浅灰色线，称为灰线，该处是相对无血管区，因此呈灰色。前唇有睫毛，后唇有排列整齐的睑板腺导管开口。上睑皮肤有一条沟，称上睑沟，即为双重睑。

眼睑组织分为5层，由外向内依次为皮肤层、皮下疏松结缔组织层、肌层、纤维层和结膜层。眼睑皮肤是全身皮肤最薄的部位，容易形成皱褶，其皮下组织为疏松结缔组织所构成，容易发生水肿。

2 眼睑上也会长"痘痘"吗？

眼睑上的"痘痘"一般是指睑腺炎和睑板腺囊肿，这和其他部位的"痘痘"有很大的差别。虽然睑腺炎和睑板腺囊肿在外形上很相似，都是"结节"，但是它们之间存在本质上的差异，而且临床表现及治疗方法也不同。因此，当发现眼睑出现结节时，应及时去医院就诊，进行专业治疗，切记不要盲目挤压或针刺结节，以免造成严重的后果。

3 什么是睑腺炎？

睑腺炎是指眼睑腺体的急性、痛性、化脓性、结节性炎症病变。睑板腺受累时形成局限的肿胀，称为内睑腺炎（内麦粒肿）；蔡司（Zeis）腺或莫尔（Moll）腺感染，称为外睑腺炎（外麦粒肿），红肿范围弥散而表浅。

4 睑腺炎的病因和诱发因素有哪些？

正常情况下，各种眼睑腺体能不断分泌出脂质来滋润眼睛表面。但是在某些情况下，眼睑腺体里的脂质不能正常分泌出来，积聚在眼睑腺体里，同时细菌也会在眼睑腺体里增殖、释放毒素，导致眼睑腺体发生炎症。大多数睑腺炎由葡萄球菌感染引起，其中最常见的是金黄色葡萄球菌。

睑腺炎常见的诱发因素有用眼习惯不佳（如经常用不干净的手揉眼睛），眼部化妆品质量差，过度化妆或卸妆不干净，长期佩戴角膜接触镜、隐形眼镜、美瞳等而没有做好护理工作。此外，年龄增长、激素紊乱及导致免疫力下降的基础疾病或眼睑周围疾病（如睑缘炎、痤疮、酒渣鼻等）等也有可能引起睑腺炎。

5 睑腺炎的临床表现有哪些？

睑腺炎的主要临床表现为红、肿、热、痛、急。

红：是指患病处发红；

肿：是指患侧眼睑肿胀，双眼眼睑不对称；

热：是指眼部有灼热感；

痛：是指眨眼或按压时疼痛明显；

急：是指发病急、快。

6 睑腺炎会反复发作吗？

睑腺炎会反复发作，也可能会同时出现多个病灶。

7 睑腺炎如何治疗？

诊断为睑腺炎后，早期疼痛明显时可采用局部冷敷，后期可以热敷促进结节的软化和吸收，同时用抗生素眼药点眼，结膜囊内可以涂抗生素眼膏。超短波理疗或内服清热解毒药也有助于睑腺炎的治疗。若用药后症状未缓解且脓肿形成，则考虑手术切开排脓。若脓肿尚未形成，则不宜切开，更不能挤压排脓，否则会使感染扩散，导致眼睑蜂窝织炎，甚至海绵窦脓毒血栓或败血症而危及生命。一旦发生这种情况，应尽早全身使用足量的抑制金黄色葡萄球菌为主的广谱抗生素，并对脓液或血液进行细菌培养或药敏试验，以选择更敏感的抗生素。同时，要密切观察病情，尽早发现眼眶或颅内扩散和败血症的症状及体征，以便及时进行适当处理。

8 为什么用手挤压睑腺炎会危及生命？

由于眼睑及面部静脉无静脉瓣，用手挤压时可能会导致细菌进入血管引起海绵窦血栓或败血症而危及生命。因此，眼睑及颜面部的结节及脓肿切忌用手挤压。

9 外睑腺炎与内睑腺炎有什么区别？

外睑腺炎的炎症反应集中在睫毛根部附近的睑缘处，发病时红肿范围弥散，疼痛明显，可触及压痛性硬结，同侧耳前淋巴结可有肿大及压痛。

内睑腺炎局限于睑板腺内，肿胀范围较局限，同样有硬结、疼痛和压痛等症状，睑结膜局限性充血、肿胀。

10 得了睑腺炎应该注意哪些事项？

（1）清淡饮食，减少或避免摄入辛辣刺激、高油、高盐、高糖的食物。

（2）规律作息，避免熬夜，保证充足的睡眠。

（3）养成良好的用眼卫生习惯，切勿用脏手揉眼睛，注意眼部清洁，尽量不化眼妆。

（4）出现以下情况应及时到医院就诊：热敷、使用眼药水及眼膏后，患处症状不消退反而有继续进展之势；睁眼困难、眼眶周围水肿、患处触之坚硬、压痛明显或加重；眼球活动不自如、视力下降、明显的结膜充血（眼白处明显发红）；伴有发热、寒战、头痛、精神差等全身不适症状。

11 什么是睑板腺囊肿？

睑板腺囊肿又称为霰粒肿，是睑板腺的特发性、慢性、非化脓性炎症，通常有纤维结缔组织包裹，囊内有睑板腺分泌物及包括巨噬细胞在内的慢性炎症细胞浸润。

12 睑板腺囊肿与睑腺炎有什么区别？

虽然睑腺炎和睑板腺囊肿的发病部位都是眼睑，但是睑板腺囊肿的发病部位是睑板腺，而睑腺炎的发病部位除了睑板腺还有可能是皮脂腺或变态汗腺。除此之外，睑板腺囊肿好发于青少年或中年，可能与该年龄段睑板腺分泌旺盛有关，一般病程较长，几周甚至几个月，而且睑板腺囊肿的眼睑肿块一般距离睑缘内5 mm以内，不红、不痛，结节边界清楚且无皮肤粘连，病情进展缓慢。

13 睑板腺囊肿该如何治疗？

睑板腺囊肿有自愈的可能，一般小而无症状的睑板腺囊肿可以保守治疗（热敷）或无须治疗。病灶较大者可以向囊肿内注射糖皮质激素促进其吸收，使囊肿消退。若病灶不能消退，且影响外观或视力时可手术治疗。当睑板腺囊肿合并感染时，其临床表现与睑腺炎相似，也会有热、肿、痛，需要等炎症消退，再进行手术切除。此外，应注意睑板腺囊肿也具有复发性，因此手术时一定要将囊肿内容物刮除干净并剪除囊壁以防复发。同时将切除物进行病理检查以排除睑板腺癌，尤其是复发性或老年人的睑板腺囊肿。

14 什么是"脂肪粒"？

"脂肪粒"在医学上称为粟丘疹，是起源于表皮或上皮附属器的囊肿，呈黄白色，直径1～2 mm。"脂肪粒"上面覆盖着很薄的表皮，可以挤压出坚实的球状颗粒，好发于颜面部，尤其以眼睑周围多见。

15　出现粟丘疹的原因是什么？

粟丘疹可以分为原发性和继发性两种类型。原发性粟丘疹多在新生儿期出现，由未发育的皮脂腺形成；继发性粟丘疹可以出现在任何上皮结构如毛囊、汗腺导管或皮脂腺等，常发生在皮肤物理性或药物性损伤后，可能与汗管受损有关。

16　如何治疗粟丘疹？

原发性粟丘疹一般可以自然消退，不需要治疗。继发性粟丘疹如果体积较小、数量较少不影响外观时可以不进行特殊治疗，只要保持面部清洁，避免过度去角质或长期化浓妆，避免过度劳累、熬夜，通常可以治愈。如果体积较大、数量较多时应到医院就诊，遵从医嘱治疗，切忌用手挤压。

17　什么是眼睑黄色瘤？

眼睑黄色瘤是眼睑常见的良性肿瘤，是类脂样物质在皮肤组织中的沉积。通常位于上睑近内眦部，有时下睑也会发生，常为双侧，呈柔软而扁平的黄色斑，稍隆起与周围正常皮肤边界清楚，好发于老年人。

18　眼睑黄色瘤的高危因素有哪些？

遗传性血脂过高、糖尿病和其他继发性血脂过高的患者出现眼睑黄色瘤的概率较高。

19 如何治疗眼睑黄色瘤？

眼睑黄色瘤一般只会对外观有影响，非必要可以不治疗。如果有外观要求可以到正规医院进行手术切除、冷冻或激光切除。应注意的是眼睑黄色瘤有一定的复发可能。

20 眼睑皮肤的色素痣如何治疗？

色素痣是眼睑先天性扁平或隆起的病变，边界清楚，可在幼年即有色素，有些直到青春期或成人时才有色素。眼睑色素痣有交界痣、真皮内痣、混合痣、蓝痣、太田痣等。色素痣如无迅速增大、变黑及破溃出血等恶变迹象时，可不必治疗；如因美容需求而切除时，必须完整且彻底地将其切除，否则残留的痣细胞可能受手术刺激而恶变。

21 眼睑皮肤会患肿瘤吗？

眼睑皮肤会患肿瘤，一般分为良性肿瘤和恶性肿瘤。其中，良性肿瘤最常见的是眼睑血管瘤（如毛细血管瘤、海绵状血管瘤等）、色素痣、乳头状瘤、角化棘皮瘤、眼睑黄色瘤等。恶性肿瘤中最常见的是基底细胞癌，其次是鳞状细胞癌，还有皮脂腺癌和恶性黑色素瘤等。

22 眼睑肿瘤需要治疗吗？会影响视力吗？

良性的眼睑肿瘤一般不会影响视力，当肿瘤影响美观或明显变大压迫眼球时可以到医院就诊，遵医嘱进行适当的治疗或手术切除。然而眼睑的恶性肿瘤不仅会对眼部组织造成破坏，同时可能会转移到身体其他器官甚至危及生命。因此，眼睑恶性肿瘤需要根据病情进行相应的手术治疗或放化疗。注意对切除的组织一定要进行病理检查。

23　什么是内眦赘皮？

内眦赘皮是指遮盖内眦部垂直的半月状皮肤褶皱，是一种比较常见的先天异常，可能的原因是面部骨骼发育不良，在3～6个月幼儿中常见。该病多与遗传、生理解剖等先天因素有关，还可能与烧伤、化学伤或手术创伤等后天因素有关。

24　内眦赘皮需要治疗吗？

幼儿或儿童的内眦赘皮一般不需要治疗，随着年龄的增长，鼻梁及面部骨骼充分发育后皱褶大多会消失。而成人或后天创伤因素导致的内眦赘皮则需要进行手术治疗。应当注意的是，内眦赘皮的皮肤皱褶因遮蔽内眦、泪阜及部分鼻侧巩膜，常被误认为共同性内斜视，需要仔细鉴别。

25　内眦赘皮会遗传吗？

内眦赘皮有可能会遗传。如果父母中有一方或双方存在内眦赘皮的情况，则孩子患有内眦赘皮的概率会更高。

26　什么是"兔眼"？

"兔眼"又称为眼睑闭合不全，是指上下眼睑不能完全闭合，导致部分眼球暴露。

27　眼睑闭合不全的原因是什么？

眼睑闭合不全最常见的原因是面神经麻痹，其次为瘢痕性睑外翻或严重睑球粘连限制眼睑的活动。此外，眼眶容积与眼球大小的比例失调，如甲状腺病性突眼、眼眶肿瘤、先天性青光眼、后巩膜葡萄肿等均可能导致眼睑闭合不全。全身麻醉或中毒昏迷时也可能发生功能性眼睑闭合不全。

28　眼睑闭合不全会有什么影响？

正常情况下，闭合眼睑时眼球会反射性地上转（Bell现象），只暴露下方少量的球结膜，因此轻度的眼睑闭合不全会导致结膜充血、干燥、过度角化，中度以上的眼睑闭合不全会使角膜受累，导致角膜上皮干燥脱落，严重者甚至引起角膜溃疡、视力不同程度的下降。

29　如何治疗眼睑闭合不全？

生理性眼睑闭合不全未对眼表造成影响时可先保守观察，当眼睛出现异物感、烧灼感等不适症状时则需要治疗。由于引起眼睑闭合不全的原因复杂多样，治疗方法各有不同。首先，应针对病因进行治疗：针刺疗法可能对部分面神经麻痹患者有效；瘢痕性睑外翻者应手术矫正；甲状腺相关眼病眼球突出时可考虑对垂体及眼眶组织行紧急放射治疗或考虑眶减压术，减轻组织水肿，缓解眼球突出。其次，在病因未去除前，应尽早采取有效的措施来保护角膜。病情较轻者可以在结膜囊内涂抗生素眼膏，然后牵引上下睑使之互相靠拢，再用眼垫遮盖；或使用湿房镜，即用透明塑料片或胶片做成锥形空罩，覆盖于眼上，周围以粘膏固定密封，利用泪液蒸发保持眼球表面湿润。重度患者可以行睑缘缝合术。

30 眼皮为什么抬不起来？

"眼皮抬不起来"医学上称为"上睑下垂"。上睑正常的位置是在上方角膜缘和上方瞳孔缘的中部，上睑下垂是指上睑提肌和米勒肌（Müller's muscle）肌功能部分或完全丧失，导致眼睛在目视前方时，上睑缘遮盖上部角膜超过 2 mm。上睑下垂一般分为先天性和获得性两大类。先天性上睑下垂主要是由于动眼神经核或提上睑肌发育不良引起的，具有遗传性，为常染色体显性或隐性遗传。获得性上睑下垂是由于动眼神经麻痹、提上睑肌损伤、交感神经疾病、重症肌无力及机械性开睑运动障碍导致的，如上睑的炎性肿胀或新生赘物等。

31 如何诊断上睑下垂？

上睑下垂需要结合病史和临床表现才能做出诊断。先天性上睑下垂常为双侧，但两侧不一定对称；也可为单侧，常伴有眼球上转运动障碍。双眼上睑下垂较明显的患者眼睑皮肤平滑、薄且无皱纹。若瞳孔被眼睑遮盖，患者为克服视力障碍，会仰头视物或动用额肌的力量来提高上睑缘的位置，长时间会在额头形成较深的横行皮肤皱纹并牵拉眉毛向上，呈弓形突起。获得性上睑下垂多有相关病史或伴有其他症状，如动眼神经麻痹可能伴有其他眼外肌麻痹；提上睑肌损伤一般会有外伤史；交感神经损害会有霍纳（Honer）综合征的其他表现；重症肌无力所致的上睑下垂具有晨轻暮重的特点，注射新斯的明后症状明显减轻。同时，应与下颌瞬目综合征（Marcus-Gunn综合征）相鉴别。Marcus-Gunn综合征是一种三叉神经和动眼神经的联合运动，是临床上罕见的遗传病。一般以男性多见，典型改变为张口、使下颌移向对侧或咀嚼等动作时，出现上睑下垂眼的上睑提起，睑裂开大，并随咀嚼动作瞬目，闭口时恢复上睑下垂的特征，由此可与先天性上睑下垂相鉴别。

32 上睑下垂依据病因如何分类？

按上睑下垂的病因分类可以分为以下四类。

（1）机械性上睑下垂：指上睑增厚及重量增加引起的上睑下垂，如感染、肿瘤等。

（2）腱膜性上睑下垂：指上睑提肌腱膜从睑板上脱离或者裂开，多为继发性，如老年性退变或者创伤造成。

（3）肌源性上睑下垂：指上睑提肌发育不良造成的肌源性下垂，是儿童上睑下垂最常见的病因，也是全身性肌肉疾病的一种表现，最常见的是重症肌无力。

（4）神经源性上睑下垂：各种原因引起的支配上睑提肌的动眼神经和支配米勒肌的交感神经功能障碍导致的上睑下垂，如下颌瞬目综合征、先天性Horner综合征等。

33 如何治疗上睑下垂？

不同病因导致的上睑下垂，其治疗方式有所不同。先天性上睑下垂以手术治疗为主，当上睑遮盖瞳孔时，为避免影响视力及视神经发育，应尽早手术，尤其是单眼患儿。因神经系统疾病、其他眼部或全身性疾病所致的获得性上睑下垂，应先进行病因治疗或药物治疗，如维生素 B 类药物、能量合剂、活血化瘀的中药和理疗等，系统治疗半年以上无效再考虑手术治疗。

矫正上睑下垂常见的手术方式有提上睑肌缩短术和额肌瓣悬吊术等。手术方式的选择主要依据病情程度和肌力的功能。轻度上睑下垂是指患者自然睁眼平视时上睑缘遮盖角膜上缘超过 3 mm，中度是上睑缘下垂遮盖角膜1/2，重度是上睑缘下垂超过角膜1/2或遮盖全部角膜。通过指压眉弓测试上睑提肌的功能，睑缘活动度小于 4 mm 表示肌力很差，5 ~ 7 mm 为中等，大于 8 mm 为良好。

34 什么是先天性睑裂狭小综合征？

先天性睑裂狭小综合征也称为先天性小睑裂，是一种常染色体显性遗传病，外显率高，常有连续的垂直传代史。其特征是睑裂狭小、合并上睑下垂、逆向内眦赘皮、内眦间距过远、下睑外翻、鼻梁低平和上眶缘发育不良等一系列眼睑和颜面部发育异常，面容特殊。先天性小睑裂不仅会影响外观，还会导致眼睛功能发育不良，形成弱视或斜视。因此，幼儿的先天性小睑裂要及早手术治疗，而且手术一般需要分多次进行。

35 为什么眼睑容易肿胀？

眼睑皮肤是全身皮肤中最菲薄的，皮下组织与其下的眼轮匝肌结合也较为疏松，因而此处容易发生液体积聚、肿胀。

36 眼睑肿胀的原因有哪些？

眼睑肿胀的原因可分为生理性和病理性两类。

生理性因素包括：①睡眠习惯，如枕头过低、夜间睡眠不足或过多以及睡眠体位不当（如趴着睡觉）压迫眼睑等；②睡前饮水过多或饮食过咸；③情绪激动哭泣；④月经期，雌激素水平波动。生理性因素引起的暂时性眼睑水肿，可很快自行消退。

病理性因素包括：①过敏反应，可因某些食物、药物以及昆虫叮咬、花粉等引起；②眼部炎症，如睑腺炎、眼睑脓肿、急性泪囊炎、急性结膜炎、鼻窦炎、副鼻窦炎等；③肿瘤，如眼睑皮肤肿瘤、眼眶肿瘤、鼻窦肿瘤等；④全身性疾病，如肾脏疾病、心脏疾病、内分泌疾病、贫血、营养不良、血管神经性水肿等。

37 眼睑肿胀需要治疗吗？

生理性眼睑肿胀不需要治疗，改变睡眠、睡前饮食习惯，热敷、按摩眼周有助于促进肿胀消退。病理性眼睑肿胀应查明病因，对因治疗，特别是在排除眼部疾病因素后双眼眼睑肿胀持续不消退者，应尽早就医，以排查可能出现的全身性疾病。

38 人们常说的"左眼跳财，右眼跳灾"有科学依据吗？

"左眼跳财，右眼跳灾"这种说法并没有任何的科学依据。俗话中的"眼皮跳"在医学上称为眼睑痉挛。

39 什么是眼睑痉挛？

眼睑痉挛是指眼部肌肉不自主地收缩并带动表面皮肤跳动。一般表现为单侧和（或）双侧眼睑或眼周软组织的不自主抽动。因此，眼睑痉挛不仅会发生在上眼睑，也会发生下眼睑及其他眼周组织。

40 为什么会出现眼睑痉挛？

眼睑痉挛可能是一过性或间断性的，也可能会持续存在甚至是不断进展的。一般来讲，眼睑痉挛可以分为生理性和病理性两种类型，类型不同其病因也不同。

生理性眼睑痉挛是大家生活中最常见的，一般由长时间的过度用眼、屈光不正、刺激性饮食、压力过大、休息不佳或情绪过度紧张等诱发因素引起。生理性眼睑痉挛通常是短时间内出现单次跳动或出现数次的连续跳动，跳动幅度较小，往往局限于单眼，偶见双眼。一般诱发因素去除后多可自行缓解，不需要特殊治疗。当眼睑痉挛持续时间长、发作频繁、跳动幅度较大、波及范围增加甚至逐渐加重并累及同侧的眉毛、脸颊及嘴角等时则需要考虑病理性眼睑痉挛。引起病理性眼睑痉挛的原因有很多，如异物或细菌等局部刺激引起的眼部疾病、颅内血管压迫或肿瘤、炎症刺激等影响到支配眼部肌肉的神经以及一些药物（如抗精神病药物、抗组胺药等）的副作用等。应当注意的是，当出现眼睑痉挛时应注意与梅杰综合征相鉴别。

41 出现眼睑痉挛后该怎么办？

大多数情况下，当出现眼睑痉挛时可以适当地放松、保证充足的睡眠、科学用眼及合理饮食，一般不需要特殊处理症状会自行缓解。如果有屈光不正，应进行屈光矫正。如果是眼内异物、倒睫或眼部炎症刺激导致的眼睑痉挛，应针对病因进行治疗。还有部分患者选择重复性注射A型肉毒杆菌毒素，暂时性麻痹神经、肌肉来改善症状，但是不能根治，而且重复注射后会出现耐药性，导致药物的效果和持续时间降低。若经过上述处理后症状无明显缓解甚至加重，应及时到医院就诊，明确引起病理性眼睑痉挛的原因，根据具体病情进行药物或手术治疗。

42 "眼睛干涩，挤眼严重"为什么要警惕梅杰综合征？

梅杰综合征是一种涉及眼睑痉挛和口下颌肌肉不自主抽动的节段性肌张力障碍。通常在老年期起病，以40～70岁居多，多见于女性。典型的梅杰综合征发病时会出现眼干、眼涩，睁眼困难，面肌痉挛，逐步发展至口周部。多数患者以阵发性眼睑痉挛为首发症状，表现为频繁眨眼、流泪、畏光、怕风，随病情发展，出现严重的双眼睑痉挛、睁眼困难，用眼时需用手撑扶才能看清楚，严重影响生活质量。

43　梅杰综合征的发病诱因有哪些?

梅杰综合征的病因目前还不清楚,研究发现精神心理因素、面部神经感染、药物、创伤引起的神经压迫等因素可能与梅杰综合征的发病相关。多数学者认为脑部基底核受损,多巴胺能受体超敏或多巴胺递质失衡可能在梅杰综合征的发病机制中具有重要作用。

44　梅杰综合征与干眼症怎么区分?

梅杰综合征早期会出现与干眼症类似的表现,如眼睛干涩、眼痒、畏光、怕风,频繁地眨眼、眼部肌肉抽搐,但一般视力正常,不会出现视物模糊,且梅杰综合征还伴有面部、嘴巴或颈部肌肉对称的抽动,以及磨牙、吐舌头、噘嘴等表现。梅杰综合征用人工泪液或泪点栓塞术是没有效果的。而干眼症到后期会出现视物模糊、分泌物增多、灼热感,严重者会出现眼睛红肿充血、结膜炎、角膜炎、角膜干燥、角质化等病变。

45　梅杰综合征可以治愈吗?

梅杰综合征目前是无法治愈的。临床上对于梅杰综合征的治疗,不论是药物治疗还是手术治疗,主要是对症治疗,以控制和改善症状,提高生活质量为主要目的。

治疗方法主要包括口服药物治疗、肉毒素注射治疗和手术治疗等。病程早期可采取口服药物治疗,但药物治疗也只对部分患者有效。此外,也可结合局部注射肉毒素治疗,但疗效有限,且易复发。对于病程较长、日常生活明显受到影响、口服及局部注射治疗效果不佳者,可考虑手术治疗。

46 A型肉毒杆菌毒素的作用及注意事项有哪些?

肉毒杆菌毒素是肉毒杆菌产生的含有高分子蛋白的神经毒素,主要作用是抑制神经末梢释放乙酰胆碱,使肌肉相对松弛。肉毒杆菌毒素目前有A、B、C、D、E、F、G七个类型,其中最常用的是A型肉毒杆菌毒素。其主要是应用在医疗美容方面如祛除皱纹、瘦脸瘦腿、改善眉型、提升口角和止汗等,在临床医疗方面主要用于治疗眼睑痉挛、面部痉挛和一些急性麻痹性斜视、共同性斜视和无法手术矫正的斜视等,以及缓解紧张性头痛、偏头痛、颈源性头痛等疼痛症状。使用时应注意以下事项。

(1)A型肉毒杆菌毒素本身就是剧毒,因此保存及使用者都是受过专门训练的人员。

(2)使用本品时一定要注意适应证及可能出现的过敏反应,注射后需要观察一段时间,无不良反应后才可离开。

(3)必须是有临床执业资格的医生实施注射操作,操作必须规范,避免将肉毒杆菌毒素注射到血管内而造成严重的后果,如出现血管炎、过敏反应、休克、不同部位血管的栓塞等。

(4)注射后严格遵医嘱,注意避免感染,出现任何不适及时就医。

(杨 倩 薛 瑢 董 一 郭强英)

第九章

泪道疾病

1 "流眼泪"一定是泪道有问题吗?

我们常说的"流眼泪"一般由两方面原因引起:一是泪液生成过多,常见的原因有情绪激动、气味刺激、风沙刺激,以及一些全身性疾病如甲亢等;二是泪道排出系统异常,常见的原因有泪点闭锁、狭窄、外翻,泪囊炎,以及各种原因导致的泪道狭窄或阻塞。"流眼泪"有可能只是泪液生成过多或泪道排出系统异常所致,也有可能是泪液生成过多的同时伴有泪道排出异常所致。

2 人们常说"一把鼻涕一把泪",鼻涕里真的只有鼻涕吗?

人们常用"一把鼻涕一把泪"来形容悲伤痛哭时的表现,其实这时"鼻涕"的绝大部分成分是眼泪。首先我们来了解一下泪道系统的解剖结构,泪液形成后经过眼睑上下的泪点进入泪小管、泪总管、泪囊及鼻泪管,最终进入鼻腔终止于下鼻道,因此眼睛和鼻腔是相通的。当人们泪如泉涌时,一部分泪液来不及由泪道系统排出,经睑裂流出;而另一部分泪液经泪道系统流入鼻腔,最后与鼻腔内的分泌物相混合以"鼻涕"的方式排出。因此,此时的"鼻涕"绝大部分是泪液。

3 为什么会"迎风流泪"?

正常情况下人们时时刻刻都在分泌泪液,一部分泪液在眼睛表面起到保湿作用，最后被蒸发掉，另一部分则通过虹吸作用经过泪点、泪小管、泪道流入鼻腔。有些人对寒冷刺激比较敏感，当眼睛受到冷空气的刺激时，泪腺的分泌功能增强，分泌出较多的泪液；同时，泪小管遇到冷风刺激后，眼部的括约肌发生收缩，最终导致进入泪小管的泪液减少，剩余过多的泪液存留在眼部从眼睑排出，便出现了流泪现象。实际上这种现象是泪腺对寒冷刺激所产生的一种保护性生理反应，而且随着年龄的增长，泪小管的虹吸功能会降低、眼睑皮肤也会松弛，导致"迎风流泪"的症状明显加重。这也是为什么"迎风流泪"现象多见于老年人。

4 如何正确地擦拭眼泪？

我们经常见到人们在哭泣或流泪时直接用手、纸巾或手绢等揉擦眼睛，这个看起来很小、很不经意的动作却有可能伤到眼睛。到底该如何正确地擦拭眼泪才能避免伤害眼睛呢？正确的做法应该是像戏剧里一样去拭泪，即待眼泪流出后用干净的软手绢或纸巾将眼泪拭干，不能直接在眼睛上揉搓。因为直接揉擦眼睛不仅会压迫到眼球，还有可能导致睫毛或其他异物进入或擦伤眼睛。当手或物品不干净时还可能引起眼部感染。有些老年人经常揉擦眼睛还会导致眼睑外翻。

5 什么是鳄鱼泪综合征？

鳄鱼泪综合征是指由于发育不良或后天性面神经麻痹恢复时，神经发生错位性再生，导致患者进食分泌唾液的同时眼泪分泌也增加，出现病侧眼流泪的现象。

6 真的存在没有泪液的人吗？

确实存在没有泪液的人，临床上患有家族性自主神经失调症（又称

Riley-Day综合征）的患者，由于先天性感觉异常，可表现为无泪、角膜知觉缺失、神经麻痹性角膜炎、角膜溃疡等，同时可能伴有异常多汗、味觉缺失、肌肉活动不协调及吞咽和构音障碍。

还有一些导致泪液分泌减少的疾病，如Sjögren综合征，主要特征为泪液、唾液分泌明显减少，表现为干燥性角膜炎、口腔干燥、黏膜干裂、腮腺肿大，伴有类风湿关节炎，以及皮肤干燥无汗、胃酸缺乏、肝脾肿大等。非Sjögren综合征导致的泪液分泌过少的疾病常见于泪腺疾病（如泪腺炎、Mikulicz综合征）、泪腺外伤、手术、面瘫等。

7 上下睑缘内侧的"小眼"是什么？

有些患者因发现上下睑缘内侧有一个"小眼"到眼科门诊就诊，问医生"自己的眼睛是不是漏了"。其实这个"小眼"在医学上有一个专业名称叫作"泪点"，是泪道的起始部位，属于正常的组织结构。一般直径为 0.2 ～ 0.3 mm，泪点开口面向泪湖，贴附于眼球表面。当泪点出现异常时，如炎症、堵塞、位置异常、闭锁、缺失等，会导致溢泪。

8 先天性泪点缺失怎么办？

先天性泪点缺失会导致患者流泪、分泌物增多，看起来总是泪眼汪汪的。当出现先天性泪点缺失时应及时到正规医院就诊并进行相关的眼部检查，如泪道的超声生物显微镜检查、泪道的CT三维重建、鼻腔检查等，明确有无泪小管、泪囊及骨性鼻泪管。由于正常的泪道系统是由泪点、泪小管、泪总管、泪囊及鼻泪管构成，因此任何一个部分出现异常均会导致溢泪。根据病情的不同程度治疗方式也不尽相同。如果只是单纯的泪点缺失，可以行人工泪点成形术（泪点再造术），术后效果较好。但是如果存在泪小管、泪囊甚至鼻泪管缺如时，手术比较复杂，需要根据病情行结膜泪囊吻合术、鼻泪管置管术、泪道激光手术、结膜囊鼻腔吻合术、泪道成形术等，术后需要定期复诊。

9 按压内眼角时为什么会有声音？需要治疗吗？

当眼、面部没有外伤史，也不伴有其他眼部不适，仅仅是按压内眼角有声音出现，多考虑是正常的生理现象。这种声音是由于泪液由泪点进入泪囊时，带入一部分空气，在泪囊内形成气泡，按压内眼角时会挤压到泪囊，导致气泡发出声音，这种情况不需要特殊治疗。但是当眼、面部有外伤史，并伴有内眼角按压有声音时应当进行眼部及眼周检查，排除是否存在泪小管断裂和内眼角皮下气肿。当出现泪小管断裂或眼眶骨折时，会导致泪液、气泡或鼻腔的气体进入皮下组织，按压时气泡破裂出现"咕叽咕叽"的声音。泪小管断裂通常需要手术治疗，找到断裂的泪小管断端后行泪小管断端吻合修复术。眼眶骨折导致的皮下气肿通常可以自行吸收，但是骨折需要根据具体病情决定是否行眼眶骨折修复术。

10 泪道狭窄或阻塞的常见病因有哪些？

导致泪道狭窄和阻塞的原因有很多，主要包括以下几种。

（1）先天性及发育异常：如先天性 Hasner 瓣膜阻塞、泪点或泪道闭锁、先天性泪小管缺失、鼻腔先天发育异常等。

（2）炎症：包括眼睛局部的炎症如睑缘炎、急慢性结膜炎、沙眼、睑腺炎、急慢性泪囊炎等，以及眼邻近组织的病变如鼻息肉、肥厚性鼻炎、下鼻甲肥大等。

（3）外伤：常见的有泪小管断裂、眼眶骨折、鼻骨及上颌骨骨折、局部热烧伤或酸碱烧伤等。

（4）肿瘤：常见的有泪囊肿瘤、鼻及副鼻窦肿瘤等。

（5）其他原因：如异物阻塞、鼻腔手术、口腔颌面外科手术、严重过敏等。

11 泪道狭窄或阻塞的临床表现有哪些？如何治疗？

泪道狭窄或阻塞的常见临床表现为溢泪、结膜充血、局部皮肤湿疹、分泌物增多、内眦部红肿等。治疗原则是控制感染病灶，去除泪道阻塞，恢复或重建泪液流出通道。目前最常见的治疗方法包括泪道置管术、泪道激光手术、泪囊鼻腔吻合术等手术方法。

12 什么是泪道置管术？术后注意事项有哪些？

泪道置管术是一种将泪道引流管放置在泪道阻塞或断裂部位的微创治疗方法，手术成功率较高，无须皮肤切口及骨壁开窗，术后无皮肤瘢痕，但有一定复发概率。泪道置管术手术操作方法较为简单，术中出血少，患者容易耐受。此外，手术不改变泪道局部解剖结构，即使泪道阻塞复发，也可再次植入。

泪道置管术后注意事项有以下几项。

（1）每日遵医嘱按时滴眼药水、眼药膏。

（2）保持眼部清洁卫生，避免用脏毛巾洗脸，以防慢性、反复的结膜炎症。

（3）忌过食辛辣、有刺激性的食物，勿暴饮暴食。

（4）及时清理眼部分泌物和鼻腔分泌物。

（5）术后要定期冲洗泪道。

（6）拔管时间一般为术后 3 ~ 6 个月，具体拔管时间根据病情而定。

（7）拔管后须遵医嘱定期到医院冲洗泪道。

13 什么是泪道激光手术？手术的适应证和注意事项有哪些？

泪道激光手术是指在局麻下，通过柔软的光导纤维将激光传导进入泪道的腔道内，利用激光发射所产生的能量将泪道内阻塞物气化，从而达到疏通泪道的目的。泪道激光手术可以单独用来治疗泪道狭窄或阻塞，也可以联合泪道置管术。泪道激光手术的适应证包括泪点狭窄或阻塞，泪总管、鼻泪管狭窄或阻塞，慢性泪囊炎，泪囊鼻腔造口术复发和部分泪点闭锁等。

泪道激光手术时应注意以下事项。

（1）避免眼部损伤，操作过程中注意避免激光能量对泪道及周围组织的损伤。

（2）避免形成假道，假道多与操作不当有关，激光治疗时应将眼睑固定，使泪小管处于拉紧变直状态，避免形成假道。

（3）避免局部感染，手术过程严格消毒，术后严格遵医嘱全身或局部使用抗生素。

（4）泪道激光手术效果一般可以长期维持，但也有复发的可能。其他注意事项与泪道置管术的注意事项相同。

14 为什么有的新生儿出生后不久会出现溢泪、黄脓性分泌物和眼睛睁不开的现象？

如果新生儿出生后不久发现溢泪、内眼角泪囊区红肿并有大量的黄色黏脓性分泌物，可能是患上了新生儿泪囊炎。正常情况下鼻泪管是在胚胎发育中逐渐形成的，在婴儿出生时鼻泪管下端开口处仍有一个黏膜皱襞（Hasner瓣膜），可部分或全部遮盖住鼻泪管的开口。大部分婴儿出生后数周至数月内Hasner瓣膜可自行破裂。但是如果鼻泪管下端发育不完全，或发育过程中残留的膜状物阻塞了鼻泪管，导致泪囊内泪液和细菌难以排出，便可出现溢泪及分泌物过多的症状。若继发细菌感染，出现黏脓性分泌物，则为新生儿泪囊炎。

此病应与新生儿淋菌性结膜炎相鉴别，新生儿淋菌性结膜炎也可出现流泪、眼部红肿及脓性分泌物较多的情况，但其特点是一般双眼发病，结膜高度充血、水肿，大量脓性分泌物，眼部红肿为上下眼睑高度红肿而不仅限于泪囊区，且患儿母亲可有淋菌性阴道炎或淋菌性尿道炎等淋球菌感染史。

15 新生儿泪囊炎应如何处理？

新生儿泪囊炎应及时到医院就诊，遵从医嘱治疗。由于新生儿泪囊炎多与先天性鼻泪管阻塞有关，而大部分先天性Hasner瓣膜阻塞可在出生4～6周后自行开放，因此早期可以通过按摩泪囊区和抗生素滴眼液滴眼控制炎症，以及采用缓解鼻腔充血的婴儿滴鼻剂保守治疗。若保守治疗无效，则可采用加压冲洗泪道、鼻泪管探通术等治疗方法，但应注意，炎症期禁行泪道冲洗或泪道探通术，以免感染扩散。如果症状未缓解或症状较重需要警惕眼眶蜂窝织炎，它有可能会损害视力甚至危及生命，需要及时就诊治疗。

16 新生儿泪囊炎的注意事项有哪些？预后如何？

新生儿泪囊炎患者为婴幼儿，治疗过程中要保持患儿手、眼及面部清洁，给患儿按摩前后、点眼药水前后均需洗手。由于患儿用药个体差异较大，因此应遵医嘱用药，切忌盲目用药，并密切观察患儿用药后的情况，如出现药物过敏反应须立即停药并尽快就诊。由于新生儿鼻泪管下端遗留的胚胎残膜在出生后数周至数月内可自行开通，因此新生儿泪囊炎通过及时、有效地按摩泪囊和抗生素眼药水治疗后，炎症会减轻或消失，鼻泪管也可能自行开通，因此一般预后较好。但若鼻泪管无法自行开通或眼部刺激症状长期存在，则可通过手术治疗如采取泪道探通术等。

17 为什么老年人总是"泪眼蒙眬"？

很多老年人常发觉"眼睛流泪""泪眼蒙眬"，如果仅仅是流泪，没有视力影响，无眼红、眼痒、分泌物增多，泪道冲洗检查通畅，未见分泌物，那么导致"眼睛流泪""泪眼蒙眬"的原因可能是老年性功能衰退，主要原因包括以下几种。

（1）皮肤松弛：老年人的皮肤和眼睑松弛，在重力作用下泪点不能紧贴眼球导致泪点的虹吸作用减弱或消失，大部分泪液无法进入鼻泪管，而是在睑缘处堆积或顺着眼角流出来。

（2）泪小管、鼻泪管萎缩：随着年龄增长，组织器官会出现退行性萎缩的现象，泪小管发生萎缩后，泪液难以通过泪小管进入鼻腔，导致泪液在眼睑缘堆积或溢出。老年性功能衰退导致的流泪一般无特殊治疗方式，可以选择热敷眼部，缓解眼部疲劳，促进眼部周围血液循环。如果流泪时无眼痒、眼痛，但伴有分泌物增多，泪道冲洗不通畅或伴有分泌物反流，很可能是泪道阻塞或慢性泪囊炎引起的。此时，应当遵医嘱进行药物治疗或手术治疗。

（3）眼睑外翻、倒睫：眼睑外翻时泪点不能紧贴眼球导致泪点的虹吸作用减弱或消失；倒睫时睫毛摩擦、刺激眼球导致刺激性泪液分泌过多最终导致泪液由眼睑缘流出。眼睑外翻和倒睫导致的流泪需要手术去除病因。因此，老年人长期流泪时需要及时到医院就诊，根据病因采取不同的方式进行合理有效的治疗，以免延误病情。

18 什么是慢性泪囊炎？

慢性泪囊炎是泪囊病变中最常见的类型，由鼻泪管下端狭窄或阻塞引起泪囊内的泪液或分泌物滞留并伴发细菌感染引起，常见的致病菌有肺炎球菌、链球菌、葡萄球菌和白色念珠菌等。慢性泪囊炎的主要表现为溢泪，泪囊区的皮肤潮红、糜烂等，挤压泪囊区可见黏液或黏脓性分泌物自泪点流出。泪囊内的分泌物长期引流不畅会导致泪囊逐渐增大形成泪囊黏液囊肿。由于慢性泪囊炎是眼部的感染病灶，泪囊中的致病菌及脓性分泌物也可能会反流到结膜囊，使结膜囊长期处于带菌状态。发生眼外伤或施行内眼手术时，极易引发感染，导致结膜炎、角膜炎甚至角膜溃疡和化脓性眼内炎。因此，要高度重视慢性泪囊炎的潜在危害，特别是在施行内眼手术前，必须先治疗泪囊炎，避免引起眼内化脓性感染。

19 为什么慢性泪囊炎多见于中老年女性？

慢性泪囊炎的诱发因素较多且复杂，常与沙眼、泪道外伤、鼻炎、鼻中隔偏曲和下鼻甲肥大等因素有关。慢性泪囊炎在中老年女性中更常见，原因在于女性鼻泪管比男性的更细长，更容易发生阻塞和继发感染。

20 如何治疗慢性泪囊炎？

慢性泪囊炎的治疗原则是先进行药物治疗控制炎症，然后行手术治疗使堵塞的泪道重新通畅。

药物治疗控制炎症时应注意，在滴用抗生素滴眼液前需要先挤出泪囊内的分泌物，也可以在泪道冲洗后注入抗生素滴眼液，所有操作都需要注意手部卫生。

手术治疗开通阻塞的鼻泪管是治疗慢性泪囊炎的关键。鼻腔的检查也十分重要，明确在鼻中隔和鼻甲之间是否有足够的引流空间，对于估计手术效果有着重要的意义。常用的手术方式是泪囊鼻腔吻合术，术中将泪囊通过一个骨孔与鼻腔黏膜相吻合，使泪液从吻合口直接流入中鼻道。鼻内窥镜下鼻腔泪囊造口术或鼻泪管支架植入术，也可达到消除溢泪、根治慢性泪囊炎的目的。无法行吻合术或造口术的患者（如高龄患者），可考虑泪囊摘除术以去除病灶，但术后溢泪症状可能依然存在。

（杨　倩　钱　诚）

第十章

晶状体疾病

1　正常的晶状体为什么是透明的？

　　晶状体的透明性主要与以下因素有关：①晶状体内无血管；②晶状体细胞结构的准确排列及晶状体纤维蛋白基质的高度有序化；③晶状体内相对稳定的离子、水分和pH水平。

2　晶状体能直接看到吗？

　　从外观来看，眼球分为"黑眼珠"和"白眼球"。实际上，"黑眼珠"外圈是棕色的，只有中间的圆圈（实为瞳孔）才是黑色的。"黑眼珠"外圈的棕色，是我们透过角膜看到的虹膜颜色。晶状体位于虹膜和玻璃体之间，由于晶状体是透明组织，因此正常情况下瞳孔区是没有颜色的。而大家之所以会看到黑色，是由于眼球里面相当于一个暗室，通过瞳孔进入眼睛的光线聚焦到视网膜后没有光线反射出来，所以看到的瞳孔呈黑色。因此，正常情况下，肉眼是看不到晶状体的。

3　晶状体会出现哪些异常？

　　晶状体为透明的双凸形扁圆体，位于虹膜之后、玻璃体之前，其周围由晶状体悬韧带固定于中央瞳孔区。晶状体的透明度、形态或位置发生异常均可导致视力障碍。晶状体透明度发生改变，出现混浊，就是常说的白内障。晶状体的形态异常如晶状体膨胀可导致屈光度发生改变。晶状体位置改变如晶状体异位或脱位可导致复视或视力下降。

4 什么是白内障？

白内障是指各种原因如老化、遗传、代谢异常、外伤、辐射、中毒、局部营养障碍等引起晶状体囊膜损伤，使其渗透性增加和屏障作用丧失，或导致晶状体代谢紊乱，使晶状体蛋白发生变性，形成混浊。外界的光线通过角膜、房水、晶状体和玻璃体等屈光介质进入到眼内，继而在视网膜上成像，在这个过程中，任何一种屈光成分的异常都会影响我们看到清晰的物像。如果把眼睛比作照相机，那么晶状体就是照相机的镜头，镜头模糊不清时无法拍出清晰的照片，我们的眼睛也是如此，晶状体混浊时，人们便无法清晰地看到身边的东西。

5 白内障的主要表现有哪些？

白内障的主要体征是晶状体混浊，最明显的症状就是视力下降，这也是最重要的症状。此外，核性白内障因为晶状体屈光力的改变会出现"核性近视"，甚至可以使原有的老视减轻。晶状体内部混浊程度不一可能会产生晶状体性散光。同时，白内障还会有对比敏感度下降、单眼复视或多视、眩光、色觉改变、视野缺损等症状。

6 白内障都有哪些类型？

白内障可以分为以下不同的类型。

（1）根据病因不同分类：可分为先天性、老年性（年龄相关性）、外伤性、并发性、代谢性、药物及中毒性、发育性和后发性白内障。

（2）根据发病时间不同分类：可分为先天性和后天获得性白内障。

（3）根据晶状体混浊部位不同分类：可分为皮质性、核性和囊膜下性白内障。

（4）根据晶状体混浊形态不同分类：可分为点状、冠状和板层状白内障等。

（5）根据晶状体混浊程度不同分类：可分为初发期、膨胀期、成熟期和过熟期白内障。

7 白内障的危险因素有哪些？

白内障的危险因素有紫外线照射、严重腹泻、营养不良、糖尿病、吸烟、饮酒、长时间使用缩瞳剂或皮质类固醇药物、遗传因素等。肾功能衰竭、心血管疾病、精神疾患、近视、低钙血症、高血压和青光眼的患者罹患白内障的风险会增加。此外，有研究显示，亚洲人白内障的患病率高于欧洲人，女性的发病率高于男性。

8 白内障可以预防吗？

虽然老年性白内障在80岁以上的人群中发病率为100%，但良好的生活习惯可以让我们尽量避免其他原因所导致的白内障，如尽量避免长时间的日光照射、禁烟禁酒、避免长期应用缩瞳剂或激素等。多种全身性疾病也会导致白内障的发病率上升，尽早控制身体其他系统的疾病对于预防白内障的发生也是很有必要的。饮食方面，摄入适当的蔬菜、蛋白质、维生素（如维生素C、维生素E、类胡萝卜素、维生素A和维生素B）或抗氧化剂等也有助于延缓白内障的发展。

9 为什么很多老年人都有白内障？

随着年龄的增长，晶状体的代谢能力会持续下降，导致老年人的晶状体更容易受到氧化损伤等因素的影响。同时，老年人的晶状体对紫外线和可见光的吸收能力更强，吸收这些光线后会产生更多含有黄色色素的蛋白质，最终导致晶状体的透明度下降。

10 什么是年龄相关性白内障？

年龄相关性白内障又称为老年性白内障，是最常见的白内障类型，多见于50岁以上的中、老年人。随着年龄增加其发病率不断升高，80岁以上老年人的白内障患病率为100%。年龄相关性白内障是晶状体老化后的退行性变，往往是多种因素共同作用的结果，最常见的危险因素包括年龄、职业、性别、紫外线照射、糖尿病、高血压、营养不良、阳性家族史等。老年性白内障常常双眼患病，但双眼发病时间可有先后，严重程度也可能不一致。发病早期的主要症状是随着眼球转动的眼前黑影，以及渐进性、无痛性视力减退，直至眼前手动或仅有光感。在病变过程中，由于晶状体吸收水分，导致晶状体纤维肿胀，因而在注视灯光时会有虹视现象。患眼也可能会出现单眼复视或多视的症状。此外，部分患者会出现畏光和眩光的现象。

11 白内障"熟了"是什么意思？

皮质性白内障是老年性白内障中最常见的类型，按照病情发展可以分为初发期、膨胀期、成熟期和过熟期。"熟了"指的就是皮质性白内障的成熟期。初发期时，晶状体周边混浊，一般不会影响视力。发展至膨胀期，晶状体混浊加重，皮质吸水膨胀，晶状体体积增大、前房变浅，容易诱发青光眼急性发作。此时患者会出现视力明显下降，眼底难以看清。成熟期时，晶状体内的水分溢出，肿胀消退，体积变小，前房深度恢复正常。此时晶状体完全混浊呈乳白色，部分患者的囊膜上还可以看到钙化点。患者视力下降至手动或光感，眼底不能窥入。从初发期至成熟期可经数月到数十年不等。如成熟期未及时进行白内障手术，则白内障会进一步发展进入过熟期。过熟期的晶状体因水分继续丢失而体积变小、囊膜皱缩，表面有钙化点或胆固醇结晶，前房加深。

12 白内障需要等到"熟了"再做手术吗？

不需要。随着技术的进步和先进设备的完善以及人们对高质量生活的追求，现在认为白内障只要影响到了视功能，不能满足日常生活和工作需要，就可以选择进行手术治疗。目前应用最为广泛的白内障超声乳化术在晶状体过于"老"、核过于"硬"的时候反而会增加手术难度，而且当白内障"熟了"的时候，很有可能会发生其他并发症如继发性青光眼等，如果治疗不及时甚至会带来不可逆的视力损害。因此，白内障患者应根据自身对视力的需求情况结合白内障的严重程度选择合适的手术时机，不要等到白内障"熟了"再做手术。

13 什么是核硬化？

由于晶状体是终身生长的，晶状体核的密度会逐渐增加、颜色逐渐变深、透明度逐渐降低，最终引起核硬化，但是核硬化一般对视力无明显影响，是一种生理现象。

14 吃药或滴眼药水可以治疗或预防老年性白内障吗？

虽然目前在世界范围内有许多抗白内障的药物，但其疗效均不十分理想。因此，手术治疗仍然是目前老年性白内障的主要治疗手段。

15 新生儿也会有白内障吗？

有一部分新生儿在出生时或出生后不久（一般指1年内）发生晶状体混浊，医学上称之为先天性白内障。先天性白内障是一种较常见的儿童眼病，也是导致儿童失明或弱视的重要原因之一。

16 导致先天性白内障的原因是什么？

各种影响胎儿晶状体发育的因素都有可能导致先天性白内障，目前先天性白内障的病因还不是很明确。研究发现，约1/3的先天性白内障发病与遗传有关，最常见的是常染色体显性遗传。妊娠前3个月受到病毒感染也会影响胎儿晶状体的发育，其中风疹病毒感染是最常见的原因，除此之外还有水痘病毒、单纯疱疹病毒、麻疹病毒、带状疱疹病毒和流感病毒等。妊娠期营养不良、盆腔受放射线照射、服用大剂量四环素、使用抗凝剂或激素、患有系统性疾病（心脏病、肾炎、糖尿病、甲亢、贫血、手足抽搐症等）、缺乏维生素D、早产、胎儿宫内缺氧等也可能导致先天性白内障。

17 什么是"猫眼"？

正常人瞳孔区是黑色的，当瞳孔区呈现白色时则称为白瞳症，又称为"猫眼"。白瞳症患者不能注视目标或追随物体运动，严重影响视力发育及生活质量。白瞳症常见于严重的先天性白内障、视网膜母细胞瘤、眼内炎、Coats病和晶状体后纤维增生症等。若发现白瞳症应尽快到医院就诊治疗，以免延误病情。

18 先天性白内障有哪些类型？

（1）根据晶状体混浊部位不同，可以分为膜性、核性、绕核性、前极和后极性白内障。

（2）根据晶状体混浊的形态不同，可以分为粉尘状、点状、盘状、缝状、珊瑚状和花冠状白内障。

（3）根据晶状体混浊的程度不同，可以分为硬核液化白内障和全白内障。

19　先天性白内障何时治疗效果最佳？

先天性白内障的治疗目标是恢复视力，减少弱视和盲的发生。对于不影响视力的先天性白内障可以定期随访观察，一般不需要治疗。对于单眼、双眼的全白内障或位于视轴中央、混浊程度明显的白内障应在出生后尽早进行手术治疗，最迟不要超过6个月。双眼白内障患者完成一只眼的白内障手术后，应在较短的时间间隔内完成另一只眼的手术。对于双眼视力在0.3以上的患者，可以酌情决定是否手术和手术的时机。但是，风疹病毒引起的先天性白内障不宜过早手术，因为风疹病毒感染早期还会存在于晶状体内，而手术时这些潜伏在晶状体内的病毒会释放，引起虹膜睫状体炎，甚至眼球萎缩。

20　如何治疗先天性白内障？

先天性白内障主要通过手术摘除混浊的晶状体进行治疗。但是，由于婴幼儿视觉系统具有一定的特殊性，如眼球仍在发育、屈光状态不稳定、可能伴有弱视等，因此，当眼睛处于白内障手术后的无晶状体眼状态时，需要积极进行屈光矫正和视力训练，防止弱视的发生并促进融合功能的发育。常用的矫正方法有戴镜、角膜接触镜及人工晶体植入术矫正。目前较多学者建议在2周岁后进行人工晶体植入术。

21　什么是并发性白内障？

并发性白内障是眼部其他疾病引起的白内障。眼部疾病如角膜溃疡、青光眼、葡萄膜炎、视网膜脱离、眼内肿瘤、高度近视等都会引起眼内环境的改变，导致晶状体的代谢或营养发生障碍，从而诱发白内障。眼前节疾病引起的白内障多以前囊膜或前皮质为初发部位，眼后节疾病引起的白内障多发生于后囊膜或后皮质。高度近视导致的白内障多为核性白内障。

22　什么是代谢性白内障？

代谢性白内障是由于代谢障碍引起的晶状体混浊。最常见的代谢性白内障是糖尿病性白内障，除此之外，还有半乳糖性白内障、手足搐搦性白内障、肝豆状核病相关白内障等。

23　什么是后发性白内障？

后发性白内障是指在白内障摘除术后或晶状体外伤后，在瞳孔区残留晶状体皮质或形成纤维机化膜进而影响视力。目前治疗后发性白内障的常用方法是后囊膜激光切开术，即采用Nd:YAG激光将晶状体后囊切开。后囊及机化膜坚韧无法进行激光手术治疗时，可以进行手术将瞳孔区的晶状体后囊膜切开。

24　什么是外伤性白内障？

外伤性白内障是指眼球钝挫伤、穿通伤、辐射性损伤和电击伤等外伤引起的晶状体混浊。当发生眼球穿通伤、眼球钝挫伤时可伴有囊膜的破裂，房水从破裂的囊膜处进入晶状体内部导致混浊，还可伴有晶状体的皮质从破口处溢出进入前房，有可能引起继发性青光眼。除此之外，电击伤、辐射伤（电离辐射、红外线辐射、微波辐射等）和化学伤如碱烧伤等也会引起白内障。

25　哪些药物会加速白内障的形成？

长期使用对晶状体有毒性的药物会导致白内障的形成。如糖皮质激素、氯丙嗪，以及缩瞳剂如毛果芸香碱、三硝基甲苯（TNT），或是含有金属类的药物都会诱发白内障。

26 得了白内障怎么办？

首先要明确是什么类型的白内障，是否有明显的诱发因素、有无合并其他全身或眼部疾病。如果有明显的诱发因素或合并其他疾病，需要去除诱发因素，并在治疗白内障之前（或同时）积极治疗其他全身或眼部疾病。目前，各种白内障的主要治疗手段仍然是手术治疗，而且单纯白内障患者在白内障术后，视力可以恢复得很好，因此患者不需要有太大的心理负担，应及时到医院就诊治疗。

27 年龄大了做白内障手术危险吗？

年龄大不是白内障手术的禁忌条件，是否能进行白内障手术主要取决于患者的全身情况及眼部情况。医生会进行完善的术前检查及病情评估，以保证手术安全进行，符合手术条件者，即使年龄大一些也是可以接受白内障手术的。

28 白内障手术之前需要哪些准备工作？

白内障手术前应进行常规的术前检查与术前准备。

术前检查包括①眼部常规检查：a.视力和屈光状态、光感及光定位、红绿色觉、眼压检查、外眼检查（眼睑、睫毛、泪器和眼眶）、眼位和眼球运动的检查等；b.裂隙灯、检眼镜检查，记录角膜、虹膜、前房、晶状体混浊程度、玻璃体及眼底情况，排除眼部活动性炎症等病变。②眼部特殊检查：a.角膜曲率及眼轴长度测量，计算人工晶体度数；b.角膜内皮细胞检查，评估角膜功能状态是否能耐受白内障手术；c.眼部B超等检查。③全身检查：包括对患者的精神状态和身体状况进行评估，确保可耐受手术，必要时请相关科室会诊。④白内障术后视力预测：由于混浊的晶状体遮挡了对视网膜的直接观察，因此，在术前对视网膜和黄斑进行检测并评估是非常重要的，如光定位检查、视觉电生理检查、光学相干断层扫描等。

术前准备包括术前冲洗结膜囊和泪道、散瞳剂扩大瞳孔等。

29　目前白内障手术常用的术式有哪几种？

目前白内障手术常用的手术方式包括白内障超声乳化吸除术、激光乳化白内障吸除术、小切口白内障囊外摘除术及人工晶体植入术。

30　什么是白内障囊内摘除术？

白内障囊内摘除术（ICCE）是将混浊晶状体完整摘出的手术，曾经是白内障摘除的常用手术。手术操作简单，肉眼下可完成，手术设备及技巧要求不高。术后瞳孔区透明，不会发生后发性白内障。ICCE需在大切口下完成，玻璃体脱出发生率高，易造成玻璃体疝而引起青光眼、角膜内皮损伤、黄斑囊样水肿和视网膜脱离等并发症。目前此术式已不再使用。

31　什么是白内障囊外摘除术？

白内障囊外摘除术（ECCE）是将混浊的晶状体核和皮质摘出而保留后囊膜的手术方式，手术需在显微镜下完成，对手术操作者的手术技巧要求较高。因为完整保留了后囊膜，减少了对眼内结构的干扰和破坏，防止了玻璃体脱出及其引起的并发症，同时为顺利植入后房型人工晶体创造了条件。但是ECCE术中保留的后囊膜术后易发生混浊形成后发性白内障。目前白内障囊外摘除术已经改良为小切口白内障囊外摘除。

32　什么是超声乳化白内障吸除术？

超声乳化白内障吸除术是应用超声能量将混浊晶状体核和皮质乳化后吸除、保留晶状体后囊的手术方法。超声乳化技术自20世纪60年代问世以来发展迅速，配合折叠式人工晶体的应用，已成为目前常规手术方式。超声乳化技术将白内障手术切口缩小至3 mm以下，术中植入折叠式人工晶体，具有组织损伤小、切口免缝合、手术时间短、视力恢复快、角膜散光小等优点，可在表面麻醉下完成手术。

33　什么是激光乳化白内障摘除术？

激光乳化白内障摘除术是继超声乳化白内障摘除术之后的另一种新的白内障手术方法，应用激光对混浊的晶状体核和皮质进行切割，然后吸除。目前用于白内障摘除术的激光有Er:YAG激光、Nd:YAG激光和Nd:YLF激光。激光乳化白内障摘除术可以在更小的切口下完成，一般切口长度为1.8 mm甚至更小，通过这个小切口将晶状体内容物"掏空"，植入有调节力的人工晶体，手术更加安全，术后散光更少，视力恢复更快。

34　人工晶体植入术有哪些分类？

一般将混浊的晶状体摘除后，眼睛处于一个高度远视的状态。此时只有植入一个度数合适的人工晶体，才可以在视网膜上清晰成像。人工晶体植入术按照植入时间不同可以分为Ⅰ期植入（白内障摘除术后立即进行人工晶体植入术）和Ⅱ期植入（白内障摘除术后未进行植入术而是后期再行手术进行人工晶体植入术，主要用于无晶状体眼或屈光不正的矫正）。按照人工晶体植入眼内的位置不同主要可分为前房型和后房型，后房型又分为囊袋内植入、睫状沟植入和人工晶体悬吊术。

35 白内障手术中容易出现哪些问题？

白内障手术中常见的并发症有浅前房或无前房、后囊膜破裂、出血、眼内组织损伤等。其中，暴发性出血是白内障手术中最严重的并发症，这是因为睫状后短动脉或睫状后长动脉、脉络膜静脉破裂可导致大量而迅猛的出血，引起眼内容物如虹膜、晶状体、玻璃体甚至视网膜脉络膜脱出到眼外。

36 白内障术后会出现哪些问题？

白内障术后常见的并发症有出血、角膜水肿、眼压升高、眼内炎、慢性葡萄膜炎、后囊膜混浊、角膜散光、瞳孔变形、视网膜光毒性损伤和黄斑囊样水肿等。其中，眼内炎是白内障术后最严重的并发症，最常见的感染源为手术术野、手术器械和术后滴眼液等。根据病原体的致病性及病程长短不同，眼内炎可呈现急性或慢性表现。一般的临床表现包括眼痛、视力下降、球结膜水肿、睫状充血、前房积脓和玻璃体混浊等。当术后出现以上症状时应及时到医院就诊。

37 人工晶体植入术后可能的并发症有哪些？

人工晶体植入术后的常见并发症有以下几种。

（1）浅前房：可由切口渗漏或瞳孔阻滞等引起。

（2）眼压升高：人工晶体植入术后一般有短暂眼压升高。若眼压持续性升高，可能会导致继发性青光眼和角膜内皮失代偿，主要见于术前已存在的青光眼、晶状体皮质残留过多、虹膜纤维蛋白渗出导致瞳孔阻滞、上皮植入、长期大量应用激素类药物等。

（3）人工晶体位置异常：如瞳孔夹持或瞳孔偏位。

（4）后囊膜混浊：是人工晶体植入后常见的晚期并发症。

（5）眼内炎：是人工晶体植入术后最严重的并发症，手术术野是最常见的感染源。

（6）术后屈光不正：由于术前检查或选择的人工晶体存在一定的误差，因此术后可能存在屈光不正。

38 如何进行无晶状体眼的屈光矫正？

多种原因（如白内障摘除术后、晶状体脱位、先天性晶状体缺如等）导致的无晶状体眼都会使眼睛处于一个高度远视的状态，而矫正的方法主要有以下几种。

（1）植入人工晶体：是目前为止矫正无晶状体眼的最佳方法，人工晶体植入后可迅速恢复视力，具有物像放大倍率小、周边视野正常等优点。通常此类患眼人工晶体无调节能力，不能适应人眼同时视远和视近的要求。

（2）眼镜：高度数（＋11 D～＋14 D）的凸透镜是长期以来矫正无晶状体眼的主要方法。因其经济简单，无须手术且易于更换，故仍有部分患者使用。但是凸透镜有25%～30%的放大率，用以矫正单侧的无晶状体眼时双眼物像不能融合，会产生复视；使用眼镜来矫正双侧的无晶状体眼时，则会出现视物变形、视野变小和球面差等现象，所以不是最理想的矫正方法。

（3）角膜接触镜：物像放大率为7%～12%，可用于单眼无晶状体眼，虽然无环形暗点和球面差，周边视野正常，但对于老年人和婴幼儿而言，取戴不便，且使用不当易造成结膜或角膜感染。

（4）其他方法：应用屈光手术矫正无晶状体眼，如角膜磨削术和角膜镜片术。由于角膜植片来源和加工等问题，目前应用尚不多。

39 什么样的人不适合做白内障手术？

白内障手术虽然是眼科常见的手术，但也有手术禁忌。如果患者出现以下情况则不适合进行白内障手术。

（1）眼部有活动性炎症：比如角膜炎、结膜炎或者泪囊炎时不宜进行手术。因为活动性炎症处于急性发作期，局部有感染会增加白内障手术的感染概率导致手术失败，甚至还有可能引起眼内炎，严重者甚至丧失视力或眼球。

（2）角膜内皮功能受损严重：角膜内皮功能受损严重（角膜内皮营养不良、内皮细胞形态或数量异常）时无法维持正常的角膜功能，会增加术中白内障手术的困难，而且手术可能会对角膜内皮造成更严重损伤，甚至导致失明。

（3）患有严重慢性病：在进行白内障手术之前，还需要对患者的全身状况进行评估，如果患有严重的糖尿病和高血压等慢性病，且血糖或血压水平一直处于较高状态，则不宜进行白内障手术。盲目手术会增加手术感染的概率，术中容易出现暴发性脉络膜上腔出血。近期出现脑梗死（脑梗）或心肌梗死（心梗）的患者，需要等全身情况稳定后再择期手术。

40 做完白内障手术后视力就能"恢复如初"吗？

白内障手术后视力能不能"恢复如初"，主要取决于是否出现术后并发症以及是否存在其他眼部病变。如果患者只是单纯的白内障，眼部其他结构和功能都正常，手术后未出现并发症，则视力是可以恢复的。如果合并有其他疾病，比如视神经萎缩、视神经炎、眼底出血、青光眼、视网膜脱离或黄斑疾病等，白内障术后视力恢复的程度取决于这些疾病对视力的影响。

41 白内障术后多久视力可以稳定？

一般情况下白内障手术后视力立即就会得到一定的恢复。但是有少数患者可能由于角膜水肿或者眼部炎症反应，视力提高不是特别明显，经过对症治疗后，视力会进一步地提高。但是，眼部手术切口完全愈合，屈光状态完全稳定通常需要1～3个月。由于晶状体度数的测量存在一定误差，因此术后可能会出现近视、散光、远视等现象。白内障术后3个月左右需要进行验光检查，有的人可能根据检查结果及自身需要进行佩戴眼镜。

42　白内障手术后的注意事项有哪些？

白内障手术后一定要注意严格保持眼部卫生，不能用手揉搓或触碰眼睛，洗头洗脸时不能让脏水进到眼睛里，以免引发眼部感染。眼睛应避免外力的冲击，避免剧烈运动。同时，部分患者可能需要局部用抗生素滴眼液（如左氧氟沙星滴眼液、妥布霉素滴眼液等）滴眼预防感染，并定期到医院复诊。如果术后突然出现视力下降、眼痛、眼红、眼痒或分泌物增多等症状要及时到医院就诊。

43　为什么有些人做了白内障手术后需要"打激光"？

白内障手术后可能会出现一些并发症如后发性白内障、青光眼等，可以通过激光治疗。后发性白内障是白内障手术常见的术后并发症，由于白内障摘除术后晶状体上皮细胞增生、迁移、纤维化，形成一层不透明机化膜，遮挡瞳孔区时可影响视力。通过Nd:YAG激光照射，可以把混浊的机化膜清除，从而提高视力。此外，白内障术后可能会有短暂的眼压升高，一般术后24小时左右可下降至正常。但是在特殊情况下由于瞳孔阻滞导致房水向后倒流并阻滞于玻璃体内，虹膜膈前移导致前房角关闭，引起恶性青光眼（又称为睫状环阻滞性青光眼），此时可以通过激光在虹膜周边切穿一个小孔，使后房的房水直接经此孔流入前房，解除瞳孔阻滞导致的高眼压，进而恢复或提高视力。

44 什么是人工晶体？

人工晶体是指采用人工合成材料制成的一种特殊透镜，其形状及功能都类似于人眼的晶状体，具有重量轻，光学性能高，无抗原性、致炎性、致癌性和不能生物降解等特性。

45 人工晶体是放在眼睛内什么地方？

通常人工晶体最佳的安放位置是在晶状体囊袋内，可以保证人工晶体的位置居中，与周围组织没有摩擦，减轻或避免炎症反应。但是，某些特殊情况下可能需要把人工晶体安放在其他位置。例如，屈光不正的患者可以在保留自己本身晶状体的前提下，将人工晶体放置在前房或虹膜睫状沟内，进行有晶状体眼的人工晶体植入。对于手术中出现晶体囊袋破裂或外伤后眼部结构异常的患者，可以植入前房型人工晶体或者将后房型人工晶体悬吊固定。

46 什么是人工晶体悬吊术？

人工晶体悬吊术简单地理解就是把人工晶体植入眼内后用缝线固定。对于普通的白内障患者，可以做超声乳化白内障摘除联合人工晶体植入术，将人工晶体放于晶状体的囊袋内。但是对于一些特殊情况，如眼部外伤史、晶状体核过硬或在手术过程中出现一些并发症导致晶状体后囊膜破裂或悬韧带离断时，无法将人工晶体放入囊袋内，必须选择一种特殊的手术方式植入人工晶体，即人工晶体悬吊术。由于人工晶体悬吊术相对常规白内障手术而言，手术更复杂、时间更长，所以需要在术前与患者及家属进行充分沟通，术后视力恢复效果也与患者眼部和全身情况有关。

47 人工晶体有哪些类型？

无晶状体眼人工晶体是在白内障术后或者晶状体摘除后，用来替代人眼晶状体的人工晶体，主要分为以下几种类型。

（1）根据人工晶体材质硬度不同分为以下两种类型。①硬质人工晶体：一般质地偏硬、无弹性，直径一般为5.5～6 mm，将其植入眼内需要一个6 mm左右的手术切口，切口相对较大、术后反应较重，现在已经很少使用。②软性人工晶体：可折叠或卷曲，一般具有较好的柔韧性和弹性，将其植入眼内只需要直径1.8～3.0 mm的微切口，因此损伤更小，切口愈合较快，目前多应用推注式人工晶体。

（2）根据人工晶体的材料不同分为以下5种类型。①聚甲基丙烯酸甲酯人工晶体：硬性人工晶体多使用此材料。②硅凝胶人工晶体：易吸附眼内代谢产物和硅油，植入眼内后可引起较重的炎症反应，目前临床较少使用。③水凝胶人工晶体：水凝胶网状结构易导致人工晶体混浊，目前临床较少使用。④丙烯酸酯人工晶体：是目前临床上应用较多的可折叠性人工晶体，包括亲水性、疏水性和表面疏水处理的亲水性丙烯酸酯人工晶体。⑤表面修饰的人工晶体：包括肝素表面修饰和活性氧表面修饰人工晶体。

（3）根据人工晶体植入眼内固定的位置不同分为：前房固定型人工晶体、虹膜固定型人工晶体、睫状沟固定型人工晶体、囊袋内固定型人工晶体和悬吊型人工晶体。

（4）根据人工晶体形状设计不同分为一片式或三片式人工晶体和襻型设计的人工晶体。

（5）根据人工晶体的光学区功能不同分为具有潜在保护黄斑功能的滤蓝光人工晶体、可以减少术后球差功能的非球面人工晶体、能满足不同距离视物功能的多焦点人工晶体及矫正散光功能的散光矫正型人工晶体。

有晶状体眼人工晶体是专为有晶状体眼进行眼内屈光矫正手术设计的，根据植入眼内的位置不同分为有晶状体眼房角固定型人工晶体、有晶状体眼虹膜固定型人工晶体和有晶状体眼后房型人工晶体。

48 人工晶体和人体自身的晶状体有什么不同？

人体自身的晶状体屈光度是可以调节的，而人工晶体的屈光度是固定的，不能进行自我调节。此外，人体自身的晶状体是有细胞的，随着年龄的增长晶状体的功能会逐渐减退，其形态及透明度会发生改变。而人工晶体是由材料合成的，因此一般正常情况下性能不会再发生改变。由于人工晶体是材料合成的，加入不同的材料可以使人工晶体具有不同的特性及功能，如防紫外线、过滤蓝光和矫正屈光不正等。

49 什么是人工晶体毒性综合征？

人工晶体毒性综合征（又称为无菌性前房积脓）主要表现为人工晶体植入术后数天到数周突然出现人工晶体表面色素沉着物及无菌性前房积脓，引起视力下降、睫状充血、前房积脓、房水混浊、瞳孔区渗出物、对光反射迟钝、玻璃体及眼后节窥不清，但房水细菌培养为阴性。人工晶体毒性综合征的出现可能与过敏反应相关，或是由于人工晶体质量较差，植入眼内后产生的一种毒性反应。一般需要抗生素、糖皮质激素及散瞳治疗。

50 什么是眼前节毒性反应综合征？

眼前节毒性反应综合征（TASS）是一种眼前节的急性非感染性炎症，是眼前节术后并发症，最常见于白内障术后。主要与进入前房的非感染性因素有关，如手术器械、灌注液、黏弹剂和眼用麻醉剂等。一般发病较急，通常在术后12～24小时出现视物模糊，无明显眼痛或疼痛较轻，特征性表现为角膜弥漫性水肿（由广泛的内皮细胞损伤导致），前房纤维素性渗出，瞳孔不规则散大，眼压早期正常或偏低，后期小梁网等损害会导致继发性高眼压及青光眼。严重的TASS可见前房、虹膜和（或）人工晶体表面有纤维素形成，TASS可以导致永久性虹膜损伤、瞳孔收缩和舒张无力以及小梁网损伤。治疗上，早期应立即做前房穿刺、细菌培养，局部频点抗生素、非甾体抗炎药和糖皮质激素眼药水。24小时后，重新检查患者眼部情况，如炎症反应不加重，积脓部分吸收，可考虑为无菌性积脓。TASS应与人工晶体毒性综合征和眼内炎相鉴别。

51　人工晶体会"过期"吗？

人工晶体材料的性质比较稳定，植入到眼内的人工晶体无特殊情况一般是终身使用的，无须定期替换。但是当出现特殊情况时可能会将人工晶体取出，如眼外伤、人工晶体过敏反应、人工晶体位置异常、患者自己要求或眼部其他疾病治疗需要等。

52　有晶状体眼可以植入人工晶体吗？

一般情况下人工晶体植入术都是在各种原因导致的晶状体摘除后进行的，但是在某些特殊情况下也可以根据病情需要进行有晶状体眼的人工晶体植入术，如高度近视或高度远视等。这种屈光矫正手术不需要切削角膜，保留了角膜组织的完整性，保证了屈光组织的良好光学特点，因此术后视觉效果得以保证，同时保留了自身的晶状体，自身调节功能的存在更符合眼睛的生理要求，保证了患者的生活质量。有晶状体眼采用植入人工晶体术来矫正高度近视和高度远视时，视力恢复快、稳定性好、预测性好，手术还具有可逆性，发生不良事件时可以取出或更换人工晶体。但是目前该手术的费用比较高，且存在并发眼内感染和角膜内皮损伤等风险。

53 人工晶体、可植入式有晶状体眼后房型人工晶体和悬浮型有晶状体眼后房型屈光晶状体有什么区别？

人工晶体（intraocular lens，IOL）、可植入式有晶状体眼后房型人工晶体（implantable collamer lens，ICL）、悬浮型有晶状体眼后房型屈光晶状体（posterior chamber-phakic refractive lens，PC-PRL）三者之间的最大区别是IOL主要用来治疗各种原因导致的晶状体摘除后的无晶状体状态（如白内障摘除术后），同时还可以矫正近视、老花、远视、散光等（不同类型的人工晶体功能不同）。此人工晶体一般都是放在晶状体囊袋内，特殊情况下可能会放在前房或固定在虹膜睫状沟内。而ICL和PC-PRL主要用于矫正屈光不正，手术时一般都保留自身的晶状体。ICL屈光矫正的范围为50～1800度近视、600度以内的散光，并要求前房深度不低于2.8 mm，角膜内皮细胞数量不低于$2000/mm^2$，由于此人工晶体有中央小孔设计，手术前无须做虹膜切口，术后人工晶体固定在睫状沟内。PC-PRL屈光矫正的范围为1000～3000度近视，但是不能矫正散光。对前房深度要求低，只要大于2.5 mm就可以，由于此人工晶体没有中央孔，术前需要做虹膜周切，术后人工晶体悬浮于后房。

54 白内障手术后能摘掉眼镜吗？

随着时代和技术的不断发展，白内障手术已逐渐由最初的复明手术向屈光手术转变，人们对白内障手术后视觉质量提高的要求也越来越高，由原来的"看得见"逐渐要求能够"看得清"，再到要求"看远看近都能看清"。我们经常在门诊遇到患者咨询，白内障手术后能否摘掉眼镜的问题。无论是戴了大半辈子近视眼镜的白内障患者，还是随着年龄的增长需要戴老花镜的白内障患者，他们都期望通过白内障手术达到摘镜的目的，那么他们的愿望能实现吗？

目前白内障手术临床应用的人工晶体根据功能的不同可分为单焦

点人工晶体、多焦点人工晶体、景深延长型人工晶体和矫正散光人工晶体。在所有的人工晶体中应用最广泛的是单焦点人工晶体，它只有一个焦点，只能看清一个固定距离范围内的物体。白内障手术后需要佩戴近视眼镜或老花镜才能满足看远和看近的需求。

随着中老年人工作和学习年限的不断延长，越来越多的白内障患者渴望术后可同时拥有良好的远视力和近视力，多焦点人工晶体便可以满足这种需求。通过这种晶状体的光线经过聚焦后可形成多个焦点，达到既能看近也能看远的目的，更接近于正常人的晶状体。但此类人工晶体可能会由于焦点的变化及光线分配比例不同，导致部分患者出现夜间视觉干扰、眩光、对比敏感度下降等问题。部分植入多焦点人工晶体的患者术后需要一个学习和适应的过程。

为了降低多焦点人工晶体植入术后出现的视觉干扰、眩光和对比敏感度下降等问题，基于增效型衍射光栅融合多焦技术、无衍射环高次非球表面技术、衍射融合多焦技术设计的景深延长型人工晶体（即连续视程人工晶体）应运而生，其焦点设计对人工晶体植入术后的偏心和倾斜具有良好的耐受性，从而能够降低术后发生眩光、对比敏感度下降的概率，提高患者的视觉舒适度。

正常人中有一部分人的角膜会发生散光。散光大于1.5 D的人占15%～29%。对于这部分人，如果植入传统的人工晶体，术后仍会残留原有的角膜散光（由于此类人工晶体没有矫正散光的功能），故而仍需要佩戴散光眼镜矫正，从而影响了视觉质量。因此，对于合并角膜散光的白内障患者，可考虑选用矫正散光的人工晶体。这种人工晶体的光学球面上附加了一个柱镜，柱镜的度数为＋1 D～＋6 D，可以矫正不同程度的散光。散光分为逆规散光和顺规散光。角膜逆规散光＞0.75 D或者顺规散光＞1.5 D的患者，选择矫正散光的人工晶体可获得最佳术后视力，从而达到术后摘镜的目的。

55 所有白内障患者都可以选择多焦点人工晶体、连续视程人工晶体或矫正散光人工晶体吗？

答案当然是否定的。这些特殊功能的人工晶体其使用都是有适应证和禁忌证的。

多焦点人工晶体和连续视程人工晶体使用的适应证包括：①希望减少术后近距离用眼对眼镜的依赖，对远、中、近视力均有较高要求的患者，优先选择相对年轻、眼底条件较好、无合并明显影响视力的其他眼病的白内障患者；②一般要求预计术后散光度数≤1.0 D，对于既有术后预计散光又有全程视力需求的患者可选择矫正散光的人工晶体；③建议暗室下瞳孔自然直径3.0～5.5 mm；④Kappa角＜0.5 mm或Kappa角小于多焦点人工晶体中央折射光学区直径的一半。

多焦点人工晶体和连续视程人工晶体使用的绝对禁忌证包括：①合并进行性加重的视网膜疾病，如糖尿病视网膜病变、黄斑变性、视网膜前膜、玻璃体黄斑牵拉综合征、视网膜色素变性等疾病的患者；②存在明显影响视力的眼部器质性疾病及弱视患者；③超高度近视患者；④有严重精神心理性疾病的患者。

多焦点人工晶体和连续视程人工晶体使用的相对禁忌证包括：①生活方式或职业原因对视觉质量要求过高、具有戴镜阅读习惯、年龄过大适应能力有限的患者；②术前有畏光症状的患者；③同时需要进行其他眼部疾病手术的患者；④既往有眼外伤或眼部手术史等可能影响视觉效果的患者；⑤焦虑型人格、极端完美主义性格特征的患者；⑥儿童患者。

总而言之，白内障手术人工晶体的选择并非最贵的就是最好的，也并非功能最强大的就是最好的，我们应该综合考虑各方面因素选择最合适自己的人工晶体，最合适的才是最好的。

56　为什么会出现晶状体位置异常？

正常情况下，晶状体通过周围悬韧带的连接悬挂于虹膜和玻璃体之间，中央正对着眼睛的瞳孔区。如果因为先天性或外伤等其他原因使悬韧带发育异常或断裂可引起晶状体的位置发生变化，称为晶状体异位或脱位。出生后就存在的晶状体位置异常称为异位；若在出生后因先天性或后天性因素造成晶状体位置异常称为脱位。当发生晶状体位置异常时，可见前房加深、虹膜震颤和玻璃体疝等临床体征，常见的临床表现有近视度数骤升或单眼复视，还可能导致葡萄膜炎、角膜混浊、视网膜脱离或继发性青光眼。

57　晶状体脱位时肉眼可以看到吗？

晶状体脱位可以分为不完全脱位（半脱位）和完全脱位两种，当晶状体脱位到某些位置时肉眼是可以看见的，如晶状体半脱位到瞳孔区或是嵌顿于瞳孔区。但大多数的脱位仍然需要裂隙灯显微镜检查或其他眼科检查如眼部B超，晶状体可以完全脱入前房沉在前房下方呈油滴状、脱入玻璃体腔，以及由于严重外伤脱位到球结膜下或眼外。

58　晶状体脱位的原因有哪些？

晶状体脱位最常见的原因是眼外伤，常伴有外伤性白内障。其次是先天性因素，多为双眼发病，具有遗传倾向，如悬韧带发育不良导致的单纯性晶状体异位、合并眼部先天异常的晶状体异位如小球形晶状体、晶状体缺失、无虹膜等，以及全身性综合征如马方综合征、Marchesani综合征、同型胱氨酸尿症、全身弹力纤维发育异常综合征等。除此之外，还有自发性因素或眼内病变引起悬韧带机械性伸长如先天性青光眼、后巩膜葡萄肿、眼内肿瘤推挤、眼内炎症或变性导致的晶状体脱位。

59 如何治疗晶状体脱位？

（1）对于晶状体尚透明、未引起严重并发症的晶状体不全脱位或玻璃体腔脱位者，可以密切随访。部分患者可用凸透镜或角膜接触镜矫正以获得部分有用视力。

（2）对于脱位的晶状体发生溶解、混浊引起严重并发症者，以及脱位于前房和瞳孔嵌顿的晶状体均需及时进行手术治疗。脱入前房的晶状体可从角巩膜缘做切口将其取出。瞳孔嵌顿的晶状体可经睫状体平坦部用玻璃体切割仪切除。半脱位的晶状体可经睫状体平坦部切除，或在晶状体囊袋内植入张力环并固定后行囊外摘出术或超声乳化吸除术。脱入玻璃体腔的晶状体，可经睫状体平坦部切除，核较硬者可以应用超声粉碎吸除，或者以器械或过氟化碳液体将晶状体浮至瞳孔区从角巩膜缘切口取出。

60 是否存在先天无晶状体者？

确实存在一些先天无晶状体的患者，多由于胚胎期发育异常所致。除此之外，还存在晶状体形态异常的情况如球形晶状体、锥形晶状体等。晶状体出现异常时应及时到医院就诊，根据病情进行对症治疗以保证患者的生活质量。

61 双眼白内障时可以同时进行手术吗？

当双眼患有白内障时，一般不建议双眼同时进行手术，而是两只眼分别进行手术，两只眼的手术时间可以间隔1周左右。

（1）虽然白内障手术是在无菌环境下进行的，但也无法彻底排除因意外情况发生的感染而引起眼内炎症。因此，建议两只眼分开进行手术，以保证眼睛的安全，避免发生双眼损害。

（2）术后患眼需要进行包扎，如果同时进行手术，两只眼均需要包扎，会影响患者的正常生活。除非在特殊情况下，如患者属于先天性白内障、儿童白内障等情况，需要进行全麻手术，在不得已的情况下，可以考虑双眼同时做手术，但是需要注意术中重新消毒铺巾，术后注意防护，尽可能降低感染的风险。

（王　彪　杨　倩　董　一　梁申芝）

第十一章

青 光 眼

1 什么是青光眼？

青光眼是一种常见的眼病，发病迅速，危害较大，也是人类三大致盲眼病之一，总体发病率约为1%，随着年龄的增加，患青光眼的概率也有所提高。那么青光眼是如何发生的呢？我们都知道眼球没有骨骼结构，维持正常的眼部形态与眼球的压力有着密切的关系，而房水是形成这股压力的主要力量。青光眼的发生与房水有关。正常人的眼压为10～21 mmHg，当眼压超过正常后，眼球内的视神经受到压迫导致其凹陷甚至萎缩，那么我们看东西的范围（即视野）就会缩小，视力下降。青光眼就是具备这一类特点的疾病。

2 什么是青光眼性格？

青光眼的发病与许多因素有关，通过观察，具有这些性格的人易患青光眼：个性偏于忧虑及内向，常紧张不安、多疑、抑郁、自信不足、性格偏激。这类人对外部环境适应能力弱，情绪波动较大。青光眼性格的人在强烈的情绪反应下，肾上腺素分泌增加，心率增加，瞳孔扩大，房水引流受阻，眼压增高，导致青光眼的急剧发作。青光眼尤其青睐50岁以上的中老年女性，原因在于与男性相比，女性的心思细腻敏感，情绪反应也更加激烈，且随着年龄的增加，晶状体厚度增加，前房更浅，阻碍房水循环，更易引起眼压升高。因此，有青光眼性格的人要学会管理情绪，远离暴脾气，注意青光眼发病先兆，早期预防。

3 青光眼为什么会遗传？

青光眼主要分为四大类，分别为原发性青光眼、继发性青光眼、先天性青光眼及混合性青光眼。其中一些类型的青光眼具有遗传倾向。

原发性闭角型青光眼患者往往会继承父母或者祖父母眼部的一些解剖学遗传特点，如眼轴的长短、前房的深度、晶状体的相对位置、房角的状态等，这些因素的特点决定了他们比正常人更易发生原发性闭角型青光眼。

大多数学者认为原发性开角型青光眼的发病与患者的基因异常有关，发病具有明显的家族遗传聚集性倾向。基因的异常会导致患者眼部的表现异常，使眼睛具备发展为原发性开角型青光眼的"潜质"。

对于先天性青光眼来讲，部分表现为常染色体隐性遗传，在胚胎期房角的发育即出现异常，大多数患儿在出生时已经存在眼部表现。

因此，青光眼具有一定的遗传性，有家族史的人应该定期做眼部检查，以免贻误病情。

4 你是青光眼最易青睐的人吗？

任何年龄阶段的人都有可能患青光眼，但更集中于中老年人，特别是具有青光眼性格的人。由于青光眼具有一定的遗传性，有青光眼家族史的人也应当重视。此外，长期高眼压、近视眼，患有心血管疾病、糖尿病，以及长期服用糖皮质激素类药物等都可能是青光眼的危险因素，应当提高警惕。如果属于高危人群，最好定期去医院做眼科检查，做到早发现、早治疗。新生的婴儿如果黑眼珠很大，在阳光下睁不开眼睛，提示可能有先天性青光眼的问题，应当及时到正规医院就诊检查。

5 青光眼和看电子屏幕多有关系吗？

看电子屏幕和青光眼并没有直接的联系。在医学上，青光眼是眼压升高造成的视神经进行性损伤，从而对患者的视野及视力造成影响的疾病。青光眼的发生与家族史、近视、年龄等有关，看电子屏幕多不会直接导致青光眼，但是对于青光眼患者而言，在夜间黑暗条件下瞳孔扩大，长时间近距离注视电子屏幕可能会诱发青光眼的急性发作。

6 为什么做完检查以后还是不能确诊有没有青光眼？

青光眼诊断尤其是早期诊断有时是较难的。原发性青光眼尤其是开角型青光眼在出现典型视神经损害前，单纯根据症状、眼压、视野检查等结果是不能确诊的。眼压高并不是确诊开角型青光眼的必要条件，例如一些高眼压症患者，眼压虽超过正常水平，但并不出现青光眼相关视神经和视野损害。而眼压不高也不一定就不是青光眼，除了有少部分人可能是正常眼压性青光眼外，许多早期青光眼患者眼压也可能是正常的。视野检查属于主观检查，很多人在初次检查时结果并不一定准确。因此临床上有"可疑青光眼"的诊断，包括视神经可疑、眼压可疑（如高眼压症）、房角可疑等情况。有些人即使是做过全面的青光眼相关检查包括诱发试验，也未必能做出肯定的结论。这些人均需要定期随访检查。

7 什么是房水循环？

房水是维持眼睛正常运转的重要组成部分，它可以为眼内组织提供必要的营养，并带走产生的代谢废物。房水还有一个十分重要的作用，就是维持和调节眼内压，保证眼球结构的完整性，这与房水循环的正常进行密不可分。那么房水是如何循环的呢？房水由睫状体产生，然后进入后房越过瞳孔到达前房，再从前房角的小梁网进入Schlemm管，最后通过集液管和房水静脉汇入巩膜表面的睫状前静脉，回到血循环。一旦房水循环中的某个环节受阻，就可能导致眼压增高和青光眼发作。

8　眼压、房水循环和青光眼有什么关系？

眼压是眼内容物对眼球壁的压力，房水循环的动态平衡直接影响着眼压的稳定性，青光眼视神经病变的发生大多数与眼压升高有关。正如储水箱一样，水量的稳定性取决于入水管和出水管水量的平衡，一旦水的流入与排出发生障碍，就会表现为水对水箱壁的压力改变。临床上大多数青光眼是因房水外流阻力增加所致，出水管流水不畅，导致眼压增高，诱发青光眼的发作。

9　眼压高是青光眼的必要条件吗？

一般情况下，我们将正常眼压定义为 $10 \sim 21$ mmHg，但是有些患者的眼压虽然超过正常上限，长期随访观察并不出现视神经和视野的损伤，这类现象称为高眼压症。有些患者虽然眼压在正常范围内，但却发生了典型的青光眼视神经和视野的损伤，即为正常眼压青光眼。由此来看，高眼压并非都是青光眼，而正常眼压也不能排除青光眼。

10　高眼压症都会发展成青光眼吗？

高眼压症不一定都会发展为青光眼，有研究发现初期诊断为高眼压症的患者，在随访10年后仅有约5%出现青光眼视野缺损。尽管高眼压症患者发展为青光眼的风险较低，但是仍需严格遵医嘱定期复查，密切观察眼压、视野、视盘的改变，一旦发现异常，应及时在医师的指导下进行治疗，以免贻误病情。

11 视力好为什么还会有青光眼？

一些类型的青光眼，如开角型青光眼，常常像小偷一样，偷偷吞噬着患者的周边视力，让人无法察觉，只有到晚期患者才会有自觉症状，常表现为周边视野缺损，渐渐影响走路、开车，但中心视力有可能还是1.0以上的正常视力。当患者出现视物模糊等症状时，往往错过了最佳的治疗时机。所以，即使视力检查正常，也不能完全排除青光眼，青光眼可在视力正常的情况下造成视野的缩小从而影响患者的正常生活。

12 视野缺损就是得了青光眼吗？

视野缺损不一定就是得了青光眼。青光眼引起的病理性眼压升高会对视网膜神经节细胞造成损伤，导致特征性视野缺损，如鼻侧阶梯状视野缺损、旁中心暗点等。但是青光眼和视野缺损不一定同时存在，青光眼早期视野缺损的症状比较隐匿，有时不能及时发现。除此之外，其他眼病也会引起视野缺损的症状如视神经病变、视网膜脱离、视网膜色素变性、颅脑疾病等。因此，视野缺损考虑青光眼疾病的同时也要排除其他疾病。

13 角膜厚度和眼压高低有关吗？

角膜厚度会影响眼压的测量值，角膜较厚的人测出的眼压值会偏高。目前临床上多采用回弹式眼压计，一些角膜较厚的患者因眼压测量值较高易被误诊为高眼压症，因此如有眼压测量值较高但未出现其他青光眼相关的体征时，要考虑角膜厚度的影响，根据角膜的厚度对眼压测量值进行矫正。

14 杯盘比增大就是青光眼吗？

杯盘比是指眼底视杯与视盘的比值，我国正常成人视盘的杯盘比值大部分≤0.3，>0.6以上时需要排除青光眼的可能，要完善眼压、视野、视神经纤维厚度等检查。但杯盘比增大并不是诊断青光眼的唯一标准，也有一部分人是生理性大视杯，并不是青光眼。对于杯盘比增大的患者，要定期复查，不能掉以轻心。

15 大量饮水会诱发青光眼吗？

一般情况下正常人一次性大量饮水不会诱发青光眼，但是青光眼患者应尽量避免一次性大量饮水。因为饮水过多过快，可使血液快速稀释，引起血液渗透压降低，维持眼内压的房水也会增多，而青光眼患者独特的眼部结构使房水流出受限制，可能会引起眼压升高，诱发青光眼发作。因此，青光眼患者要少量、多次、有间隔地饮水。

16 急性闭角型青光眼发作时有什么症状？

急性闭角型青光眼发作时，最初可能只是轻微的眼胀和头痛，或有恶心感，白天看东西雾蒙蒙的，夜晚看灯光有虹视（围绕光源出现色彩鲜明的色环）。随着病情的快速进展，会出现剧烈的眼痛、眼胀、头痛，伴有畏光、流泪，视力明显下降，眼球按压坚硬如石，甚至有恶心、呕吐的表现，且因为有剧烈的头痛、恶心、呕吐等全身症状，易被误诊为脑血管疾病、急性胃肠炎等，此时应尽早到眼科急诊就诊，如眼部病情未能及时控制，可在短期或数日内完全失明。

17 急性闭角型青光眼如何分期？

急性闭角型青光眼可以分为以下6期。

第一期为临床前期，此期患者单侧眼有急性发作史，另一眼虽无急性发作史，但因其存在浅前房、窄房角等青光眼解剖特点，所以也有急性发作的可能，因此被称为临床前期。此外，还有部分青光眼患者急性发病以前无明显症状，但伴有浅前房、窄房角的特点，且青光眼激发试验阳性，此类患眼也属于临床前期。

第二期为前驱期，此期患者有轻度眼痛、视力下降、虹视，并伴有恶心、鼻根酸胀、轻度同侧偏头痛等症状，眼科检查会出现眼压轻度升高、角膜欠透明、瞳孔轻度扩大、前房稍浅、轻度睫状充血等临床体征。这些症状多发生于傍晚或夜间，多由情绪过于激动或劳累所致。通常持续时间较短，症状可完全消退。

第三期为急性发作期，起病较急，患者有剧烈的头痛、眼痛，并伴有恶心、呕吐、视力急剧下降等症状，查体可见眼压明显升高、角膜水肿、前房极浅、房角关闭、瞳孔半开大。大部分患者经治疗后症状缓解，少数眼压极高又控制不佳的患者，可致视力丧失。

第四期为间歇期，部分患者青光眼急性发作经治疗或自行缓解后可转至间歇期，此期前房重新开放，眼压恢复正常，眼部检查除浅前房和窄房角以外无其他明显体征，只能靠病史和激发试验诊断。由于青光眼瞳孔阻滞等致病因素未解除，因此仍有复发的可能。

第五期为慢性期，青光眼急性发作后，症状未完全缓解，迁延转至慢性期，患者房角关闭时间过久，周边虹膜与小梁网永久性粘连。在该阶段的早期，患者仍有急性发作的症状，但是程度较轻，后面阶段则无明显的症状，仅有青光眼存在的"痕迹"，如瞳孔开大、虹膜萎缩、青光眼斑等。

第六期为绝对期，患者视力完全丧失。因其长期耐受高眼压的压迫，大部分患者自觉症状并不明显，仅有轻度眼胀眼痛，查体可见球结膜充血，角膜上皮水肿，可反复出现上皮剥脱和角膜大疱。绝对期的晚期阶段最终可发展为眼球萎缩或眼球痨。

18 青光眼急性发作的三联征是什么？

青光眼三联征是青光眼急性发作后的眼部标志，主要是虹膜扇形萎缩、角膜后及晶状体前囊的色素沉着和晶状体的青光眼斑。一旦出现这种眼部体征，患者要及时地检查对侧眼是否有相同的现象，谨防对侧眼也出现青光眼的急性大发作。

19 慢性闭角型青光眼有哪些表现？

慢性闭角型青光眼发作时症状轻微，没有明显的眼胀、头痛的表现，可能有一过性的鼻根部酸胀，常常伴有虹视，休息后可缓解。部分人没有任何症状，因此常被忽略而贻误有效的治疗。

20 原发性开角型青光眼有什么特征及临床表现？

原发性开角型青光眼根据眼压情况分为正常眼压性青光眼和高眼压性青光眼。患者房角大多开放，发展较为缓慢，早期无明显症状，发病隐蔽或者在眼压波动较大或很高时出现眼胀、雾视的表现，中心视力一般不受影响，因此不易被发现。个别患者直到晚期已形成管状视野或发觉一眼已失明才就诊。

21 儿童青光眼的类型有哪些？

儿童青光眼主要分为原发性儿童青光眼和继发性儿童青光眼。原发性儿童青光眼包括原发性先天性青光眼和青少年型开角型青光眼。原发性先天性青光眼是由于胚胎发育时期房角发育结构异常或合并虹膜异常导致房水流出受阻、眼压增高，常发生于婴幼儿时期。青少年型开角型青光眼与原发性开角型青光眼相似，患者的房角结构基本正常，不伴有其他先天性的异常。继发性儿童青光眼，即继发于其他眼部或全身性疾病的儿童青光眼。

22　婴幼儿会得青光眼吗？

有一种青光眼类型称为婴幼儿型青光眼，属于先天性青光眼，因胚胎期前房角发育异常，导致房水排出困难而发病。畏光、流泪、眼睑痉挛是患儿的常见症状，是眼压升高后角膜上皮水肿刺激所致，也有不少患儿是因家长发现其眼球增大而就诊。婴幼儿型青光眼早期通过手术治疗预后较好，如果失去治疗的最佳时机，易导致失明。因此，有青光眼家族史的高危人群，要定期带婴幼儿到眼科体检筛查，对于疑似青光眼的患儿更应完善眼科检查以明确诊断，以便早期干预和治疗。

23　婴幼儿的"水牛眼"是怎么回事？

"水牛眼"是婴幼儿型青光眼的一种临床表现，患儿眼睛"又黑又大，水汪汪的"，这是因为婴幼儿眼球还未发育成熟，眼球壁很薄弱，升高的眼压使眼球增大，并伴有大角膜、角膜上皮水肿，所以看起来像"水牛眼"。早期症状较轻时，很难引起家长的注意，单眼发病更易被发现。一旦家长发现异常怀疑先天性青光眼时应及时带孩子就医。

24　儿童青光眼应该如何治疗？

因患儿年龄较小，不能配合局部用药，且药物的有效性和安全性尚缺乏足够的循证依据，因此儿童青光眼以手术治疗为主，药物治疗为辅。手术治疗首选前房角手术，如房角切开术和小梁切开术，如果手术失败，可选择滤过性青光眼手术、睫状体破坏手术等。对于继发性儿童青光眼，应全面考虑原发性疾病、眼压升高机制及患儿的生活质量等问题。

25 什么是恶性青光眼？

恶性青光眼是闭角型青光眼的一种类型，也称为睫状环阻滞性青光眼，常见于抗青光眼术后，是一种严重的术后并发症，也有部分恶性青光眼可能发生在局部滴用缩瞳剂之后。恶性青光眼的主要表现是抗青光眼术后眼压升高，前房变得极浅甚至消失，虹膜向前膨隆，常常双眼发病。此类型的青光眼用常规的抗青光眼药物和手术往往效果很差，处理不当会有失明的风险。

26 哪些人更易患恶性青光眼？

恶性青光眼的发病人群常伴有前房浅、房角窄、小角膜、小眼球、晶状体过大或睫状环较小等闭角型青光眼的特点。术前的眼压不易控制，经高渗剂或碳酸酐酶抑制剂降眼压后，房角仍关闭者更易发生恶性青光眼。因其常双眼发病，一眼发生恶性青光眼，另一眼抗青光眼术后或是应用缩瞳药后也易发病。需要注意的是，具有恶性青光眼解剖特点的眼睛，在任何手术、外伤、炎症等情况下都有可能诱发恶性青光眼。

27 恶性青光眼如何治疗？

对于恶性青光眼应采取紧急治疗措施降低眼压，包括药物治疗和手术治疗两种方式。药物治疗包括睫状肌麻痹剂散瞳，以松弛睫状肌，打破睫状环的阻滞，可以同时应用高渗剂和碳酸酐酶抑制剂，减少房水的生成和降低眼球后部的压力，辅以皮质类固醇类药物，可减轻睫状肌的充血水肿。如药物治疗2～3天仍无效果，前房仍不能形成者，可尝试手术治疗，如玻璃体液抽出及前房注入空气，使虹膜后移，恢复正常的房水循环，或者采用晶状体切除及前段玻璃体切除术。

28　青光眼可以继发于哪些疾病？

继发于其他疾病的青光眼称为继发性青光眼，常由眼部或全身性疾病引起眼压升高。主要有以下几种类型。①继发于眼部炎症性疾病：如角膜溃疡、角膜炎、虹膜睫状体炎。②继发于晶状体疾病：如晶状体脱位、肿胀，晶状体溶解性青光眼等。③继发于外伤：如眼球钝挫伤。④继发于血液异常、眼内出血和血管疾病：如溶血性青光眼、新生血管性青光眼等。⑤继发于眼部退行性变：如剥脱综合征、虹膜角膜内皮综合征等。⑥继发于眼内肿瘤：如视网膜母细胞瘤等。⑦医源性青光眼：如糖皮质激素引起的青光眼等。

29　糖尿病会导致青光眼吗？

糖尿病有可能导致青光眼，其类型为新生血管性青光眼。糖尿病引起的视网膜病变发展至增殖性视网膜病变或反复眼底出血者，由于视网膜缺血缺氧而易导致新生血管的生成，新生血管延伸至房角、虹膜表面形成新生血管膜，后期收缩使房角粘连，眼压增高。该类型青光眼为难治性青光眼之一，分为三期，分别为青光眼前期、开角型青光眼期和闭角型青光眼期。新生血管性青光眼极为顽固，患者疼痛难忍，常常导致失明。

30　青光眼和白内障有联系吗？

青光眼和白内障目前仍是致盲的主要眼疾，年长的患者中这两种眼疾同时发生的概率较高。另外，眼内的炎症和类固醇药物的使用都可能引起白内障和青光眼。老年性白内障在晶状体膨胀期、过熟期等都可能诱发青光眼的发作，如膨胀期的晶状体肿胀，将虹膜向前推，前房变浅，对于有闭角型青光眼解剖特点的患者来说，可诱发青光眼的发作。再如晶状体过熟期，晶状体囊膜变薄或破裂，液化的晶状体皮质渗漏到前房中，大量的晶状体碎屑和巨噬细胞塞小梁网，抑制房水的流出，也可诱发青光眼的发作。有时单纯的白内障手术就可以同时改善白内障和青光眼，如若病情需要，可以考虑进行白内障和青光眼的联合手术，此种手术难度较高，但若手术时机和方式选择得宜，效果也相当不错。

31 为什么有些老年人得了青光眼后，医生建议同时行白内障手术？

青光眼与白内障之间关系密切，互相影响。青光眼患者多数是中老年人，往往合并有不同程度的白内障。随着年龄增长，白内障加重，晶状体逐渐混浊膨胀，推挤虹膜前移，导致前房变浅，房角关闭，房水循环受阻，诱发青光眼。对这类青光眼的治疗，建议同时行白内障摘除联合人工晶体植入术，因为人工晶体比老年人膨胀混浊的晶状体要薄得多，能帮助前房恢复正常深度，重新开放狭窄或者关闭的房角，使房水循环的通路顺畅，增加房水引流，从而解决了青光眼的问题。由于青光眼手术后可能会加快白内障的进展，因此单纯行青光眼手术后，由于白内障加重，术后患者视力可能会进一步下降。青光眼手术的同时行白内障手术可以恢复屈光介质的透明性，既能恢复视力，也能降低眼压，是非常有效的手术治疗方法。

32 什么是激素性青光眼？

激素性青光眼又称糖皮质激素性青光眼，是指局部或全身应用糖皮质激素引起的眼压升高。糖皮质激素引起的眼压升高因人而异，每个人对糖皮质激素的敏感程度不同，眼压升高的程度、时间及对视功能的损伤都是不同的，并且与糖皮质激素的种类、浓度、用药方式、用药频率也有关。但眼压升高一般是可逆的，停药后眼压可下降，数天或数周后眼压可恢复正常，也有部分患者眼压下降但未达到正常，约20%可出现青光眼相关的视野改变。

33 青光眼如何治疗？

青光眼是不可逆性疾病，对视功能的损害极大，应早发现、早治疗，尽可能地挽回视功能。不同类型的青光眼及不同的疾病阶段有不同的治疗手段，早期患者可根据病情予以局部或全身降眼压治疗，或者激光治疗。如果眼压不能得到有效的控制，则需采取手术治疗。当然，降眼压眼药水及手术方式的种类有很多，治疗期间应谨遵医嘱，如果出现明显的眼部或全身不适，应当立即停药，及时就医。

34 为什么青光眼会导致失明？

青光眼患者眼压控制欠佳时，持续升高的眼压可压迫眼底的视神经，使视神经缺血缺氧，进而造成视神经纤维的萎缩。视神经就好像电缆一样，持续向大脑传输信号，一旦受损严重，功能丧失，信号无法到达大脑，眼睛便逐渐失明，而且视神经的损伤是不可逆的。初期，视神经轻度受损，视野部分缺损，随着疾病的进展，视野缺失范围越来越大，若不能及时治疗，最终会导致失明。

35 对于不能确诊的可疑青光眼，需要每隔多长时间复查哪些项目？

可疑开角型青光眼的患者通常需要每半年（个别人可能是3个月）到医院进行眼压、裂隙灯显微镜、检眼镜（俗称眼底镜）、房角镜、视野、光学相干断层扫描等眼科检查。可疑闭角型青光眼的患者在有症状（眼胀、视物模糊、突然头痛等）时就应及时到医院眼科急诊就诊；无明显症状者可每3～6个月到医院眼科进行眼压、裂隙灯显微镜、检眼镜、房角镜等眼科检查。

36　治疗青光眼的药物都有哪些？

治疗青光眼的药物主要通过抑制房水生成、增加房水流出、减少眼内容物容积的方式降低眼压，包括①拟胆碱类药物：最常用的为毛果芸香碱，应用于临床已有百年历史，目前仍是治疗闭角型青光眼的最基本药物。②β肾上腺素能受体阻滞剂：如马来酸噻吗洛尔。③肾上腺素能受体激动剂：如酒石酸溴莫尼定。④前列腺素能药物：如拉坦前列素。⑤碳酸酐酶抑制剂：如布林佐胺。⑥高渗脱水剂：如甘露醇等。

不同类型的青光眼用药时选择的药物可能有出入，而且青光眼药物有一定的适应证、禁忌证及不良反应，要遵医嘱使用，并定期复查。

37　青光眼的手术治疗方法有哪些？

抗青光眼术的目的是使眼压控制在正常或安全范围内，减轻高眼压对视神经的损伤，尽量维持患者的视功能及视野。根据青光眼手术的作用机制，将抗青光眼术分为以下3种类型。

（1）减轻房水在眼内流动阻力的手术：如激光虹膜切开术、周边虹膜切除术，解除瞳孔阻滞，增加房水的排出通道。

（2）减轻房水流出眼外阻力的手术：如滤过性手术，适用于因小梁结构功能障碍等使房水外流受阻时眼压升高的情况。

（3）减少房水生成的手术：如睫状体冷凝术，通过破坏睫状突，减少房水的生成，继而降低眼压。

38　青光眼"打激光"是怎么回事？

青光眼"打激光"是指青光眼的激光手术，是目前常用的治疗青光眼的手段之一，是眼科治疗青光眼的一种先进技术。由于激光具有方向性、高强度等特点，可通过眼睛各层结构，聚焦于治疗位置，改变眼内组织的形态，达到降低眼压的目的。青光眼激光手术种类较多，如激光周边虹膜切除术、小梁成形术、睫状体光凝术等，手术部位包括前房角、虹膜、睫状体等。但并不是所有的青光眼患者都适合激光治疗，不同的类型青光眼的激光手术方式的选择也有不同，如原发性闭角型青光眼临床前期可选择虹膜切除手术，原发性开角型青光眼可考虑选择性激光小梁成形术（SLT）。不同患者眼部病情各异，应根据具体病情来选用相应的手术方式。

39　抗青光眼术后都需要按摩眼球吗？

并不是所有的抗青光眼术后都需要按摩眼球。外滤过通道类手术，如小梁切除术，是通过为患者的眼球建立一个滤过通道，使眼内房水通过滤过通道流出，从而降低眼压。正常情况下，人体自身会使这个通道慢慢愈合，形成瘢痕，此时房水不能流出，眼压就会再次升高。但如果在术后适当地按摩眼球，可以帮助形成理想的青光眼滤过通道，使滤过泡功能良好，房水持续向外引流，眼压可保持在安全稳定的状态。但是术后按摩的时机和手法要在医师的指导下进行。

40　青光眼术后应该注意什么？

在生活上，青光眼术后应注意休息，避免过度用眼，减少电子产品的使用时间；饮食上避免辛辣刺激的食物，多吃蔬菜、水果等富含维生素的食物；洗脸时尽量使用湿毛巾轻轻擦拭，避免水进入眼内，注意用眼卫生；避免用力揉搓眼睛及活动过度，防止手术切口撕裂；术后遵医嘱用药，定期去医院复查。

41　青光眼术后视力可以恢复吗？

青光眼手术的目的是降低眼压，防止眼压增高进一步对视神经造成伤害，而不是提高视力。对于早期青光眼患者，如果症状较轻，术后恢复较快，视力可能会有部分提高，如果术中联合白内障手术，视力也可能较前有所提高。但是绝大多数的患者不会有视力提高的现象，能保持原有视力已经是不错的结果，也有可能病情加重，视力更差。对于药物控制不佳的患者，手术无疑是一个较好的选择，如果术后眼压能控制在正常或安全范围内，病情就不会再快速进展、加重。因此，建议青光眼患者要早发现、早干预、早治疗，这样对视野及视力的影响才会更小。

42　青光眼患者都不能用散瞳药吗？

青光眼患者并非都不能使用散瞳药，需要具体问题具体分析。对于闭角型青光眼患者，由于前房较浅，使用散瞳药后可以使瞳孔散大，瞳孔向周边房角处堆积，压迫房水的流出道，房水流出受阻，眼压升高，可诱发闭角型青光眼的急性发作。因此在原则上对于闭角型青光眼患者不建议使用散瞳药。对于其他类型的青光眼患者，如开角型青光眼患者，前房一般并不浅，散瞳对房角的影响较小，经医生评估后有时也可以进行散瞳。还有一些做过抗青光眼术及激光治疗的患者，也可根据需要酌情进行散瞳，散瞳后需关注眼压的变化，如有异常需及时处理。另外一些情况，如行青光眼白内障联合手术之前或者行抗青光眼术或者青光眼白内障联合手术后，因手术的需要或者防治术后的并发症，医生有时也会应用散瞳药。

43　眼压正常的青光眼也需要降眼压治疗吗？

眼压正常的青光眼有典型青光眼的眼部表现，如视野缺损、视神经纤维损害，但房角结构正常，眼压始终在正常范围内波动，也是一种常见的青光眼类型。即使眼压正常，也应使用降眼压药物，使眼压基线降低，延缓疾病的进展，如未得到适当的治疗，病情将会继续恶化。

44　青光眼患者可以随便停用降眼压药物吗？

青光眼属于一种慢性进行性疾病，部分患者需要长期坚持用药，且用药一般是定时定量的，如果用药不规律，眼压波动较大，控制不理想，会加重病情，因此青光眼患者要遵医嘱用药，不可擅自停药。

45　青光眼患者生活中应注意什么？

青光眼是一种慢性进行性疾病，因此评估病情进展、定期复查对青光眼患者至关重要，需要按照医生建议的方案进行长期不间断的治疗。除了在思想上给予高度重视外，在日常饮食方面，应避免暴饮暴食，避免一次大量饮水、过量饮酒饮茶，以防眼压升高，从而诱导青光眼的发作。此外，还应避免过度劳累、忧思，长期的精神压力可以导致眼压升高，对青光眼患者是有害的，可通过冥想、催眠及音乐疗法减轻压力。在生活中保持心情舒畅也很重要，情绪稳定、避免生气、避免情绪过度激动等也可在一定程度上避免青光眼的急性发作；不要在黑暗处久留，也尽量避免戴太阳镜外出，青光眼患者久处暗环境下，扩大的瞳孔可诱发青光眼的发作；青光眼患者应避免夜间开车，超过一半的患者会因眩光造成驾驶困难。另外，因视野缺损，青光眼患者跌倒的概率是正常人的3倍，尤其是老年患者，应当注意。

（董怡辰　钱　诚　梁申芝）

第十二章

玻璃体疾病

1 什么是玻璃体液化？

正常的玻璃体是一个透明的凝胶体，其中胶原纤维纵横交织构成玻璃体的网状结构。玻璃体具有黏弹性、渗透性和透明性等物理特性。当玻璃体变性时，会由凝胶状态变为溶胶状态，再逐渐变成液体即玻璃体液化。玻璃体液化是随年龄增长都会出现的一种生理现象，但一些其他因素如眼轴增长、无晶状体眼、高度近视、炎症、外伤及玻璃体积血等会加快或加重玻璃体液化。

2 什么是飞蚊症？

飞蚊症是指眼前有飘动的点状、片状或条索状的小黑影，就像蚊蝇的飞影，随着眼球的运动而运动，尤其是在白色或明亮的背景下更为明显，但是一般不会影响视力。

3 哪些人容易出现飞蚊症？

多数飞蚊症由玻璃体液化或玻璃体后脱离引起，随着年龄增长，玻璃体液化加重容易发生玻璃体后脱离，因此50岁以上的中老年人更容易出现飞蚊症。此外，近视人群（尤其是高度近视者），以及眼部炎症、眼部手术或外伤史以及高血压、糖尿病的患者也更容易出现飞蚊症。

4 飞蚊症和玻璃体混浊是一回事吗?

飞蚊症和玻璃体混浊实际上并不是一回事。首先,飞蚊症是患者就诊时的主观症状,当处于背景较亮的环境下或注视白色物体时,眼前有小点状或细丝状物飘动,而玻璃体混浊是医生检查眼睛时的客观体征,玻璃体混浊可能会出现飞蚊症。其次,多数飞蚊症主要由玻璃体液化和玻璃体后脱离引起,一般不影响视力,而玻璃体混浊的病因较多如玻璃体积血、炎症、视网膜疾病等,发展到一定程度会影响视力。最后,飞蚊症在不影响生活的情况下,一般不需要特殊治疗,也没有特效药,但是玻璃体混浊可以针对病因进行治疗,去除病因后,玻璃体混浊也会得到改善。

5 当飞蚊症影响生活时该怎么办?

飞蚊症通常不需要特殊治疗,但若飞蚊症持续出现,对正常生活产生影响时,应尽早去医院进行眼部专科检查,以排除眼部其他病变。若经检查后眼部没有病变,则不必过于紧张和焦虑,学会忽略这些逮不到、碰不着的"飞蚊",并逐渐适应。如果无法做到视而不见,正常生活严重受影响时,可考虑激光消融治疗。

6 飞蚊症持续出现,需要做哪些眼部检查?

当飞蚊症持续出现,应尽早去医院进行以下眼部专科检查。

(1)验光检查,以明确飞蚊症是否造成视力下降。

(2)角膜、晶状体及前段玻璃体的裂隙灯检查。

(3)散瞳进行眼底检查,特别是周边视网膜检查,排除可能存在的视网膜裂孔及视网膜脱离等。

(4)眼部超声检查,了解玻璃体混浊程度及是否发生视网膜脱离。

检查后无异常，则不需要特殊治疗，密切观察即可。但若出现异常闪光感、飞蚊症加重或者眼前突然出现黑影甚至影响视物时，应当尽快就诊。

7 飞蚊症可以采用激光治疗吗？

"激光打蚊子"是指利用激光对玻璃体内的不透明物进行消融治疗，也称为玻璃体激光消融术，其原理是将一定能量的激光聚焦于玻璃体内的片状或条索状不透明物上，利用激光束中的能量击碎或汽化不透明物，使其最终呈细小颗粒状，易于吸收，从而减轻或消除"飞蚊"症状。

8 随着年龄增长玻璃体会发生哪些变化？

玻璃体的状态随年龄增长而发生改变。出生时，正常人的玻璃体是胶冻状的透明体，至4岁时玻璃体便开始发生液化，80～90岁时眼内有一半以上的液化玻璃体。在玻璃体年龄性改变的过程中，透明质酸逐渐溶解，胶原纤维支架破坏、塌陷，脱水收缩，导致胶原和水出现分离，形成液化空腔，出现玻璃体凝缩、劈裂、后脱离及基底层增厚的变化。

9 什么是玻璃体混浊？

正常玻璃体是透明的胶状物，是重要的屈光介质之一。玻璃体混浊是玻璃体内出现不透明物质，导致视物模糊，眼前出现黑影或云雾飘动，是眼科临床常见的体征之一。多种因素可以引起玻璃体混浊，比如随着年龄增长玻璃体液化、后脱离，以及玻璃体炎症或出血等。

10 玻璃体混浊可以用药物治疗吗？

一般情况下，对于症状不明显的玻璃体混浊，可不用特殊处理；症状明显时，可使用药物治疗，如碘制剂等。药物单独或联合应用可起到一定的治疗作用，但无法治愈，且疗效也具有个体差异性。针对不同类型的玻璃体混浊，应在眼科医生的指导下，根据病情特点及个人全身情况选择合适有效的药物进行治疗。用药过程中，需特别注意药物禁忌情况，如甲状腺功能亢进、碘过敏者禁用含碘的药物。

11 玻璃体混浊在什么情况下需要手术治疗？

玻璃体血性混浊，出血量较多、出血长时间不吸收，伴有机化、牵拉视网膜等情况时，需及时行玻璃体切除术，清除玻璃体积血，解除视网膜牵拉。感染性眼内炎导致的玻璃体混浊，一旦药物治疗无明显改善时，需尽早行玻璃体切除手术，清除混浊的玻璃体，减轻微生物及其毒素对视网膜的损伤。若发现玻璃体混浊合并视网膜脱离，应尽早行手术治疗。

12 玻璃体会出血吗？

玻璃体本身没有血管，是透明的胶质体，不会出血。我们通常说的玻璃体出血实际上是玻璃体积血，玻璃体中的积血往往来源于视网膜的血管。引起玻璃体积血的常见原因包括糖尿病视网膜病变、视网膜静脉阻塞、外伤、视网膜静脉周围炎、湿性老年性黄斑变性、息肉样脉络膜视网膜病变等。此外，视网膜裂孔也是比较多见的一种玻璃体积血的原因。

13 玻璃体积血对眼睛有哪些影响？

玻璃体积血产生的影响主要取决于原发病的严重程度、出血量、出血持续的时间及反复出血的次数等因素。玻璃体少量积血时，患者眼前可出现飘动的红色烟雾；若发生大量积血，可导致视物发黑，视力突然下降，甚至降至指数或光感。

14 长时间玻璃体积血会发生什么变化？

玻璃体积血量较少时，随着时间推移，血液可以发生弥散，自行吸收。若玻璃体积血较多，不能完全被吸收时，长时间可形成浓密的血凝块，进而出现机化、增殖，牵拉视网膜，导致视网膜裂孔、视网膜脱离甚至再次出血。

15 发生玻璃体积血时，应采取哪些治疗措施？

玻璃体积血时，根据出血量、原发病及相关并发症的特点，可采取临床观察、随访以及药物、手术等治疗措施。玻璃体积血量较少时，可密切观察，并给予适当的药物治疗，促进积血吸收。当玻璃体积血减少、能观察到视网膜情况时，应尽快完善眼底检查，寻找出血原因，针对病因行视网膜激光光凝治疗。若积血吸收缓慢、无法完全吸收或形成血凝块时，可采用玻璃体切除手术治疗。眼外伤和视网膜血管性疾病引起的玻璃体积血，伴有视网膜脱离或纤维血管膜时，需及时行玻璃体切除手术来清除玻璃体积血，减轻视网膜脱离、纤维血管膜继发的视力损害。若术后玻璃体积血，出血量少时，可不做特殊治疗，需嘱患者卧床休息，避免剧烈活动；出血量较多时，可采用灌洗或气液交换将玻璃体腔内的血液或血凝块及时清除。

16 玻璃体后脱离是怎么回事？

玻璃体为无色透明的胶状体，其位于晶状体之后、视网膜之前，充满于晶状体与视网膜之间，具有屈光、支撑视网膜、缓冲外力、构成血－玻璃体屏障等作用。随着年龄增长玻璃体会发生液化，液化首先从玻璃体中央区开始，随年龄增长液化腔逐渐增大，使得玻璃体后皮质层变薄并继发破裂。液化的玻璃体可通过后皮质的破裂口进入玻璃体与视网膜的间隙，随着间隙内液体增多，玻璃体后皮质从视网膜内表面剥离，进而导致玻璃体后脱离。

17 哪些原因可以导致玻璃体后脱离？

玻璃体后脱离与玻璃体液化相关，年龄是其发生的主要因素。随着年龄增长，玻璃体后脱离发生率明显升高。除年龄因素外，高度近视、眼外伤、玻璃体炎症、玻璃体积血、视网膜色素变性及术后无晶状体眼等也可能是玻璃体后脱离的诱因。

18 玻璃体后脱离时会出现哪些症状？

当发生玻璃体后脱离时，眼前会出现黑影飘动，如环状物、点状或丝状物等。玻璃体后脱离牵拉视网膜时，会出现闪光感；若牵拉造成视网膜血管破裂，血管内的血液进入玻璃体腔时患者眼前有红色的"烟雾"感。当玻璃体后脱离牵拉视网膜的程度过大时，可导致视网膜裂孔，液化的玻璃体经视网膜的撕裂孔进入神经上皮层下，进而发生视网膜脱离，此时患者会出现视物遮挡感、视力下降。

19 为什么眼前会出现闪光感？

玻璃体后脱离发生时，与视网膜粘连紧密的玻璃体可牵拉视网膜组织，在眼球转动过程中产生闪光感。当玻璃体完全后脱离后，闪光感可消失。闪光感的出现可能是视网膜脱离的先兆，也可能发生在视网膜已脱离的患者中。

20 玻璃体后脱离在什么情况下需要治疗？

由年龄因素导致的玻璃体液化继发的单纯性玻璃体后脱离，在不伴有不适症状或并发症时，一般无须特殊治疗，观察随访即可。若出现眼前飘动的黑影突然增多或视力下降，应及时检查眼底，排除眼部其他病变，如视网膜裂孔、视网膜脱离等，一旦发现这些病变，应尽早进行视网膜激光光凝或玻璃体切除手术治疗。眼外伤导致的玻璃体后脱离，需根据外伤程度及并发症特点综合评估，及时处理。眼内炎症导致的玻璃体后脱离，应尽早、规范地使用抗生素等药物及采取玻璃体切除手术治疗。

21 星状玻璃体变性是玻璃体内出现了"星星"吗？

星状玻璃体变性是玻璃体变性的一种，玻璃体内出现的"星星"是含钙的脂质白色小球，其主要成分是脂肪酸和磷酸钙盐。当眼球转动时，这些白色、大小不一的卵圆形小球出现轻微闪动，当眼球停止转动时，白色小球轻微移动回原位，而不沉于玻璃体下方，类似"星星闪烁"，故被称为星状玻璃体变性。

22 星状玻璃体变性在哪些人群中多见？

星状玻璃体变性常发生于老年人，多见于50岁以上的男性患者，大部分为单眼发病，双眼少见，其发病年龄可能远远早于就诊年龄。具体病因和发生机制目前尚不清楚，有报道称与糖尿病有关，糖尿病患者的发生率要明显高于非糖尿病患者。

23 星状玻璃体变性会导致视力下降吗？

出现星状玻璃体变性时，玻璃体内的星状小体分散于玻璃体内，随着眼球转动发生轻微移动然后又恢复原位，不发生下沉和聚集，光线可正常投影到视网膜，视力通常不受影响，患者自觉没有明显症状。

24 星状玻璃体变性需要治疗吗？

星状玻璃体变性一般不影响视力，也不需要特殊治疗。但当星状玻璃体变性伴发眼底疾病时，玻璃体内的星状小体会干扰眼底疾病及时、正确的诊断，此时需要行玻璃体切除手术，清除混浊的玻璃体。

25 什么是玻璃体淀粉样变性？

玻璃体淀粉样变性是玻璃体退行性病变的一种，较少见，大部分为家族性遗传，属于常染色体显性遗传病，主要由基因突变引起，相应蛋白发生变性后形成的难溶性淀粉样物质异常沉积于玻璃体内。患眼可出现进行性视力下降、瞳孔变形、对光反应迟钝等症状，晶状体后囊膜可见"足盘样"附着，玻璃体腔充满丝状、颗粒状或团块状的无定形白色混浊物，可伴有视网膜血管渗漏、出血以及周边视网膜新生血管形成。此外，淀粉样物质可同时累及全身多个组织或器官，出现相应的体征。通常按全身系统性疾病治疗，预后一般较差。目前，玻璃体切除术是治疗该病最直接和最有效的方法。

26 玻璃体内会出现寄生虫吗？

玻璃体内会出现寄生虫，猪囊尾蚴是最常见的玻璃体寄生虫，在我国北方地区多见。当食入带有猪肉绦虫虫卵的食物后，绦虫的卵或头节穿过小肠黏膜进入血管，经血液循环进入眼内，在脉络膜组织发育成囊尾蚴，然后进入视网膜下腔，再穿透视网膜进入玻璃体，进而导致玻璃体出现寄生虫。

27　玻璃体内的寄生虫会影响视力吗？

玻璃体内的寄生虫会影响视力。当玻璃体内的寄生虫出现在视野区时，患者自己可以看到虫体不断变形和蠕动的阴影，在寄生虫死亡或发生破裂后，会继发中毒性眼内炎，发生炎症性玻璃体混浊，导致视力严重下降。当发生视网膜脱离时，患者会有明显的视物遮挡感。

28　寄生虫进入玻璃体内需要做哪些检查？

一般可以通过检眼镜、影像学检查、实验室寄生虫抗体检测等途径明确寄生虫是否进入了玻璃体内。利用检眼镜进行眼底检查，可见到寄生虫在玻璃体内或视网膜下伸缩运动，若头部缩入囊内，可见致密的黄白色圆点。玻璃体混浊时，检眼镜无法看清眼底，可采用眼部超声检查，有时可探测到活动的寄生虫。实验室检测玻璃体液中的寄生虫抗体阳性，则证实玻璃体内存在寄生虫。

29　玻璃体内出现寄生虫时应该如何治疗？

玻璃体寄生虫的治疗以手术取出为主。通常采用玻璃体切除手术取出虫体，清除玻璃体内的炎性物质，减轻视网膜损伤。由于死亡或破裂的虫体会导致中毒性眼内炎，严重损害患者视力，所以在进行手术时，应尽量避免破坏虫体及遗漏部分虫体组织于眼内。对于存在于周边部视网膜下的寄生虫，可通过外路手术做巩膜切口取出虫体。

30 玻璃体寄生虫治疗后的注意事项有哪些？

玻璃体寄生虫患者行玻璃体切除手术后，应按时随诊，及时发现可能出现的术后并发症，尽早采取有效的处理措施。生活中，要彻底消灭可能的寄生虫污染；饮食上，避免食入患有寄生虫的肉类，改变生食肉类、不清洁蔬菜和饮用未处理水等不良卫生习惯。

31 什么是玻璃体切除术？

玻璃体切除术是指术中通过观察系统、照明系统和玻璃体切除术手术系统在直视下对前房、玻璃体腔、视网膜前、视网膜下等眼内不同部位进行操作的一种常规手术方法。玻璃体切除术是近年来发展迅速的眼科显微手术，被认为是眼科手术史的一次重大革命。玻璃体切除术通过切除患者混浊的玻璃体或解除玻璃体对视网膜的牵拉，可以恢复透明的屈光间质，促进视网膜复位，治疗玻璃体视网膜疾病。

32 什么情况下需要做玻璃体切除术？

随着显微手术技术的不断发展，玻璃体切除术的适应证范围也在不断扩大，主要分为眼前段疾病和眼后段疾病。眼前段疾病包括晶状体脱位或半脱位、外伤性白内障、先天性白内障、白内障术中玻璃体脱出、复杂性青光眼及角巩膜伤口玻璃体嵌顿等。眼后段疾病包括不同原因导致的玻璃体积血、视网膜脱离、黄斑部疾病、眼内炎、眼内异物或复杂眼外伤等。

33 玻璃体切除术有哪些优点？

玻璃体切除术是近年来发展迅速的眼科显微手术，23 G、25 G、27 G微创玻璃体切除手术逐渐在临床普及。玻璃体切除术属于微创手术，可在局部麻醉下进行，安全性高，手术适应证广、手术创伤小、对组织损伤小，与传统手术相比，手术产生的不适感明显减轻。手术可以快速建立和关闭切口，缩短手术时间，显著减少患者痛苦。此外，玻璃体切除术可以在直视下准确取出异物，在避免手术盲目性的同时，提高了眼内异物的取出率，减少了手术对眼内组织的激惹和损伤。

34　玻璃体切除术后为何需要保持不同体位？

根据眼部病情不同，一些患者术中眼内需要注入硅油或气体等眼内填充物，而硅油、空气和一些惰性气体的密度比水小，因此可以通过向上的浮力顶压视网膜，使视网膜更好地贴附，达到视网膜的复位。因此，患者术后的头位保持情况将会影响手术的效果和术后并发症的发生。单纯性玻璃体切除术后对体位（主要是头位）没有特殊要求。眼内注入硅油或气体的患者，常用的体位有俯卧位、侧卧位等。临床上，根据患者视网膜病变区域，如视网膜裂孔的位置和大小及视网膜脱离的范围，术后采取不同的体位以达到封闭裂孔和复位视网膜的效果。

35　玻璃体切除术后有哪些注意事项？

做好术后护理，对确保玻璃体切除术的成功非常重要。

（1）术后初期需要卧床静养，严格规范地遵循医嘱、保持体位。对于玻璃体腔填充气体者，在气体吸收完全前，严禁乘坐飞机。

（2）勿揉擦眼睛，避免术眼发生感染。

（3）洗漱时，避免脏水进入眼睛。

（4）病情恢复期间，按时用药，注意饮食，加强营养，宜多吃蔬菜水果，禁烟酒，少吃辛辣刺激性食物，保持大便通畅，以防视网膜再次脱离。

（5）预防感冒、咳嗽，避免头部剧烈活动。

（6）术后一旦出现不适，及时到眼科就诊，以免延误病情。

（余　川　梁申芝　杨　倩　钱　诚）

第 十 三 章

视网膜疾病

一、视网膜脱离

1 什么是视网膜脱离？

视网膜脱离是指视网膜神经上皮层与其下方的色素上皮层分离。视网膜是视觉形成的初始部位，多数脱离的视网膜经治疗可复位。若视网膜复位及时，患者视力可能会有所恢复，若不及时治疗，往往会导致失明。

2 视网膜脱离有哪些症状？

如果只是周边小部分的视网膜脱离，可能没有任何症状。但若视网膜脱离的范围较大，可能会出现一些异常的症状，如漂浮物、闪光感、幕状黑影遮挡或突发视力下降等症状。

3 什么是眼前漂浮物？

眼前漂浮物是眼前出现大量漂浮的小黑点或弯曲的线条。当短期内混浊飘浮感明显加重，甚至影响视力时，需要到眼科进一步检查治疗。

4 什么是闪光感？

闪光感是指由于玻璃体对视网膜撞击或牵拉导致眼前突然出现的亮光闪烁。

5　什么是幕状黑影遮挡？

当视网膜脱离时，眼前的两侧或中间有黑影或黑色帘子遮挡，这种遮挡感不会随着眼球的转动而发生改变。随着脱离范围逐渐扩大，黑影遮挡的范围也随之扩展至整个眼前，导致视力不同程度地下降，直至仅存光感。

6　哪些人容易出现视网膜脱离？

任何人都可能出现视网膜脱离，但以下情况者发生视网膜脱离的概率更高：①高度近视；②做过白内障手术的无晶状体眼；③眼外伤；④视网膜变性，如高危因素的视网膜格子样变性、霜样变性、铺路石样变性；⑤视网膜血管性疾病，如糖尿病视网膜病变等。

7　为什么高度近视发生视网膜脱离的风险更高？

高度近视眼轴拉长导致整个眼球变大，周边的视网膜组织非常脆弱，加上近视眼容易发生玻璃体液化和后脱离，如果出现玻璃体牵拉的情况，则更容易发生视网膜脱离。

8　视网膜脱离有哪些类型？

根据发生的原因不同分为以下3种类型。

（1）孔源性视网膜脱离：是由于视网膜萎缩变性或玻璃体牵拉导致视网膜神经上皮全层裂孔形成，同时出现玻璃体对孔缘的牵引和液化的玻璃体经裂孔进入视网膜下，最终形成视网膜脱离，是最常见的视网膜脱离类型。

（2）牵拉性视网膜脱离：是由多种原因（如眼外伤、视网膜血管性疾病导致的玻璃体积血或眼内手术、葡萄膜炎等引起的玻璃体混浊等）引起的视网膜前或视网膜下机化增殖，牵拉视网膜导致的视网膜脱离。也可能在机化牵拉处造成视网膜裂孔，形成牵拉性合并孔源性视网膜脱离。大部分眼底检查可见原发病变，如视网膜血管阻塞、糖尿病视网膜病变等。

（3）渗出性视网膜脱离：是由于眼组织炎症（葡萄膜炎）、视网膜脉络膜肿瘤、妊娠期高血压等疾病累及视网膜或脉络膜血液循环，引起液体积聚在视网膜神经上皮层下形成的视网膜脱离。

9 什么是增生性玻璃体视网膜病变？如何分级？

增生性玻璃体视网膜病变（PVR）指玻璃体和（或）视网膜内表面形成纤维增殖膜，继而收缩、牵拉引起相关疾病的过程，多发生于孔源性视网膜脱离术后。

根据病情严重程度PVR可以分为以下4级。

A级：玻璃体内有云雾状或色素性颗粒混浊。

B级：视网膜内面出现皱褶和视网膜裂孔有卷边，视网膜血管明显迂曲。

C级：视网膜全层固定皱褶。可分为三级：C1级为固定皱褶只占1个象限；C2级为固定皱褶达2个象限；C3级为固定皱褶达3个象限。

D级：固定皱褶累及4个象限，可表现以视盘为中心的放射状折叠，巨大星状皱褶遍及整个视网膜。可分为三级：D1级为宽漏斗状；D2级为窄漏斗状；D3级漏斗很窄或闭合，看不到视盘。

10 视网膜脱离有并发症吗？

如果视网膜脱离不及时治疗，会导致患眼的视力受到严重的损害，甚至导致眼球萎缩。偶尔另一只眼睛也会受到影响。

11 视网膜脱离会自愈吗？

视网膜脱离不会自愈。对于孔源性视网膜脱离和牵拉性视网膜脱离来说，没有药物可以让脱离的视网膜复位，只能通过手术治疗。如果不尽快治疗，视网膜脱离的范围会逐渐扩大，从而导致永久性视力丧失。渗出性视网膜脱离以原发疾病治疗为主，一般不需要手术治疗。

12 如何诊断视网膜脱离？

通过询问病史、视力检查和眼底镜检查可基本明确视网膜脱离的诊断。眼底检查尤其重要，必要时通过药物散大瞳孔后充分观察视网膜的情况，尤其是周边视网膜的情况，如视网膜裂孔或局限性视网膜脱离等。如果不能清晰地观察到眼底，可以通过眼部B超和OCT等辅助检查手段更好地了解眼底情况。

13 视网膜脱离有哪些治疗方法？

根据视网膜脱离的类型和程度不同，可能需要控制原发病、药物治疗、视网膜激光光凝手术、巩膜扣带术或玻璃体切除术等不同的治疗方法来修复撕裂或破损的视网膜，并将脱离的视网膜重新解剖复位。

14 治疗视网膜脱离的手术方法有哪些？

视网膜脱离一旦确诊，应尽快手术，尤其是累及或即将累及黄斑部的视网膜脱离。因为视网膜脱离时间越长，视细胞破坏会越严重，对视功能的损伤越大，恢复难度也越大。选择手术方法时尤其需要考虑其病变的严重程度和复杂性。治疗视网膜脱离的手术方法根据治疗病情由轻至重分为以下三类。

（1）简单型视网膜脱离，PVR分级的B级以内，常见于新鲜脱离或发展较缓慢的视网膜脱离，手术方法可选用巩膜冷凝、硅胶填压及视网膜下放液术，预后大多良好。

（2）PVR分级中的B级到C1级，手术方法可选用巩膜冷凝、环扎、外垫压及视网膜下液引流术，部分病例还可以考虑眼内气体填充术。

（3）复杂型视网膜脱离，PVR分级的C2级以上，常规视网膜脱离手术方法的治疗效果不佳，必需联合玻璃体切除手术及眼内填充术，必要时作眼内长期填充，如填充硅油等，这类患者的预后较差。

15 什么是充气性视网膜固定术？

充气性视网膜固定术是常用的一种眼内顶压方法，具有推压视网膜，协助其复位及彻底排出视网膜下液，分离和展开已有皱褶形成的视网膜及封闭裂孔的作用，包括单纯注气术、巩膜扣带术联合注气术、玻璃体切除术联合注气术。

16 充气性视网膜固定术使用的眼内填充物是什么？

过滤消毒的空气或惰性气体被广泛用作眼内顶压的材料，有助于视网膜脱离的复位及裂孔的封闭，是充气性视网膜固定术中常见的眼内填充物。

空气及惰性气体的作用一致，但空气的半衰期短，有效顶压时间短，易吸收，注入1 mL空气，5天后基本完全被吸收。惰性气体是一类可以膨胀的气体，在眼内吸收缓慢，可以通过吸收血液的氮气而膨胀，临床上较为常用的惰性气体主要有六氟化硫（SF_6）、过氟丙烷（C_3F_8）等。

17　气体填充在视网膜脱离手术中有哪些应用？

气体填充在视网膜脱离手术中适用于以下几种情况。

（1）上方视网膜裂孔及脱离，视网膜下积液放出后视网膜仍不能贴伏，裂孔仍不能被封闭。

（2）睑缘后唇无明显翻转、卷缩的巨大裂孔，如无玻璃体手术的条件，可采用巩膜填压术联合气体填充进行治疗。

（3）黄斑裂孔或其他后极部裂孔，无增生性玻璃体视网膜病变和玻璃体条索牵引。

（4）视网膜高度隆起或全脱离，放液后视网膜仍不能完全复位。眼内注气有助于视网膜复位，彻底排出视网膜下液。

18　视网膜脱离气体填充术后对体位有什么要求？

气体填充术后保持必要的头位或体位是手术成功的必要条件，根据病情和手术情况不同，头位或体位的要求也不同。睡觉时可侧卧，避免平卧，直至气体消失。术后根据气体的吸收情况、裂孔的位置及有效顶压面积等决定是否需二次气体填充。气体吸收完全前，严禁乘坐飞机。

19　眼内填充气体有什么风险？

（1）眼压升高：注入气体过多或惰性气体的浓度过高都可能导致眼压升高，前者可立即发生在术后，后者则多发生在术后6～72小时（气体膨胀期）。如果眼压在30 mmHg以内，可不必处理，否则需要采用药物或从眼内抽出部分气体等方法来降低眼压。此外，需要注意的是，气体未完全吸收前应禁止乘坐飞机，否则可因气体膨胀引起眼压升高。

（2）前房变浅：多由于注入气体过多或患者长时间仰卧使晶状体虹膜隔前移所致。有青光眼体质的人，较易诱发青光眼发作，此时可以使用降压药物，并避免仰卧位。

（3）晶状体后囊混浊：虽然眼内填充的气体均无毒性，但由于气体与晶状体后囊直接接触，部分患者可能出现晶状体后囊混浊，表现为菊花状或羽毛状改变，大部分患者的晶状体后囊混浊可在气体吸收后逐渐消失。

（4）气体进入视网膜下腔：一般并不常见，主要见于裂孔较大如巨大裂孔，可通过改变体位使气体从原裂孔排出。

（5）大泡性角膜病变：偶见无晶状体眼者，由气体（主要为惰性气体）长期与角膜内皮接触所致。通常来说，这些患者本来就存在某种角膜病变或曾进行过多次眼内手术。这些患者术后要特别注意体位，避免气泡进入前房接触角膜内皮。

20 为什么眼内填充的气体未完全吸收前禁止乘坐飞机？

商用客机通常在海拔 30 000 ～ 40 000 英尺（约 9000 ～ 12 000 m）的高空飞行，随着海拔升高气压会逐渐降低，万米高空的气压大约是 0.3 个大气压。因此，在飞机飞行时，需要对机舱进行增压，使人们在飞机上可以正常呼吸。舱压一般保持在海拔 2500 ～ 3000 m 高度的气压，大约是 0.6 个大气压。若眼内气体未完全吸收前乘坐飞机，可能会因为眼内外气压的变化导致眼内存在的气体发生膨胀，引起眼压升高。因此，在眼内填充的气体未完全吸收前应禁止乘坐飞机。

21 视网膜裂孔可以激光治疗吗？

如果视网膜上有一个小孔或撕裂，可以使用医用激光来封闭视网膜上的裂孔或撕裂，治疗小范围视网膜脱离。治疗前使用眼部表麻药使眼睛局部麻醉，然后采用激光封闭视网膜裂孔，达到治疗的目的。术后需要避免剧烈运动如举重、打篮球等。

22 视网膜脱离手术成功的关键是什么？

封闭视网膜裂孔是孔源性视网膜脱离手术成功的关键，视网膜与脉络膜之间形成瘢痕是维持视网膜长期复位的重要因素。可采用的方法有激光光凝、冷凝和电凝等，目的是造成裂孔周围视网膜与脉络膜之间瘢痕粘连而封闭裂孔。目前推荐使用激光光凝，冷凝的方法已逐渐减少，电凝方法已基本淘汰。

23 促进视网膜脱离复位的方法有哪些？

目前，促进视网膜复位的常用手术有两种方式：巩膜外加压术、玻璃体切除联合眼内填充术。巩膜外加压术适合较新鲜的视网膜脱离，无明显屈光介质混浊、隆起程度不太高、裂孔分布较集中、无明显的玻璃体牵拉及视网膜固定皱褶。术中冷凝封闭裂孔后，根据裂孔位置选择硅胶带巩膜外加压术或联合巩膜外环扎术，术中通常还需要联合外路视网膜下放液术。

玻璃体切除术能够增加眼底可见度，充分解除玻璃体对视网膜的牵拉，术中可处理视网膜前及视网膜下的增生病灶并松解张力，联合眼内气体或硅油填充可以治疗巩膜外加压手术无法解决的视网膜脱离类型。例如，屈光介质混浊的视网膜脱离、伴有增生性玻璃体视网膜病变的视网膜脱离、黄斑裂孔性视网膜脱离或裂孔位于后极部的视网膜脱离等。少数特别复杂的视网膜脱离，也有可能需要巩膜外加压联合玻璃体切除术治疗。

24 什么是巩膜扣带术？

巩膜扣带术又称巩膜外加压术，主要目的是通过巩膜外加压物压迫巩膜，使眼球壁内陷，在眼内形成隆起。一方面可以使脱离的视网膜神经上皮层与下方的色素上皮层再贴合，另一方面可以封堵视网膜裂孔，缓解病变区玻璃体对视网膜的牵拉，最终有助于脱离的视网膜重新复位。

25　为什么视网膜脱离需要行玻璃体切除术？

通过玻璃体切除手术可以清除混浊的玻璃体或解除牵拉视网膜的玻璃体，使用激光或冷冻治疗重新修复视网膜，并向眼内填充消毒空气、其他惰性气体或硅油，来帮助脱离的视网膜复位。注入眼内填充物后需连续几天或数周保持固定头位，以促进脱离的视网膜修复。注入气体后需避免一些活动，比如坐飞机、高强度运动等。

26　什么是巨大裂孔性视网膜脱离？

巨大裂孔性视网膜脱离是指视网膜裂孔范围达到90°或以上的视网膜脱离，双眼发病率约为13%。包括两种类型：一种类型是视网膜撕裂型，表现为裂孔后缘隆起，半数病例的裂孔位于水平线上方，撕裂线靠近锯齿缘，前缘轻度隆起，后缘由于玻璃体组织的附着和视网膜前膜的生长、收缩及重力作用，裂孔后瓣翻转、固定而不能活动，所以该型病例手术成功率低且预后差。另一种类型是锯齿缘离断型，其前缘为锯齿缘，后缘仅轻度隆起，既无玻璃体组织附着，也无视网膜前膜牵拉，离断的后唇可以活动，与视网膜撕裂的后唇固定不能活动有明显区别，所以该型病例可用常规的巩膜外加压术治疗，预后较好。虽然两者均可自发产生或由外伤引起，但可选择的手术方法不尽相同。视网膜撕裂的治疗必须采用玻璃体视网膜手术，并有严重并发症的可能。

27　什么是脉络膜脱离型视网膜脱离？

脉络膜脱离型视网膜脱离是一种特殊类型的孔源性视网膜脱离，以睫状体脱离和脉络膜脱离为特点。多发生于高度近视人群，广泛脉络膜视网膜脱离和低眼压为其发生的重要因素，眼底表现为视网膜浅脱离，范围大（3个象限以上），合并有黄斑裂孔及视网膜裂孔，晚期视网膜僵硬、固定皱褶，脉络膜脱离率较高，范围较广，严重者可见隆起的锯齿缘。眼前节可出现炎症反应，同时伴有睫状体的全周脱离。该病起病急、发展迅速，治疗后容易复发，如治疗不及时视功能可受到严重损害，预后不良。围手术期全身或眼局部的激素应用可有效减轻眼内炎症或增殖，促进脉络膜、睫状体复位。玻璃体切除术联合晶状体摘除术和硅油填充术可提高手术成功率。

28　硅油作为眼内填充物的优点是什么？

硅油的理化性质稳定、透明、屈光指数与玻璃体接近，比重、黏度大，在眼内不被吸收，具有一定的表面张力，封闭视网膜裂孔时不易进入视网膜下。硅油填充与玻璃体手术结合使用，有利于视网膜脱离的修复，防止增生性玻璃体视网膜病变的发生。此外，硅油有助于压迫正在出血的血管，防止继发性出血，也可以防止眼球萎缩等，挽救了很多其他方法不能治愈的复杂性视网膜脱离。

29　哪些复杂性视网膜脱离复位术中需要使用硅油作为眼内填充物呢？

（1）伴有增生性玻璃体视网膜病变的视网膜脱离：增生性玻璃体视网膜病变常见于陈旧性或长期的视网膜脱离、复发性视网膜脱离、合并葡萄膜炎或玻璃体积血的视网膜脱离、巨大裂孔性视网膜脱离及常规巩膜外加压术时过度冷凝或电凝所致的视网膜脱离。由于增生性玻璃体视网膜病变的存在，全层视网膜形成固定皱褶，视网膜僵硬，从而降低了视网膜的活动性，并影响了巩膜外加压封闭裂孔。玻璃体手术联合硅油填充是一种缓解视网膜前膜、再建视网膜可动性和封闭裂孔的理想方法，不但能使视网膜恢复解剖复位，还有利于术后进行视网膜激光光凝治疗，改善术后视力。

（2）巨大裂孔性视网膜脱离：特发性、外伤性或视网膜变性引起的巨大裂孔性视网膜脱离，常因视网膜前膜的存在而使裂孔后瓣翻转及固定。眼内填充硅油，不仅可以使视网膜复位，而且其表面张力还可封闭裂孔并使皱褶翻转的视网膜展开。

（3）伴视网膜僵硬的后极部裂孔性视网膜脱离：视网膜僵硬、急性外伤性后极部裂孔、高度近视后巩膜葡萄肿、增生性玻璃体视网膜病变或有脉络膜缺损的视网膜脱离，当裂孔在后极部时，硅油填充的效果比气体填充的效果更好。

（4）增生性糖尿病视网膜病变：由于新生血管、机化物、玻璃体积血、玻璃体内或视网膜表面的增殖机化膜收缩，导致牵引性视网膜脱离，视网膜活动度差，而且由于屈光介质混浊，无法直接清晰地观察视网膜脱离的情况，手术操作极为复杂及困难，但玻璃体切除联合硅油填充有望挽救部分增生性糖尿病视网膜病变患者的视力。

（5）严重眼外伤所致的牵引性视网膜脱离：严重的眼外伤如钝挫伤、穿通伤或贯通伤等，常累及晶状体、玻璃体和视网膜，且往往引起纤维血管组织增生，玻璃体条索形成，视网膜嵌顿或牵引性视网膜脱离。玻璃体手术和硅油填充可以改善其预后，尤其在松解性视网膜切开或固定皱褶切开后，玻璃体腔硅油填充可保证手术最终成功。

（6）复发性视网膜脱离：多次常规视网膜脱离复位术或玻璃体手术失败，常导致增生性玻璃体视网膜病变加剧，视网膜固定皱褶增加，视网膜活动度减弱，如玻璃体腔气体填充效果欠佳者，可选用硅油填充手术。

（7）术中行视网膜切开及切除：除了特别严重的增生性玻璃体视网膜病变及增生性糖尿病视网膜病变需行视网膜切开及切除外，视网膜下出血、视网膜下新生血管形成，均需行视网膜切开才能完成手术。这些手术中有些较大范围的切开，为防止发生视网膜脱离，硅油是最有效的眼内填充材料。

30 硅油填充术中需要注意哪些事项？

玻璃体腔硅油填充时需要注意以下事项。

（1）硅油黏度大，向玻璃体腔填充硅油时阻力较大，一般应采用短而粗的注射器，注入时宜缓慢用力。

（2）硅油应尽可能充满玻璃体腔，硅油/液体交换应尽可能充分及完全，同时要注意观察视盘的颜色及动脉搏动情况，防止硅油注入过多引起高眼压。

（3）无晶状体眼在硅油填充后易引起硅油进入前房和因瞳孔阻滞导致青光眼，下方虹膜应常规做周边虹膜切开。因为硅油比重比水轻，浮于玻璃体腔上方，玻璃体下方的液体可通过下方周边虹膜切开孔与前房的房水交通，防止硅油进入前房。

31 硅油填充术后会加重白内障吗？

有学者认为玻璃体腔内有硅油填充的有晶状体眼，均有可能发生白内障，即便是晶状体透明的眼，取出硅油也不一定能防止白内障的发生。硅油引起白内障的机制尚不明了，一般认为主要与硅油接触晶状体，妨碍其营养代谢有关。白内障的发生也可能与硅油在眼内存留的时间长短有关。

32 硅油填充术后会发生青光眼吗？

硅油填充导致青光眼的发生率为5%～15%。眼内压升高的原因有：①硅油泡引起瞳孔阻滞；②硅油过度充盈玻璃体腔；③硅油泡或进入前房的乳化硅油影响房水循环；④硅油对睫状体的机械刺激引起房水生成增加。采用下方虹膜周边切除术或前房冲洗术将前房内硅油泡退回玻璃体腔或清除后，眼压随之下降到正常范围。硅油取出后仍无法控制的高眼压，需行抗青光眼术治疗。

33 硅油填充术后会发生低眼压吗？

硅油填充术后低眼压的发生较青光眼更为常见，低眼压的原因尚不清楚，可能与以下几种因素有关：

（1）多次、重复进行玻璃体手术联合硅油填充，损害了房水的产生机制。

（2）硅油损害了睫状体上皮导致房水生成减少。

（3）复杂视网膜脱离手术行硅油填充后，增殖过程累及睫状体上皮导致房水生成减少而相对排出增多，故眼压降低。

34 硅油填充后需要取出吗？

硅油在眼内填充对视网膜无毒性作用，但长期存在，可能会发生硅油乳化、继发性青光眼等并发症。建议适当的时机取出硅油，原因在于：①硅油只是起暂时的填充作用，待视网膜已黏附于视网膜色素上皮时，硅油在眼内的填充作用已无存在的必要；②硅油取出对预防白内障的发生似乎作用不大，但青光眼、低眼压、角膜变性的发生将大大减少。

35 硅油填充术后什么时候取出硅油更合适呢？

硅油取出的时间尚无定论，普遍认为硅油取出的指征有：①视网膜复位良好、稳定且无纤维组织增殖；②出现严重的硅油并发症；③术后视网膜脱离复发，需再次手术；④眼球已无功能，当出现其他并发症时需要对症处理。

36 硅油取出后可能出现的并发症有哪些？

硅油取出后主要的并发症有：①视网膜脱离复发；②眼球萎缩；③脉络膜下暴发出血。硅油取出手术后视网膜脱离复发可能与玻璃体增殖有关，文献报道其发生率为9%～13%。临床多认为，为了减少由于硅油填充而产生的术后并发症，视网膜平伏维持3～6个月时，应取出硅油，减少硅油填充手术的并发症。

37 有晶状体眼和无晶状体眼取出硅油的方法相同吗？

有晶状体眼和无晶状体眼取出硅油的方法不同。虽然都是从一个睫状体平坦部的巩膜切口注入平衡盐溶液或林格液，但有晶状体眼可从另一个睫状体平坦部的巩膜切口排出硅油，而无晶状体眼既可从睫状体平坦部，也可从角膜缘切口排出硅油。

38 视网膜脱离手术的预后如何？

视网膜脱离手术的预后受到多方面因素的影响。①治疗时机，这也是最重要的因素，如果病情拖延的时间较长，感光细胞会发生不可逆性损害，即使视网膜达到了解剖复位，视功能也不能改善，预后也会不理想，因此，及早治疗视网膜脱离是极其重要的。②病情的严重程度，裂孔数量越少、裂孔面积越小、视网膜脱离范围越小的孔源性视网膜脱离，经手术治疗后一般预后较好；牵拉性视网膜脱离的治疗关键是解除牵拉，只有手术才能达到治疗目的，对于纤维组织增生严重的牵拉性视网膜脱离，预后可能较差；渗出性视网膜脱离以原发疾病的治疗为主，一般不需要手术治疗。③术后的护理也是影响预后的重要因素，尤其是眼内填充硅油或气体的患者，应严格遵医嘱保持相应的体位，避免过早进行重体力劳动或剧烈运动。

39 导致视网膜脱离手术失败的原因有哪些？

视网膜脱离手术失败通常是指手术后裂孔未能封闭，裂孔周围的视网膜未平伏，或隆起变高、范围变广。主要原因有：①原裂孔未能封闭；②遗漏的视网膜裂孔；③形成新的裂孔；④发生严重的增生性玻璃体视网膜病变；⑤其他因素，比如术后过早的重体力劳动、剧烈运动或者外伤等也可能导致视网膜脱离手术的失败。

40 孔源性视网膜脱离会复发吗？

少数孔源性视网膜脱离经手术治疗后，仍有可能会复发。目前相关研究认为，视网膜脱离复发的主要原因包括裂孔封闭不良、增生性玻璃体视网膜病变导致的视网膜增殖牵拉张力、新裂孔的产生等。术前仔细定位查找所有的裂孔，根据裂孔分布及增生性玻璃体视网膜病变程度选择合适的手术方式，术后规律的随访是减少视网膜脱离复发的有效方法。

41 如何预防孔源性视网膜脱离？

孔源性视网膜脱离的发生需要具备两个条件：视网膜裂孔产生和玻璃体液化、视网膜牵拉。视网膜裂孔形成以后，液化的玻璃体经裂孔进入视网膜神经上皮层下，导致神经上皮层与色素上皮层分离，称为视网膜脱离。

高度近视眼底改变、玻璃体后脱离、眼外伤、内眼手术史、视网膜格子样变性等多种原因都是视网膜脱离的常见危险因素。在玻璃体液化、牵拉明显时，视网膜脱离之前可能已出现眼前闪光感、黑影飘动感等症状。具备危险因素或相关症状的患者须避免剧烈运动，及时定期进行眼底检查，明确有无视网膜牵拉及裂孔产生。通过视网膜激光光凝治疗，及时封闭裂孔及变性区，就可以预防视网膜脱离的发生和进展。

二、视网膜血管病变

1 视网膜中央动脉阻塞的病因有哪些？

视网膜中央动脉阻塞的病因主要有动脉痉挛、动脉硬化、栓子栓塞、血管外部受压、炎症等。年轻人发生视网膜中央动脉阻塞多是因血管收缩、神经兴奋异常而导致的血管痉挛。栓塞时的栓子来源可以是血管系统中原有的病变，也可以是下鼻甲注射或者球后注射泼尼松龙等药物偶尔形成的药物性栓子，甚至可以是整形美容手术中注射的玻璃酸钠。

2 视网膜中央动脉阻塞的主要临床表现有哪些？

症状上主要是突然发生的无痛性视力丧失。检查时可见患眼瞳孔散大，直接对光反应极迟缓，间接对光反应良好，视网膜动脉变细，后极部视网膜弥漫性水肿，呈苍白色或乳白色，黄斑中心凹呈现樱桃红斑。发病数周后，视网膜的水肿消退，中心凹的樱桃红斑逐渐消失，可见视盘颜色变淡和细窄的视网膜动脉。

3 视网膜中央动脉阻塞严重吗？

严重。视网膜中央动脉阻塞是严重损害视力的眼科急症，视网膜中央动脉是供应视网膜营养的重要血管，当中央动脉阻塞时可引起视网膜急性缺血，导致短时间内视力严重下降，甚至完全失明，预后较差。

4 视网膜中央动脉阻塞如何自救？

应立即用手指按摩眼球，加压按摩10～15秒后松开手指5秒，如此反复10次左右，重复按摩至少10分钟，以降低眼压，减少视网膜血液灌注，同时避免过度紧张，立即到医院就诊。

5 视网膜中央动脉阻塞如何治疗？

视网膜中央动脉阻塞属于眼科急症，完全阻塞90分钟后视力则难以恢复，所以特别强调应尽快进行抢救性治疗。治疗的措施包括①吸氧；②降眼压（如眼球按摩、前房穿刺术、口服乙酰唑胺等）；③应用扩血管药物，球后注射（妥拉唑林、盐酸消旋山莨菪碱等）及全身应用改善循环、营养神经的药物；④溶栓治疗，应用纤溶剂如尿激酶等；⑤如疑有巨细胞动脉炎，则应给予全身皮质类固醇激素治疗；⑥其他针对病因和症状的治疗。

6 视网膜分支动脉阻塞的病因和临床表现是什么？如何治疗？

视网膜分支动脉阻塞的病因多为栓子栓塞及炎症，表现为不同程度的视力下降，视野某一区域有固定暗影。眼底检查时可见阻塞支的动脉变细，受累动脉供血区视网膜灰白水肿，有时在阻塞的分支动脉内可见到栓子。治疗上基本与视网膜中央动脉阻塞相同，也应查找全身病因进行对因治疗。

7 什么是眼缺血综合征？如何治疗？

眼缺血综合征（视网膜中央动脉慢性供血不足）是由于颈动脉粥样硬化或炎症造成的慢性阻塞或大动脉炎（高安氏病）所致的视网膜中央动脉供血不足，表现为一过性黑矇、间歇性眼痛、视力下降等。眼底检查可见视网膜动脉变细，静脉轻度迂曲扩张。视网膜散在的暗红色斑点状出血和微动脉瘤，多分布在周边视网膜。超广角眼底荧光血管造影显示脉络膜充盈迟缓、臂－视网膜循环时间明显延长及视网膜循环时间延长、周边视网膜小静脉和毛细血管渗漏。颈部彩超显示：同侧颈总动脉分叉处或颈内动脉起始段粥样斑块形成，管腔狭窄或闭塞等。如果不及时治疗，多数会出现虹膜新生血管，形成新生血管性青光眼。

治疗上主要针对全身病因进行治疗，如颈动脉内膜切除、颈动脉支架。眼部治疗如全视网膜激光光凝术（PRP）主要是为了预防新生血管性青光眼。如已经继发新生血管性青光眼则应进行抗青光眼治疗。玻璃体腔注射抗血管内皮生长因子可以作为继发新生血管性青光眼的辅助治疗，有助于控制病情发展，暂时消退新生血管，对后续的全视网膜激光光凝术或手术治疗有帮助。

8 视网膜静脉阻塞的病因和临床表现是什么？

视网膜静脉阻塞是继糖尿病视网膜病变之后威胁视力最常见的视网膜血管性疾病。病因包括解剖因素（如筛板区、动静脉交叉处）、动脉硬化、炎症（多为40岁以下者）、血液流变学改变（黏度）、血流动力学改变（心脏病）等。高血压、糖尿病、高血脂、动脉硬化、青光眼等均为其发病的危险因素。

临床表现：多为单眼发病，视力有不同程度的下降。眼底可见：视网膜静脉迂曲扩张，视网膜内火焰状及点片状出血，光学相干断层扫描检查可见黄斑囊样水肿。

9 视网膜静脉阻塞有哪几种类型？

根据视网膜静脉阻塞的部位和范围分为：①视网膜分支静脉阻塞（BRVO），病变范围在一个象限；②半侧视网膜静脉阻塞（HRVO），病变范围为两个象限，也可将其归属于视网膜分支静脉阻塞的一大类；③视网膜中央静脉阻塞（CRVO），病变波及所有象限。

10 如何判定视网膜静脉阻塞是否为缺血型?

需要做眼底血管造影才能判定:视网膜中央静脉阻塞时如果有10个视盘直径面积或以上的无灌注区,即为缺血型;视网膜分支静脉阻塞时有5个视盘直径面积或以上的无灌注区,即为缺血型。

11 视网膜静脉阻塞常伴有黄斑水肿吗?

是的。视网膜静脉阻塞导致的黄斑水肿是视力下降的主要原因,黄斑水肿发生率为20% ~ 66%。5% ~ 15%的视网膜分支静脉阻塞患者可在1年内出现黄斑水肿。

12 视网膜静脉阻塞合并黄斑水肿如何治疗?

视网膜静脉阻塞合并黄斑水肿时,应当早期干预,避免黄斑区结构永久性损害。即使治疗较晚,后期治疗通常也是有效的。治疗方法包括①药物治疗;②视网膜激光光凝术;③玻璃体腔注射激素类药物;④玻璃体腔注射抗VEGF药物;⑤手术治疗。

13 视网膜静脉阻塞合并黄斑水肿激光治疗的机制和激光治疗的指征及范围是什么?

激光治疗的机制在于:①减少毛细血管渗漏;②封闭无灌注区,预防新生血管形成;③封闭新生血管,减少和防止玻璃体积血。

视网膜激光光凝的指征:①眼底无灌注区形成;②眼底新生血管;③虹膜新生血管;④反复发作的黄斑囊样水肿。

视网膜激光光凝的范围:①全视网膜激光光凝主要用于缺血性视网膜中央静脉阻塞的治疗,预防新生血管性青光眼;②局部光凝针对无灌注区及新生血管，用于缺血性视网膜分支静脉阻塞的治疗；③格栅样光凝可用于黄斑区长期水肿的治疗。激光对视网膜静脉总干阻塞只能预防新生血管和减轻黄斑囊样水肿，对视力改善的效果并不明显，但对分支阻塞则效果较明显。

14　视网膜中央静脉阻塞的临床表现是什么？

视网膜中央静脉阻塞多单眼发病，视力有不同程度的下降。眼底表现为各象限的视网膜静脉呈现迂曲扩张，视网膜内火焰状及点片状出血，黄斑囊样水肿。

15　视网膜中央静脉阻塞如何治疗？

黄斑水肿和新生血管是视网膜中央静脉阻塞的治疗重点。黄斑水肿是视网膜中央静脉阻塞导致视力损害最主要的原因，治疗黄斑水肿的方法包括：玻璃体腔注射抗VEGF药物、玻璃体腔注射长效糖皮质激素（曲安奈德或者地塞米松缓释剂）、玻璃体腔注射抗VEGF药物联合激素，以及其他对因及对症治疗。炎性阻塞者可口服糖皮质激素。此外，不建议使用止血剂、抗凝剂及血管扩张剂。

防治视网膜新生血管主要通过全视网膜激光光凝术（PRP），也可联合或辅助应用玻璃体腔注射抗VEGF药物。

16　视网膜分支静脉阻塞的临床表现是什么？

视网膜分支静脉阻塞多单眼发病，临床表现为不同程度的视力下降。眼底可出现受累视网膜静脉迂曲扩张，视网膜内浅层火焰状出血、视网膜水肿及棉绒斑。黄斑水肿多见于颞侧的视网膜分支静脉阻塞。

17　视网膜分支静脉阻塞如何治疗？

视网膜分支静脉阻塞的治疗方法基本与视网膜中央静脉阻塞相同。黄斑水肿和视网膜新生血管出血是造成视网膜分支静脉阻塞引起视力损害的两个主要原因。治疗黄斑水肿的方法同上，视网膜新生血管出血量较大时引起玻璃体积血需要手术治疗。视网膜存在大面积无灌注区或新生血管时，应行阻塞区视网膜激光光凝术。

18　什么是Coats病？

Coats病又称外层渗出性视网膜病变，是一种严重的毛细血管扩张症，多发生于10岁以下的男性儿童，90%的患者单眼发病，左右眼患病无差别。Coats病的典型眼底表现是视网膜周边部的毛细血管和小动脉扩张、迂曲和变形，视网膜下出现黄白色脂质渗出，严重者可能出现渗出性视网膜脱离。

19　Coats病有什么症状？

早期病变没有累及黄斑区时，视力常不受影响，直至病情进一步发展，出现明显视力障碍、白瞳症（也就是瞳孔区出现黄白色反射或眼球外斜）时才会引起家长注意。患儿全身体格检查常无其他异常。

20　Coats病会导致失明吗？

Coats病会导致失明。Coats病是一种进行性发展的疾病，少数病例可以自行退化，但大多数病例若不及时治疗会不断进展。Coats病对视力的影响主要与视网膜渗出的严重程度有关，当渗出较多引起视网膜部分或全部脱离时，可导致严重的视力损害。若病变进展到晚期，大片渗出可侵犯整个眼底，甚至并发白内障、青光眼，导致眼球萎缩，最终使视力完全丧失。Coats病发病年龄越小，病情进展越快，因此应当积极及时治疗。

21　Coats病如何治疗？

Coats病的致病原因目前还没有完全明确，也尚无可以治愈的方法，临床上对于Coats病的治疗主要目的是控制疾病进展。一般的治疗方法包括激光光凝、冷冻疗法、药物治疗、联合治疗和手术治疗。

（1）激光光凝：对早期病例效果较好，用激光封闭病变血管区，使异常血管闭塞，减轻渗出并促使渗出吸收，早期病例经激光光凝后大多可以使病情稳定，保留部分视力。

（2）冷冻疗法：利用低温作用于病变血管组织使其变性坏死以减少或阻止渗出，从而消退病灶。冷冻疗法可以单独使用，也可与激光光凝一起使用。

（3）药物治疗：玻璃体腔注射糖皮质激素或抗VEGF药物，可促进水肿和渗出吸收，暂时缓解病情。

（4）联合治疗：抗VEGF药物联合激光光凝，在激光光凝之前进行玻璃体腔注射抗VEGF药物，有助于减轻血管异常，控制病情发展。

（5）手术治疗：对于晚期病例，视网膜渗出严重并发渗出性视网膜脱离者，应尽早行玻璃体切除术进行视网膜复位，并对周边异常扩张的毛细血管行适当激光光凝或冷冻处理来挽救部分视力。

22　什么是视网膜静脉周围炎？

视网膜静脉周围炎又称Eales病，常见于20～40岁的青年男性，是导致青年人视力丧失的主要视网膜血管病。既往被广泛认为与自身免疫相关，特别是结核菌素超敏反应。此外，也可能与一些局部的感染病灶相关，如扁桃体感染、牙齿感染、皮肤脓肿、中耳炎等。

23 视网膜静脉周围炎有哪些临床表现？

早期病变在视网膜周边部，出血量少时常无症状，部分患者有眼前黑影飘动，当出血量多时血液进入玻璃体可造成不同程度的玻璃体积血，导致视力明显下降。多数视网膜静脉周围炎患者双眼会先后发病，反复出现玻璃体及视网膜出血，严重者形成增殖机化膜引起牵拉性视网膜脱离，视力急剧下降。

24 视网膜静脉周围炎的眼底血管造影有哪些特点？

视网膜静脉周围炎眼底血管造影检查时常见的表现为视网膜静脉渗漏伴血管管壁着染，视网膜血管弥漫渗漏，视网膜毛细血管无血液灌注，视网膜或视盘新生血管。

25 视网膜静脉周围炎需要与哪些疾病鉴别？

视网膜静脉周围炎在确诊前常需要排除以下疾病：结节性视网膜血管炎、Behcet病性视网膜血管炎、急性视网膜坏死综合征。

26 视网膜静脉周围炎如何治疗？

（1）病因治疗：首先应查找病因，伴有结核或炎症性疾病如龋齿、扁桃体炎、副鼻窦炎等应及时治疗。

（2）对症及药物治疗：出血突然发生后，应避免剧烈活动，尽量静卧，服用或注射止血药物如肾上腺色腙（安络血）、维生素K、维生素C等；抗炎治疗常用药物为糖皮质激素，同时可联用免疫抑制剂，常用免疫抑制剂有苯丁酸氮芥、环磷酰胺、环孢素、硫唑嘌呤等。

（3）激光治疗：玻璃体积血吸收后在眼底造影的指导下进行视网膜激光光凝治疗，消除无灌注区，促进新生血管消退，减少出血。

（4）手术治疗：对于严重玻璃体积血，1～3个月不吸收、无好转者，或发生玻璃体机化膜牵拉及有视网膜脱离者，应行玻璃体切除手术，术中进行视网膜激光光凝治疗。若出现虹膜新生血管还可以联合使用抗VEGF药物，消退新生血管。

27　视网膜静脉周围炎的并发症有哪些？

视网膜静脉周围炎可能会合并前葡萄膜炎、后葡萄膜炎、增生性玻璃体视网膜病变、牵拉性视网膜脱离，晚期偶可见并发性白内障和继发性青光眼。

28　如何预防视网膜静脉周围炎？

（1）病因治疗：对于结核杆菌感染及有龋齿、扁桃体炎、副鼻窦炎的患者，应积极进行病因治疗，以预防视网膜静脉周围炎的发生。

（2）避免情绪激动、过度疲劳，戒烟戒酒，保持充足睡眠，合理作息。

（3）营养均衡，饮食合理，多吃新鲜蔬菜、水果及提高免疫力的食物。

（4）本病多为双眼先后发病，若一眼已发病，即使另一眼视力正常也应及时进行眼底检查，以便早期发现、早期治疗。

三、早产儿视网膜病变

1　什么是早产儿视网膜病变？

早产儿视网膜病变（ROP）是发生于早产及低出生体重儿的视网膜

血管增生性疾病，是婴幼儿最常见的致盲和致低视力眼病。当胎龄小于32周或出生体重小于1500克时，发生早产儿视网膜病变的概率比较高。出生体重越低、胎龄越小，早产儿视网膜病变发生率越高、越严重。

2 早产儿视网膜病变的病理机制是什么？

因为新生儿视网膜血管化是开始于胚胎16周，正常视网膜血管约在胚胎36周发育达到鼻侧边缘，40周时达到颞侧缘。生后的1个月内仍会继续发育至完全血管化。如早产，多因有呼吸窘迫的表现，需要给予吸氧治疗，正在发育的视网膜血管对高浓度氧极其敏感，高浓度氧会引起不成熟的视网膜血管内皮损伤、阻塞，继而出现视网膜病变等。早产和低出生体重是最基础的因素，没有吸氧史也有可能发生早产儿视网膜病变。

3 为什么说要重视早产儿视网膜病变的筛查？

早产儿视网膜病变病情进展快，可有效治疗的时间窗口很短，因此尽早进行眼底检查非常重要。早期诊断早产儿视网膜病变最好的办法就是开展眼底筛查。

4 早产儿视网膜病变的眼底分区是怎样的？

早产儿视网膜病变按眼底部位可以分为三区：Ⅰ区是以视盘为中心，以视盘至黄斑中心的2倍距离为半径画圆，圆内的范围为此区；Ⅱ区是以视盘为中心，以视盘至鼻侧锯齿缘为半径画圆，圆内的范围减去Ⅰ区后的环形，此环形区的范围为Ⅱ区；Ⅲ区为Ⅱ区以外剩余的眼底范围。当病变跨多个区域时以最后部病变所在的区域进行分区。

5 早产儿视网膜病变如何按病变严重程度进行分期？

早产儿视网膜病变存在无血管区，但在有/无血管的视网膜交界处并无特殊病灶，被称为不完全血管化，也称为0期；1期早产儿视网膜病变是血管化和无血管化视网膜交界处出现平坦、灰白色的分界线；2期早产儿视网膜病变则以嵴的形成为特征，嵴由分界线进展而来，具有宽度和高度的三维结构，嵴后有时可见新生血管芽病灶；3期早产儿视网膜病变嵴上出现视网膜新生血管，嵴的色泽发红，轮廓变得粗糙和参差不齐，可见附近视网膜出血；4期早产儿视网膜病变为部分视网膜脱离，未累及黄斑中心凹者为4a期，累及黄斑中心凹者为4b期；5期早产儿视网膜病变为全视网膜脱离期，5a期为全视网膜脱离，但视盘仍可见，5b期为全视网膜脱离，视盘不可见（闭漏斗），5c期为全视网膜脱离合并前节的病变如虹膜粘连、前房变浅及角膜混浊等。

6 什么是早产儿视网膜病变的附加病变和附加前病变？

附加病变是指在严重的早产儿视网膜病变时出现的后极部视网膜血管显著的迂曲和扩张，可出现在早产儿视网膜病变的任何阶段，是病变具有侵袭性和快速进展的标志之一，通常也是开始治疗的指标。

附加前病变是指并未达到附加病变的诊断标准、程度较轻的病变。

7 早产儿视网膜病变的治疗目标是什么？

早产儿视网膜病变的治疗目标是抑制视网膜和玻璃体内异常的新生血管，促进无血管视网膜的正常血管化，促进视网膜的神经和血管发育，改善和维持视觉功能。

8 哪些早产儿视网膜病变应尽快治疗？

有以下任何一种早产儿视网膜病变的表现时，即应在72小时内进行治疗。

（1）带有附加病变的所有Ⅰ区早产儿视网膜病变。

（2）不带有附加病变的Ⅰ区3期早产儿视网膜病变。

（3）带有附加病变的Ⅱ区3期早产儿视网膜病变。

（4）急进型后极部早产儿视网膜病变。

9 早产儿视网膜病变的治疗方法有哪些？

应用于急性期早产儿视网膜病变1期至3期的治疗方式包括冷凝（目前已较少应用）、双目间接检眼镜下视网膜激光光凝、玻璃体腔注射抗VEGF药物；对于4期、5期以及出现瘢痕收缩等并发症的早产儿视网膜病变，玻璃体视网膜手术是必要的治疗手段。早产儿视网膜病变病情复杂，很多患者初次治疗后还需要再次治疗，特别是一些严重的早产儿视网膜病变预后较差，应定期随访。

10 早产儿视网膜病变治疗时何时选择抗血管内皮生长因子药物治疗？何时选择视网膜激光光凝治疗？

对于Ⅰ区早产儿视网膜病变、Ⅱ区后部早产儿视网膜病变和急进型早产儿视网膜病变，首选玻璃体腔注射抗VEGF药物治疗。对于Ⅱ区非后部早产儿视网膜病变，视网膜激光光凝治疗仍是目前治疗的金标准。

11 早产儿视网膜病变的玻璃体腔注射方法与成人注射方法有什么不同？

早产儿玻璃体腔注射自角巩缘后 1.0 ～ 1.5 mm 进针，针的行进要平行视轴、朝向后方；成人玻璃体腔注射是在角巩缘后 3.5 ～ 4.0 mm 进针，针的行进朝向眼球中心。

12 早产儿视网膜病变重复治疗的指征是什么？

早产儿视网膜病变复发或加重，以及附加病变复发或加重出现时，可再次行抗 VEGF 药物治疗或者视网膜激光光凝治疗。

13 早产儿视网膜病变行玻璃体视网膜手术的指征是什么？

（1）Ⅰ区早产儿视网膜病变、Ⅱ区后部早产儿视网膜病变、急进型早产儿视网膜病变伴有进展明显的增生膜、眼底出血，可考虑行玻璃体视网膜手术。

（2）4a 期早产儿视网膜病变如果病变有进展，牵拉性视网膜脱离有累及黄斑倾向的，可考虑行玻璃体视网膜手术治疗。

（3）4b 期早产儿视网膜病变及 5 期早产儿视网膜病变可行玻璃体视网膜手术，并可视具体情况考虑联合晶状体切除手术。

14 早产儿视网膜病变治疗后如何随诊？

治疗后随诊根据早产儿视网膜病变的病变类型和严重程度、患儿的全身状态，由眼科专业医师来判断确定。比如在治疗后的 1 年内最好每两周进行 1 次眼底检查，但在追加视网膜激光光凝治疗后或视网膜血管已发展到Ⅲ区的情况下，可以每隔2～3个月进行1次眼底检查。

四、遗传性视网膜病变

1 什么是视网膜色素变性？

视网膜色素变性是一种遗传性视网膜变性疾病，由于基因突变或缺失导致视网膜的感光细胞逐渐退化。一般在30岁之前发病，常于儿童和青少年起病，至青春期症状加重。

2 视网膜色素变性有哪些症状？

视网膜色素变性的主要症状是夜盲和视野缩小。早期表现为夜间视力下降，在黑暗的环境中视力差，视物模糊，病情进展到后期视力下降明显，最终有可能导致失明。此外，视网膜色素变性还可引起视野缩小，早期看东西可能出现暗点，随病情进展，逐渐发展为管状视野，也就是只能看到两眼正前方很狭小的一个空间范围。

3 视网膜色素变性有哪些临床特征？

视网膜色素变性典型的眼底表现为骨细胞样色素沉着，首先出现在视网膜赤道部，随病程延长范围逐渐变大。此外，还可出现视盘颜色苍白，视网膜血管变细，黄斑和色素上皮萎缩。眼部检查发生光感受器细胞丧失，广泛的视网膜多层细胞萎缩；眼电图和视网膜电图异常。

4 视网膜色素变性一定会失明吗？

视网膜色素变性早期一般不会导致失明，随着病情进展到晚期，或到中年、老年时期，往往因黄斑受累可出现严重视力障碍，失明的概率较高。由于视网膜色素变性具有遗传性，有多种基因突变类型，有些基因突变的类型可能使病变发展到一定程度时保持稳定不再发展。

5　视网膜色素变性患者应该注意什么？

（1）一旦确诊为视网膜色素变性，应避免近亲联姻，有家族史者在生育前应进行遗传咨询，以降低后代出现视网膜色素变性的概率。

（2）确诊视网膜色素变性后，应遵医嘱定期随访，积极进行对症治疗，若出现并发症及时就诊。

（3）视网膜色素变性的患者要注意避免太阳直射，户外活动时可戴遮光眼镜，饮食方面可以适当多吃一些富含维生素A的食物，如胡萝卜、绿色蔬菜等，注意劳逸结合，调整好心态，避免情绪激动和精神过于紧张。

（4）没有确诊视网膜色素变性但有遗传倾向或出现夜盲等早期症状的患者，应尽早就医。

6　视网膜色素变性的眼部并发症有哪些？

视网膜色素变性的眼部并发症包括以下几种。

（1）白内障：是视网膜色素变性常见的并发症，发病年龄较早，对视野已缩小患者的视力影响较大，大多需要手术治疗。

（2）黄斑水肿：视网膜色素变性并发黄斑水肿的概率在$10\% \sim 50\%$，且复发率较高。

（3）黄斑裂孔：视网膜色素变性并发黄斑裂孔的概率在$4\% \sim 8\%$，主要继发于慢性黄斑水肿。

（4）青光眼：$1\% \sim 3\%$的病例并发青光眼，多为开角型青光眼。

（5）屈光不正：约50%的病例伴有近视。

7 视网膜色素变性如何治疗？

视网膜色素变性发病机制复杂，尚无有效治疗方法，目前临床上大部分的治疗方法都旨在延缓疾病的进程，一些有望治疗视网膜色素变性的方法大多仍在临床试验阶段。

（1）饮食疗法：补充维生素 A、叶黄素和多吃富含 Omega-3 的食物可能有助于延缓视网膜色素变性引起的视力下降。

（2）基因疗法：用健康正常的基因片段纠正突变的基因，使视网膜恢复功能；或将感光基因输送到特定视网膜细胞中以恢复感光能力，但目前国内尚无投入临床应用的基因疗法。

（3）细胞疗法：通过将干细胞或感光细胞移植到眼内来帮助恢复视力，目前仍处于临床前试验阶段。

（4）手术治疗：如眼内自体富血小板血浆治疗和视网膜假体移植术，但其安全性与有效性仍需要大量的研究来证实。

8 什么是Leber先天性黑矇？

Leber 先天性黑矇是一种临床罕见且严重损害视力的遗传性视网膜病变，多为常染色体隐性遗传，也有部分表现为常染色体显性遗传。主要特征为婴幼儿早期或先天性视力丧失、眼球震颤、畏光，双眼视杆、视锥细胞功能丧失。眼底检查可以发现色素沉着、视网膜血管变细、黄斑不同程度萎缩等，也可无明显异常。

9 色盲是一种病吗？

色盲是一种先天性色觉障碍疾病，是最常见的视锥细胞功能障碍综合征，在出生时或婴幼儿早期即出现视力较差、摆动性眼球震颤、畏光和色觉分辨能力缺失等表现，以红绿色盲较为多见。

10 色盲可以治疗吗？

目前还没有针对色盲的有效治疗方法，色盲仍是无法治愈的眼病。基因治疗是一种很有前景的治疗方式，在动物实验中已表现出恢复视锥细胞功能的治疗效果，但尚未应用于临床治疗。此外，研究表明戴色盲眼镜有助于矫正色盲，通过在镜片上进行特殊镀膜，使进入人眼的三基色比例趋向正常，可帮助色盲患者正确分辨颜色。

11 色盲患者有工作限制吗？

色盲患者因不能辨别颜色信号，不适宜从事美术、纺织、印染、化工、冶金、铸造业、交通运输业等要求辨色力的工作。此外，色觉功能检查也是征兵的重要检查项目之一，准确辨别各种颜色的信号在训练与实战中至关重要。

12 什么是先天性视网膜劈裂症？

先天性视网膜劈裂症患者多为男性，是一种少见的X连锁隐性遗传病，也是一种退行性、致盲性眼病。先天性视网膜劈裂症出生时就已存在，均为双眼发病，病程进展缓慢。

13 先天性视网膜劈裂症有什么临床表现？

视网膜劈裂症是指视网膜神经上皮层劈裂为内外两层，可发生在周边部视网膜或黄斑区，发生在周边部的视网膜劈裂，对视力的影响较小。先天性视网膜劈裂症眼底表现为视网膜内层隆起，通常在颞下象限，常合并视网膜内层裂孔，若视网膜内外层均出现裂孔，可发生视网膜脱离。此外，黄斑区出现典型的"轮辐样结构"，还有部分患者可反复出现玻璃体积血。当病情进展出现黄斑病变、牵拉性或孔源性视网膜脱离、玻璃体积血时，可导致视力急剧下降。

14 先天性视网膜劈裂症如何治疗？

目前主要是对症治疗，发生在周边部的视网膜劈裂症对视力的影响较小，通常不必治疗，若病变进展，可进行激光光凝治疗，不合并视网膜脱离时，无须手术治疗。对于进行性视网膜劈裂症累及黄斑区严重影响视力者，反复出现玻璃体积血及合并视网膜脱离者应及时进行手术治疗。手术治疗方法主要包括玻璃体切除术、巩膜扣带术、视网膜激光光凝术、冷凝术等。

15 什么是家族性渗出性玻璃体视网膜病变？

家族性渗出性玻璃体视网膜病变是一种遗传性视网膜血管疾病，以常染色体显性遗传为主。典型的临床特征是周边视网膜血管化不完全，出现无血管区、新生血管形成、视网膜渗出、玻璃体积血、视网膜脱离等，晚期可继发白内障、青光眼、角膜混浊甚至眼球萎缩。

16 家族性渗出性玻璃体视网膜病变如何治疗？

在病程早期对视网膜无灌注区进行激光光凝，有助于阻止病变进展。若周边视网膜血管出现异常，可进行视网膜激光光凝术及玻璃体内注射抗 VEGF 药物，控制病情进展。若疾病进展到晚期出现视网膜脱离，则以手术治疗为主，但视力预后可能不佳。

（万光明　王　炯　薛　瑢　钱　诚）

第十四章

黄斑疾病

1 眼睛里长了黄斑是怎么回事？

在眼科门诊，经常会接诊到这样的患者，他们苦恼地反映："大夫，我眼睛里长了个黄斑，咋办啊，这是咋回事啊？我咋长个这东西啊，怎么才能去掉呢？"每当听到这样"认真"的就诊需求，眼科大夫会解释，其实每个人都有黄斑，黄斑是一个十分重要的眼底组织结构。

那么黄斑到底是什么呢？在视网膜后极部有一个无血管的区域，解剖上称为黄斑，该区含有丰富的叶黄素。其中央有一个小凹，解剖上称为中心小凹，临床上称为黄斑中心凹，是视网膜上视觉最敏锐的部位。由于黄斑区色素上皮细胞含有较多的色素，因此比周围视网膜颜色暗些，中心凹处可见反光点，称为中心凹反射。故而，黄斑其实是眼底的一个重要结构，处于人眼的光学中心区，是视力轴线的投影点，主要与精细视觉及色觉等视功能有关。每个人眼睛里都有黄斑，我们之所以能看清这个多彩的世界，离不开黄斑的正常功能。

2 黄斑也会得病吗？

当然会。人体器官就像机器一样，在生产、出厂和使用过程中的任一环节都有可能出问题，即使出厂时性能完全正常的机器，使用较多、损耗较重的时候也可能会出现问题，同样道理，黄斑也会得病。黄斑病并非一个独立的眼部疾病，而是导致视网膜黄斑区发生病理改变的一组疾病的统称。

眼睛就像照相机一样，正常情况下，外界光线进入眼内，投影在视网膜黄斑中心凹处，从而形成清晰精确的物像。当黄斑区出现病变时，眼睛就无法形成清晰的物像，表现为患眼中心视力下降、视物变小、变形、扭曲、直线变弯、眼前固定黑影遮挡等不适。部分黄斑病变可导致视力发生不可逆转的损害，甚至致盲，极大影响患者的生活和工作质量。

3 黄斑隐藏得那么深，怎么还会得病？

这个问题需要从黄斑病的病因出发来解释。尽管多年来科研工作者和临床医生进行了大量的实验研究，但是大多数黄斑病的确切病因仍不明确。黄斑病可以由遗传因素、年龄因素、炎症、不良生活工作习惯、眼外伤及全身或者其他眼部病变等引起，而黄斑病的发生可能是这些病因综合作用的结果。

4 黄斑病包括哪些疾病？

临床上常见的黄斑病包括：中心性浆液性脉络膜视网膜病变、特发性脉络膜新生血管、老年性黄斑变性、黄斑囊样水肿、近视性黄斑变性、黄斑裂孔、黄斑部视网膜前膜、遗传性及先天性黄斑病变［如视锥细胞营养不良、黄斑区视网膜劈裂、眼底黄色斑点症（Stargardt病）、卵黄样黄斑营养不良、中心性晕轮状脉络膜萎缩等］。

5 黄斑病会不会导致眼盲，应如何治疗？

近年来，随着生活水平的提高和生活工作方式的改变，黄斑病成为我国乃至全世界范围内中老年人除了年龄相关性白内障之外另一重要的致盲眼病。得了黄斑病并非都会失明，也并非无法医治。既往，对于黄斑病变只能给予活血化瘀的中西药口服治疗，随着医疗技术的进步，眼底激光治疗、玻璃体视网膜手术治疗和眼内玻璃体腔注药等手段的出现，使我们对黄斑疾病不再束手无策。

黄斑病的治疗应结合黄斑病变的病因、病变的类型、严重程度及范围进行个体化治疗，包括去除危险因素及采用药物、激光、光动力、手术等疗法。儿童及青少年期发生的黄斑病变多为遗传因素导致，目前尚无特效疗法；中青年时期发生的黄斑病变多为炎症血管性因素导致，可通过眼内注药、口服药物、激光、光动力及手术等方法治疗；中老年时期发生的黄斑病变，多为年龄相关性因素及全身性疾病或其他眼部疾病、手术等因素导致，可采用药物、激光、光动力及手术等方法治疗。根据患者病变的不同情况应采用相应的治疗方法，或者多种手段相结合，以期达到控制病情、挽救视力的目的。

6 熬夜看球赛后发现一只眼睛看不清了，而且看东西还变小、变暗、变远了，这是怎么回事呢？

奥运会或世界杯期间，眼科门诊常接诊一些症状相似的中青年患者。经过眼科检查，发现他们都患上了一种叫作中心性浆液性脉络膜视网膜病变的黄斑病，简称中浆。中浆多发生在中青年（尤其男性），由于熬夜、劳累或情绪激动出现单眼（多数）或双眼（少数）轻、中度视力下降，视物变形、变小并伴有色觉改变等症状，若出现类似症状，应及时就医。

7 什么是中浆？

中浆是一种发生于黄斑区的浆液性视网膜脱离，合并或者不合并视网膜色素上皮脱离的黄斑病变。临床发现中浆患者大多为中青年男性，发病年龄20～50岁，发病高峰在40岁前后，男女之比为（7～10）:1，A型性格者易患此病，90%以上的患者为单眼发病。

8 为什么会得中浆？

视网膜的主要感光功能是在视网膜神经上皮层内完成的，而在视网膜神经上皮层外有一层色素上皮细胞层，即视网膜色素上皮（RPE）细胞。RPE层主要由单层色素上皮细胞构成，排列十分规则，主要功能是视网膜下腔和脉络膜血管之间的离子、水、营养物质和代谢终产物的转运通道。人类RPE参与视黄醇循环，吞噬脱落的光感受器细胞外节以维持光感受器细胞的兴奋性，并分泌多种生长因子，帮助维持脉络膜血管内皮细胞和光感受器细胞的结构完整性。RPE细胞之间的紧密相连构成视网膜与脉络膜之间的外屏障——血-视网膜外屏障。它可以阻止脉络膜毛细血管中的液体进入视网膜。当血-视网膜屏障功能受损时，脉络膜毛细血管通透性增加，其内的液体通过病变处渗漏进入视网膜神经上皮层下导致浆液性神经上皮脱离，并可伴有RPE脱离，最终发展成中浆。

当发生应激性事件、精神紧张、熬夜、过度疲劳、吸烟、酗酒、妊娠、高血压、肾上腺肿瘤、自身免疫病，以及应用抗生素、抗组胺药物、糖皮质激素等情况时可诱发或加重中浆。

9 如何判断自己是否得了中浆呢？

（1）通过临床症状初步考虑：当中青年（尤其男性）在熬夜、劳累或情绪激动后出现单眼（多数）或双眼（少数）轻、中度视力下降，视物变形、变小并伴色觉改变，中心或旁中心暗点，对比敏感度降低或者屈光状态改变等症状时应高度警惕中浆，并及时到医院就诊。

（2）通过眼部体征初步诊断：到医院就诊后，医生会进行详细的眼部检查。中浆患者眼底检查表现为黄斑或黄斑区外呈卵圆形或圆形视网膜神经上皮层脱离，脱离的视网膜呈半透明泡状隆起，隆起的边缘可见反光晕，中心凹光反射消失。脱离区视网膜下可有黄白色点状沉着物，对应的荧光素眼底血管造影（FFA）渗漏点部位常可见脱色素黄色小点，神经上皮脱离区内或毗邻可伴有水泡样RPE脱离，病程较久者可出现色素紊乱或RPE萎缩区。少数患者可表现为单纯浆液性色素上皮脱离，并可以长期存在。当发展为慢性中浆时，眼底表现为弥漫性RPE失代偿，FFA常无明确的渗漏点，而OCT检查有明确的浆液性脱离。慢性中浆长年迁延不愈可继发脉络膜新生血管，甚至导致永久性视力丧失。少数患者由于接受了不当治疗或者由于全身性疾病必须使用糖皮质激素治疗，可导致浆液性脱离加重，表现为下方视网膜渗出性大泡性脱离，可伴有RPE撕裂和永久性视力丧失，此为重度中浆。

（3）通过辅助检查最终确诊：①OCT：属于客观无创检查，在横截面图像中可见视网膜神经上皮层脱离、RPE脱离或神经上皮层伴RPE脱离三种典型的形态学改变，该检查能够有效监测视网膜和RPE浆液性脱离，追踪视网膜下积液的消退。②FFA：是诊断中浆的金标准，静脉期可见一个或多个强荧光渗漏点，随着时间推移，渗漏点逐渐扩大。渗漏点可呈现扩散型（又称墨渍样弥散）或呈喷出型（又称烟囱现象）。但也有20%的病例虽有神经上皮的浆液性脱离但FFA却未发现明显渗漏点。

综上所述，结合典型的病史、眼底表现、OCT和FFA所见可以确诊中浆。

10 得了中浆该如何治疗？

目前认为本病是一种自限性疾病，大多能在3～6个月内自行恢复。对新发的急性中浆，需要去除诱因、充分休息，以及口服维生素B、维生素C和增加视网膜代谢的药物等，前3个月可以定期观察、复诊。

对于病程长、不能自愈者可考虑激光光凝渗漏点，一般选用氩绿色激光，但需结合FFA确定渗漏点，对于黄斑中心凹下和黄斑无血管区以内的渗漏点不宜行激光光凝。光凝可以缩短病程，促进视网膜下液的吸收，有助于视力恢复，但不能减少或阻止复发。光凝治疗应在发病后3～6个月进行。一些慢性或持久性中浆，疾病后期易并发脉络膜新生血管，可考虑光动力疗法。通过此法可封闭中浆渗漏部位的脉络膜毛细血管，使此处脉络膜血流量减少，阻断视网膜下积液的来源。

玻璃体腔注射抗 VEGF 药物可减轻脉络膜高通透性和脉络膜血管充血，因此对于合并有脉络膜新生血管的中浆，可考虑行玻璃体腔注射抗VEGF 药物治疗。需要注意的是，中浆患者应禁用糖皮质激素，因为糖皮质激素可直接破坏视网膜色素上皮细胞或其紧密连接，使脉络膜毛细血管脆性增加、通透性增高，引起脉络膜微循环障碍，诱发中浆加重，甚至形成大泡状视网膜脱离。

11 中浆能治好吗？以后还会复发吗？日常生活需要注意什么呢？

中浆属于预后相对较好的一种黄斑病变。大多数的中浆患者能自愈，以前的观点认为不干预也可以自愈，但近年来临床研究发现该病易复发，且多次反复或经久不愈的慢性迁延者可出现视功能不可逆性损害，故而应该积极治疗并预防。在日常工作生活中，应规律作息、不熬夜，避免过度用眼、过度疲劳，保持良好的生活习惯，清淡、规律饮食，适当运动，避免精神紧张和烟酒刺激等诱发因素。熬夜看球赛、追剧等行为是不可取的。

12 随着年龄增长，一部分中老年人出现看东西模糊、变形、中心暗点的现象，这是怎么回事呢？

结合患者的年龄特点和症状描述，应首先考虑中老年人群重要致盲原因之一的黄斑疾病——老年性黄斑变性。

13 什么是老年性黄斑变性？

老年性黄斑变性是一种迟发性、进展性视网膜黄斑区退行性病变，表现为黄斑区非感染性损伤，是与年龄相关的重要致盲眼病之一。通常一只眼先发病，最终双眼均可受侵犯。在英、美等发达国家，老年性黄斑变性是导致65岁以上中老年人失明的常见原因。近年来随着我国人口老龄化加剧，老年性黄斑变性发病率也在逐渐增加，成为主要的致盲眼病之一。

14 为什么会得老年性黄斑变性？

老年性黄斑变性的病因目前尚不清楚，但大量流行病学调查资料、多年来的临床病例分析以及各种动物实验的研究结果表明，遗传因素、环境影响、先天性缺陷、后极部视网膜慢性光损伤、营养失调、免疫或自身免疫性疾病、炎症、代谢障碍、巩膜硬度的改变、中毒、心血管系统疾病等多种因素均可能与老年性黄斑变性的发病相关。

RPE细胞是一种分化成熟的细胞，有维持感光细胞所需要的多种功能。在衰老过程中，RPE细胞基底膜与Bruch膜之间会出现细胞异常代谢产物沉积，形成玻璃膜疣。黄斑区出现玻璃膜疣通常意味着老年性黄斑变性的起病。黄斑区视网膜长期慢性的光损伤或过度氧化，可能是引起黄斑区RPE和光感受器发生变性的重要基础。光损害有累积效应，使RPE基底膜增生，形成一些梭形斑，位于Bruch膜与RPE之间，脉络膜新生血管可伸入梭形斑内。

老年性黄斑变性的危险因素包括年龄、性别、种族、遗传（*ABCR*基因、*APOE*基因、*CFH*基因、*C2/FB*基因、染色体10q26等）。如果一位患者得了老年性黄斑变性，那么与其有血缘关系的近亲家属患病的概率也相对增高。老年性黄斑变性的可控危险因素包括吸烟、肥胖、高血脂、高血压、阳光照射、血清抗氧化水平等。

15 得了老年性黄斑变性临床表现都一样吗？

老年性黄斑变性患者通常都有对比敏感度下降、视物变形、中心暗点或白影、中心视野缺损等临床表现。但因病程不同眼底表现也不尽相同，通常早期老年性黄斑变性较隐匿，仅可见玻璃膜疣生成和色素异常，这些玻璃膜疣体积小、数量少，患者双眼视力基本不受影响；晚期老年性黄斑变性则出现不同程度的视力下降，这也是促使患者就诊的主要原因。

当老年性黄斑变性发展到中晚期时，不同类型的老年性黄斑变性临床表现也不一样。RPE的局灶性脱离、视网膜萎缩、Bruch膜和视网膜之间的新生血管生长等病理特征，可进展为地图状萎缩性老年性黄斑变性或脉络膜新生血管（CNV）性老年性黄斑变性，或称为干性老年性黄斑变性（又称萎缩型或非渗出型老年性黄斑变性）和湿性老年性黄斑变性（又称渗出型老年性黄斑变性）。两者的区别在于眼底是否有出血、渗出和水肿，如无则称为干性老年性黄斑变性，反之则为湿性老年性黄斑变性。

按照老年性黄斑变性病程时间不同、表现不同可将其分为四期。①无老年性黄斑变性：没有或仅有很小的玻璃膜疣（直径<63 μm）。②早期老年性黄斑变性：同时存在多个小的玻璃膜疣和少量中等大小的玻璃膜疣（直径为63～124 μm），或有RPE异常。③中期老年性黄斑变性：广泛存在中等大小的玻璃膜疣，至少有1个大的玻璃膜疣（直径>125 μm），或有未涉及黄斑中心的地图状萎缩。④晚期老年性黄斑变性：累及黄斑中心的地图状萎缩或有下列表现的新生血管性黄斑病变。a.脉络膜新生血管；b.视网膜神经上皮或视网膜色素上皮浆液性和（或）出血性脱离；c.脂性渗出（由任何来源的慢性渗漏所导致的继发现象）；d.视网膜下和视网膜色素上皮下纤维血管性增殖；e.眼底见盘状瘢痕。

16 哪些检查可帮助诊断老年性黄斑变性？

（1）根据临床表现和体征：老年性黄斑变性患者通常都有对比敏感度下降、视物变形、中心暗点或白影、中心视野缺损等临床表现。

（2）OCT检查。①干性老年性黄斑变性：病变主要发生在上下血管弓内特别是黄斑区，视网膜神经感觉层及RPE层的变化因病情进展而有所不同。发病早期，玻璃膜疣在OCT中表现为RPE/脉络膜毛细血管层出现多个大小不等的半弧形隆起，其下为均匀的弱反光区，RPE层厚度可无变化。中晚期脉络膜视网膜萎缩，萎缩区表层的视网膜变薄，深层脉络膜反射增强。②湿性老年性黄斑变性：可清楚显示脉络膜新生血管的位置及由新生血管引起的其他改变。如：a.典型的脉络膜新生血管膜和积液：OCT可表现为与RPE/脉络膜毛细血管层相对应的反射层增厚或断裂（新生血管），视网膜下或视网膜内积液，以此可对积液及新生血管膜进行定量分析。b.隐匿型脉络膜新生血管：RPE层局限性隆起，形成RPE脱离（可表现为浆液性、出血性、纤维血管性视网膜色素上皮脱离等）。③脉络膜视网膜瘢痕形成：反射性增强，相应部位的视网膜萎缩变薄，常有囊样改变。

（3）OCT血管成像（OCTA）：对视网膜和脉络膜的生理和病理性新生血管及血流有更明确的图像显示。与FFA相比，OCTA拥有对视网膜和脉络膜各层血流分层的可视化能力。

（4）FFA检查。①干性老年性黄斑变性：FFA显示在玻璃膜疣及色素脱失处早期可出现窗样缺损的强荧光，随着背景荧光而增强、减弱及消退。②湿性老年性黄斑变性：典型的脉络膜下新生血管者，边界清楚，多在造影早期显影，呈颗粒状、车轮状、斑片状或粗大血管形态。造影过程中，新生血管迅速渗漏荧光素，并互相融合。晚期背景荧光消退后，病变处仍呈相对强荧光。

17 如何治疗老年性黄斑变性？

　　干性老年性黄斑变性目前尚无任何针对性的有效治疗方法。对于早期干性老年性黄斑变性，治疗目标在于通过正确健康的生活方式、饮食的调整及早期药物干预预防视力丧失；对已造成严重视力丧失者，服用适量抗氧化药物及佩戴低视力助视器是目前较为普遍的治疗方案。视远可佩戴远用助视器即望远镜式眼镜，视近可借助近用助视器即放大镜类帮助阅读。但有些干性老年性黄斑变性患者经过一段时间后，有可能出现脉络膜新生血管，进而转化为湿性老年性黄斑变性，病变范围不断扩大。所以，干性老年性黄斑变性患者也应当定期复查，以便及早发现脉络膜新生血管，及时予以处理，更好地控制病情发展。

　　湿性老年性黄斑变性现有的治疗方法包括激光光凝、手术治疗、放射治疗、经瞳孔温热疗法（TTT）、光动力疗法（PDT）及药物治疗等，根据患者的具体情况，选择不同的治疗方案：①激光光凝：激光光凝脉络膜新生血管是最早用于治疗老年性黄斑变性的经典治疗方法，目前仍用于治疗中心凹外和旁中心凹脉络膜新生血管。激光光凝可以封闭脉络膜新生血管，从而控制疾病的进展，达到一定的治疗效果。②TTT：采用激光二极管（810 mm）产生中等程度热量，对脉络膜和视网膜进行阈值下的光凝。通过在治疗区产生相对较低的温度升高，使得脉络膜新生血管发生萎缩或者瘢痕化，而对神经视网膜则没有严重的损伤作用。但因此方法损伤较大，目前已经很少应用。③PDT：通过静脉注射的光敏剂（维替泊芬）可选择性地与脉络膜新生血管内皮细胞结合，在特定波长、低强度激光（689 mm，50 J/cm，83秒）的照射下，含有光敏剂的部位发生光化学作用，造成细胞的直接损伤，包括血管内皮细胞损伤和血管内栓子形成，来达到破坏脉络膜新生血管组织的作用，使脉络膜新生血管闭塞。这种治疗方法的一个重要优势在于能够选择性地破坏脉络膜新生血管组织，对周围的视网膜和脉络膜组织影响较小，因此其功能尚可维持，更适用于中心凹下脉络膜新生血管的治疗。④放射治疗：其机制在于选择性抑制异常增生的血管内皮细胞，成熟的内皮细胞则不受影响。⑤抗新生血管治疗：VEGF是调控新生血管生成的重要因子，具有高度的血管渗透性，一旦VEGF过度表达，则会引起新生血管相关性疾病，抗VEGF在脉络膜新生血管的治疗中有重要作用。⑥曲安奈德：是一种长效的皮质激素，有显著的抗炎作用及一定的抗血管生成作用，被单独或联合用于治疗脉络膜新生血管，以减轻水肿，还可以减少脉络膜新生血管的复发。⑦手术治疗：手术的目的是去除脉络膜新生血管膜，清除黄斑下出血，但单纯摘除黄斑下脉络膜新生血管膜的效果有限，且对于老年性黄斑变性患者来讲，视网膜下手术还有许多并发症和危险性。

18 得了老年性黄斑变性会失明吗，应该如何预防？

老年性黄斑变性晚期有一定的致盲风险，其预后与疾病的类型密切相关。老年性黄斑变性目前尚无法治愈，以下一些方式可能有助于预防老年性黄斑变性：比如在日常生活中保持良好的生活习惯，保持乐观积极的心态，选择合适的运动进行适当锻炼来控制体重、血压及血脂。均衡饮食，多摄入绿叶蔬菜、水果等富含维生素C、维生素E、锌、叶黄素的食物，多吃鱼，忌辛辣刺激性食物，少摄入高脂肪食物，戒烟酒，避免二手烟。此外，有研究显示改善微循环的中药对延缓老年性黄斑变性发展有一定疗效。

19 什么是玻璃体黄斑牵拉综合征？

玻璃体黄斑牵拉综合征是指在发生玻璃体不完全后脱离时，部分玻璃体与黄斑区视网膜附着紧密，牵引黄斑中心凹导致黄斑水肿、假性囊腔、黄斑劈裂、黄斑区神经上皮脱离等一系列相关的病变与功能障碍。当出现玻璃体黄斑牵拉综合征时，患者可有急性或慢性中心视力下降、视物变形、飞蚊症等症状。该病多见于中老年人，女性更多见。

20 为什么会得玻璃体黄斑牵拉综合征？

玻璃体黄斑牵拉综合征的发病机制尚未完全清楚，目前多认为玻璃体黄斑牵拉综合征是玻璃体不完全后脱离的并发症之一。正常生理状态下的玻璃体呈透明凝胶状，随着年龄增加，在光线累积效应、机械作用力、代谢产物堆积等因素作用下，玻璃体凝胶状态被破坏，透明质酸发生解聚、胶原纤维支架塌陷、水分析出，出现玻璃体液化和收缩。液化的玻璃体后皮质与内界膜之间发生分离，若玻璃体迅速完全后脱离则黄斑、视盘不会发生病变，但当周围的玻璃体皮质与视网膜已分离而黄斑区内的玻璃体皮质与视网膜仍有粘连时，随着眼球运动，不完全后脱离的玻璃体会对黄斑区视网膜产生持续的前后和（或）垂直方向的牵引力，最终导致玻璃体黄斑牵拉综合征。

21 如何判断是否得了玻璃体黄斑牵拉综合征？

（1）临床症状：玻璃体黄斑牵拉综合征患者可出现中心视力下降、视物变形、闪光感、单眼复视等，严重程度与玻璃体牵拉程度、部位、范围有关，多数进展缓慢，慢性牵拉导致持续性视力丧失，部分患者可因黄斑中心凹水肿出现急性视力丧失。

（2）体征：典型玻璃体黄斑牵拉综合征者，除黄斑区和视盘外均可见明显的玻璃体后脱离，眼底后极部视网膜前可见膜状物，黄斑中心凹及视网膜血管可因玻璃体牵拉而变形，黄斑区可见皱褶、水肿、板层孔或裂孔、黄斑易位，病程长者可出现黄斑囊样改变。

（3）辅助检查

1）OCT是诊断玻璃体黄斑牵拉综合征的金标准，可以清晰显示黄斑中心凹处玻璃体对视网膜的牵拉，表现为玻璃体后皮质反射性增高并增厚，牢固附着于黄斑中心凹区并引起黄斑形态改变如囊样改变等。根据OCT表现，玻璃体黄斑牵拉综合征分为三种类型：①"V"型，鼻侧和颞侧不完全玻璃体脱离，中心凹处玻璃体皮质与视网膜附着紧密；②"J"型，持续的鼻侧（或颞侧）玻璃体皮质与视网膜附着，颞侧（或鼻侧）玻璃体脱离至中心凹，玻璃体后皮质分离不完全；③"U"型，黄斑区玻璃体后皮质与视网膜呈平台状紧密附着，直径大于300 μm，鼻侧和颞侧不完全玻璃体后脱离。

2）眼部超声检查显示玻璃体呈圆锥形，顶部与黄斑和视盘相连，后极部玻璃体与视网膜粘连，玻璃体不完全后脱离。对于屈光介质不清、OCT配合不佳的患者可选择检查。

3）FFA：辅助评估玻璃体黄斑牵拉综合征，玻璃体对黄斑区及视盘的牵引可引起不同程度的局部血管荧光渗漏，黄斑水肿可见荧光积存，全层黄斑裂孔可见局部强荧光等。

总结来说，当患者自觉视力下降、视物变形，眼底检查发现后极部视网膜前膜状物，黄斑区视网膜血管牵拉变形，黄斑区皱褶、水肿、假孔、板层孔或裂孔甚至黄斑易位，OCT显示黄斑中心凹处玻璃体对视网膜的牵拉，可确诊玻璃体黄斑牵拉综合征。

22 如何治疗玻璃体黄斑牵拉综合征？

（1）保守治疗：随访观察，少数患者当玻璃体不完全脱离转为完全性脱离后症状可自行缓解，对于矫正视力较好和轻度玻璃体黄斑牵拉综合征可先随访观察。

（2）手术治疗：若视力下降明显、视物变形严重、黄斑水肿加重、黄斑牵拉性脱离时，应及时行玻璃体切除术治疗。术中首先解除玻璃体对黄斑前后和（或）垂直方向的牵引力，然后分离玻璃体后皮质与视网膜的粘连及剥离视网膜前膜和黄斑前膜，使用吲哚菁绿对视网膜前组织进行染色，可以观察到玻璃体视网膜界面中的薄而透明的视网膜前膜、黄斑前膜和玻璃体后表面，有助于完全解除玻璃体对黄斑的牵引。术中玻璃体腔注入曲安奈德、抗VEGF药物等有利于减轻黄斑水肿。

23 玻璃体黄斑牵拉综合征的预后如何？

视力较好、症状不严重的玻璃体黄斑牵拉综合征患者需定期至眼科随访，若症状加重、病情进展则可考虑手术治疗。典型的玻璃体黄斑牵拉综合征患者经手术治疗后，黄斑区玻璃体牵引得以解除，黄斑区解剖结构可明显改善，矫正视力、视物变形、闪光感及单眼复视等可得到不同程度改善，故该病预后一般较好。

24 为什么会长黄斑前膜呢？

黄斑前膜是指当眼内的视网膜胶质细胞、色素上皮细胞等迁移到黄斑表面生长时形成的一层血管纤维增生膜，是一种临床常见的黄斑疾病。该病临床表现不一，轻者无明显症状，重者可有视力下降、视物变形等视功能损害。

根据病因不同，临床上将黄斑前膜分为特发性和继发性。特发性黄斑前膜约占80%，无明确病因，病情进展较慢，多见于55岁以上的老年人，大多为单眼发病，也可见双眼发病，女性患病率略高于男性，多数伴有完全性或不完全性玻璃体后脱离。玻璃体后脱离对视网膜的牵拉作用可损伤视网膜内界膜和局部血-眼屏障，引起多种视网膜细胞移行、增生和聚集，分泌细胞生长因子促进黄斑前膜的形成。

继发性黄斑前膜有明确的病因，如视网膜光凝术、冷凝术后，视网膜血管疾病（糖尿病视网膜病变、视网膜血管阻塞、Coats病等）、视网膜脱离、葡萄膜炎、老年性黄斑变性、眼外伤、眼内肿瘤等，临床上以孔源性视网膜脱离术后的黄斑前膜最为常见。继发性黄斑前膜主要由色素上皮细胞、纤维细胞、神经胶质细胞、巨噬细胞和成纤维细胞组成，其形成本质上是一种愈合反应。视网膜血-眼屏障的破坏，会促进炎症因子表达水平增加，继而引发炎症反应，诱发组织的损伤修复及机体的炎症保护机制。炎症介质的释放，会趋化色素上皮细胞和巨噬细胞侵入玻璃体腔参与继发性黄斑前膜的形成。

25　如何判断是否得了黄斑前膜？

（1）临床症状：由于黄斑前膜的厚度、黄斑前膜牵拉视网膜所致黄斑水肿的程度和持续时间以及原发病情况不同，所致症状轻重不一，个体差异较大。大多数轻度黄斑前膜患者无明显症状，重度者可出现视物变形、闪光感、视物模糊、中心视力下降，严重者视力可降至0.2以下。

（2）体征：发病初期眼底检查可见黄斑区及附近视网膜表面反光增强，似玻璃纸样或金箔样反光，前膜呈菲薄、透明样，视网膜内表面无变形。当病情进一步进展，前膜牵拉视网膜出现黄斑皱褶、水肿，视网膜内表面变形，血管弓可被牵拉向中央移位，黄斑区视网膜小血管迂曲僵硬，纤维逐渐增殖形成灰白色纤维膜，严重者全层视网膜皱褶，视网膜内层出血、渗出、水肿，前膜牵拉黄斑区形成黄斑裂孔甚至视网膜神经上皮层脱离。

特发性黄斑前膜根据Gass分期可以分为3期。

0期：玻璃纸样黄斑病变，黄斑前膜呈菲薄、透明样，表面可有金箔样反光，视网膜内层无变形，黄斑结构正常。

1期：皱褶玻璃体纸样黄斑病变，前膜出现收缩引起视网膜皱褶、变形，黄斑区可见放射状细纹，血管扭曲扩张。

2期：黄斑前膜期，前膜呈灰白色半透明或不透明，进一步牵拉视网膜，可见视网膜变形、全层皱褶、血管扭曲、纤维结缔组织增生。

（3）辅助检查

1）OCT是确诊黄斑前膜的金标准。黄斑区表面可见一层高反射信号带与视网膜紧密相连，若有黄斑水肿则见中心凹变平、消失或增厚隆起，中心凹呈三角形低反射信号，严重者可见视网膜外层低反射信号区增宽。若黄斑前膜围绕中心凹产生向心性收缩，则中心凹呈陡峭状，形成假性黄斑裂孔。若黄斑区视网膜神经上皮层部分缺失，则形成板层黄斑裂孔。

2）视野检查：早期视野可无明显异常，晚期可表现为中心视野缺损。

3）FFA在病变早期可无明显异常改变，随着疾病发展，黄斑区视网膜被牵引，可表现为①黄斑区小血管受黄斑前膜的牵拉，血管变形、扭曲或移位，视网膜大血管较少有异常表现；②前膜牵拉导致血管屏障受损，出现点状、不规则状的荧光渗漏；③黄斑水肿者黄斑区呈星形或花瓣状强荧光；④黄斑前膜较厚，可表现为不同程度的荧光遮蔽。

4）视网膜电图（ERG）：反映局部视网膜功能，早期一般无明显异常，晚期黄斑局部视网膜电图和多焦视网膜电图可出现不同程度的波幅降低，视功能受到影响，对评价黄斑功能及术后视功能的恢复程度有重要意义。

综上所述，当患者出现视物变形、闪光感、视物模糊、中心视力下降，眼底检查黄斑区视网膜金箔样反光、视网膜皱褶、小血管扭曲，OCT提示黄斑区表面高反射信号带与视网膜紧密相连、黄斑中心凹消失、变平或增厚隆起，FFA提示黄斑区视网膜血管扭曲、荧光素渗漏、黄斑区强荧光时，即可诊断为黄斑前膜。

26　黄斑前膜危害大吗？

黄斑前膜是一种与年龄密切相关的眼底疾病，也可以继发于眼外伤、视网膜血管病、视网膜脱离等疾病。在多数情况下，黄斑前膜只对视力造成轻微影响或无影响。但在某些情况下，膜组织收缩会对视网膜产生切向的牵拉作用，严重者可导致视力完全丧失，继而极大地影响患者的生活质量。

27　得了黄斑前膜该如何治疗？必须手术吗？

（1）保守治疗：目前尚无针对黄斑前膜的特效药物治疗，对于无症状的黄斑前膜可先随访观察，无须特殊治疗。

（2）手术治疗：当出现因黄斑前膜引起的视力进行性下降、严重视物变形、严重复视、视野缺损者，可选择手术治疗。目前，玻璃体切除联合黄斑前膜剥除是治疗黄斑前膜的有效方法，术中可采用视网膜前膜及内界膜染色剂（常用的有吲哚菁绿、曲安奈德、台盼蓝等）辅助剥膜，松解黄斑区视网膜皱褶，解除前膜对黄斑区视网膜组织的牵拉，改善黄斑部变形、小血管扭曲、促进黄斑功能的恢复。必要时，气液交换后以消毒空气填充玻璃体腔，嘱患者面向下体位。对合并黄斑水肿的患者，可联合玻璃体腔注射曲安奈德或抗VEGF药物，有助于减轻黄斑水肿，恢复黄斑形态结构。对于继发性黄斑前膜应对原发病进行病因治疗。视网膜脱离术后的黄斑前膜应待其稳定、无活动性收缩后方可手术。

28 黄斑前膜的预后如何？

特发性黄斑前膜的手术预后一般较好，影响预后的因素包括术前视力、已经存在的黄斑不可逆性损害、合并黄斑水肿、视网膜血管渗漏程度、黄斑前膜的厚度、手术过程中视网膜组织的损伤程度、黄斑前膜的残留程度及有无术后并发症等。特发性黄斑前膜手术预后好于继发性黄斑前膜。继发性黄斑前膜预后与眼部原发病相关。黄斑前膜患者术前视力越好，术后视力预后越好，在黄斑结构损害相对较轻时进行手术干预，可获得更好的术后视力。日常生活中，建议大家关注视力变化，如果出现视物模糊、色觉变暗要及时就诊，早发现、早治疗非常关键。

29 什么是特发性黄斑裂孔？

特发性黄斑裂孔（IMH）是在眼部无明显相关原发病（如外伤、高度近视、炎症、眼底血管疾病等）时，因玻璃体牵拉而发生的黄斑区视网膜神经上皮组织部分或全部缺损。常导致不同程度的视力下降、视物变形、中心暗点、中心视野缺损等一系列临床表现，严重者可损伤患者的视功能，影响患者的生存质量。该病好发于50岁以上的老年人群，以绝经后女性多见。常见双眼同时或先后发病。

30 特发性黄斑裂孔的发病原因是什么？

特发性黄斑裂孔尚无明确病因，目前多认为不完全玻璃体后脱离对黄斑区视网膜前后和（或）切线方向的牵引力是特发性黄斑裂孔形成的主要原因。此外，组织学研究表明米勒细胞、星形胶质细胞以及成纤维细胞等多种细胞成分在特发性黄斑裂孔形成过程中发挥重要作用，这些细胞在视网膜表面移行、增生共同形成黄斑中心凹表面切线方向的收缩力。前后和切线方向的作用力共同牵拉黄斑区视网膜，导致黄斑裂孔形成。在特发性黄斑裂孔患者中，高血压、高血脂患者发病率较高，此外，有研究报道在使用雌激素替代治疗或行子宫、卵巢切除术后的患者中特发性黄斑裂孔发病率较高，提示体内性激素水平降低可能与特发性黄斑裂孔的发病有关。

31 如何诊断特发性黄斑裂孔？

（1）临床症状：特发性黄斑裂孔起病隐匿，早期视力无明显减退或轻度减退，全层裂孔形成后中心视力急剧下降，通常在0.1左右，患者自觉视物变形、中心暗点或中心视野缺损。

（2）体征：特发性黄斑裂孔患者眼底检查可见黄斑区中心呈圆形或椭圆形的暗红色病灶，偶见不规则形，裂孔大小不一，多为1/4 ～ 1/2视盘直径（PD）大小。裂隙灯联合前置镜下可见视网膜窄光带中断现象及孔区裸露的视网膜色素上皮，有时裂孔边缘可见黄白色晕环，提示裂孔边缘存在少量视网膜下积液，若积液过多则裂孔边缘翘起，系黄斑区视网膜神经上皮水肿或脱离。裂孔内或孔周可见黄色颗粒，有时裂孔前可见漂浮的盖膜。

临床分期：1988年Gass提出特发性黄斑裂孔的分期标准如下。

Ⅰ期：裂孔前病变，患者视力无明显下降或轻度下降至0.5 ～ 0.8。
Ⅰa期，黄斑中心凹变浅或消失，中心凹区出现100 ～ 200 μm的黄白色斑点。Ⅰb期，黄斑中心凹出现直径200～350 μm的黄色环。

Ⅱ期：裂孔形成，视物变形、视力下降至0.5以下，黄斑区可见小的视网膜全层缺损，裂孔一般小于400 μm。

Ⅲ期：Ⅱ期裂孔进一步扩大，视力下降至0.1～0.2，视物变形，眼底可见全层黄斑裂孔，裂孔直径≥400 μm，伴或不伴有盖膜，黄斑中心凹处玻璃体脱离但仍与视盘粘连。

Ⅳ期：视力继续下降至0.1左右，视物变形严重，眼底可见全层黄斑裂孔，玻璃体完全后脱离伴有Weiss环。

（3）辅助检查

1）OCT：为诊断性检查，可见黄斑区视网膜光反射条带的连续性中断，中心凹全层或板层视网膜缺损。分期标准如下。

Ⅰ期：玻璃体黄斑中心凹牵引、黄斑区视网膜神经上皮层牵引，黄斑囊样改变，无玻璃体后脱离。

Ⅱ期：黄斑中心凹处玻璃体牵拉，神经上皮层部分断裂或形成裂孔，裂孔一般小于400 μm，裂孔周围视网膜组织囊样水肿，无玻璃体后脱离。

Ⅲ期：黄斑中心凹全层视网膜组织缺损，直径可≥400 μm，裂孔周围视网膜组织囊样水肿，可以有盖膜附着。

Ⅳ期：黄斑中心凹全层视网膜组织缺损，裂孔周围视网膜组织囊样水肿，玻璃体完全后脱离。

2）FFA：全层黄斑裂孔可见透见荧光，板层裂孔可表现正常或微弱透见荧光及不同程度的窗样缺损。

3）眼部超声检查：Ⅰ～Ⅱ期无玻璃体后脱离，Ⅲ期黄斑中心凹处玻璃体脱离但仍与视盘粘连，Ⅳ期完全性玻璃体后脱离。

4）视觉电生理：表现为与黄斑裂孔相对应的黄斑区不同程度的波幅降低，多焦视网膜电图呈火山口状地形图。

5）视野检查：与黄斑裂孔对应的中心暗点或旁中心暗点，周边视野一般不受影响。

总结来说，当患者没有眼外伤、高度近视、黄斑毛细血管扩张症和葡萄膜炎等眼部其他疾病时，自觉视物变形、视力下降，眼底检查见黄斑区圆形或椭圆形裂孔，视野检查中心暗点或旁中心暗点，OCT提示黄斑区表面的光反射条带连续性中断，中心凹全层或板层视网膜缺损时，即可诊断为特发性黄斑裂孔。

32　特发性黄斑裂孔如何治疗？

（1）保守治疗：研究表明特发性黄斑裂孔具有一定的自发闭合率，特别是直径小于250 μm的裂孔更有可能自发闭合，但目前尚无有效手段准确预测早期特发性黄斑裂孔的发展和预后。所以，对于孔径小于250 μm、无明显视力下降的特发性黄斑裂孔患者可先随诊观察，若视力进行性下降、特发性黄斑裂孔进一步发展，则采取相应治疗措施。对于早期微小的特发性黄斑裂孔，可以给予改善微循环、营养神经等药物保守治疗。

（2）手术治疗：目前，玻璃体切除联合视网膜内界膜、前膜剥除、眼内填充及术后面向下体位是特发性黄斑裂孔手术治疗的常规标准方式。特发性黄斑裂孔一期手术后，大部分患者的裂孔可以闭合且视力得到不同程度的提升。

1）内界膜剥除术：常规经睫状体平坦部切除玻璃体后，去除黄斑区前玻璃体后皮质，内界膜镊剥除血管弓内的视网膜内界膜，一般为2～5 PD，以缓解玻璃体牵拉，术中可对视网膜前膜及内界膜进行染色辅助剥除，进行气液交换后以消毒空气填充玻璃体腔顶压黄斑区促进裂孔愈合，若合并视网膜脱离者以硅油填充玻璃体腔，嘱患者术后面向下体位。对于早期小直径的特发性黄斑裂孔，可采用保留中心凹的内界膜剥除术，术中保留以黄斑中心凹区300～400 μm直径范围的内界膜，以促进椭圆体带、外界膜修复和黄斑中心凹解剖微结构重建。

2）内界膜瓣翻转术：对于大孔径特发性黄斑裂孔（直径＞400 μm），可采取内界膜瓣翻转术，常规玻璃体切除后，在裂孔周围2 PD范围内剥除内界膜，但需在裂孔边缘保留一小蒂与视网膜相连，采用笛针使瓣膜直立后翻转覆盖裂孔。此种方法既解除了裂孔周围切线方向的牵引力，覆盖在裂孔处的内界膜也可提供细胞生长因子、神经营养因子等激发视网膜内表面神经胶质细胞增生，为裂孔闭合和感光细胞定位提供细胞增生和组织增殖的支架。

3）自体晶状体囊膜移植术：晶状体囊膜瓣易于在视网膜表面固定且更易获取，若无足够的内界膜填塞覆盖裂孔，可采取自体晶状体囊膜移植。对于有晶体眼可行白内障超声乳化吸出术，取前囊膜为游离瓣膜，对于人工晶体眼可使用后囊膜。此方法适于初次玻璃体切除联合内界膜剥除后裂孔未闭合且无足够内界膜移植的患者。

4）人羊膜覆盖术：目前，人羊膜由于具有诱导视网膜外层的外界膜和椭圆体带恢复的功能，常被用于治疗难治性特发性黄斑裂孔，且不会出现免疫反应等术后并发症。

33 特发性黄斑裂孔预后如何，会导致失明吗？

自然病程：Ⅰ期50%发展为全层裂孔，Ⅱ期已出现偏中心小孔，多数病例2～6个月后可发展至Ⅲ期裂孔，而Ⅲ期裂孔中少于40%的病例可以发展至Ⅳ期裂孔。

（1）对侧眼情况如下。

1）玻璃体与黄斑中央凹分离：无黄斑裂孔形成危险。

2）玻璃体与黄斑中央凹未分离：黄斑裂孔形成可能性＜15%。

3）黄斑前膜覆盖中央凹区，常伴有黄色小点：黄斑裂孔形成可能性＜1%。

4）黄斑中心凹前星形混浊伴视网膜放射状皱褶：无黄斑裂孔形成危险。

5）如黄斑区出现黄色点或环，且合并先兆黄斑裂孔的其他表现，表明具有形成黄斑裂孔的高度风险。

（2）手术预后：裂孔是否闭合、术后并发症及术中操作时医疗器械对黄斑区的损伤均可影响术后疗效，影响术后视觉质量的恢复。

（3）预防：一只眼出现黄斑裂孔后应注意密切观察对侧眼，定期随诊，出现视物变形、视力下降者应及早就医。

综上所述，特发性黄斑裂孔是一种可能损害视功能、严重影响生活质量的眼部疾患。对于特发性黄斑裂孔的认识从不可治疗到能手术治疗，而且手术方法不断改进，使手术方式的选择性更加多样化，随着特发性黄斑裂孔愈合率的提高，视力恢复率也不断提高。

34 如何区分有相似表现的黄斑病呢？

（1）板层黄斑裂孔：裂孔边缘清晰，在裂隙灯前置镜下可见光切线变细，但未见中断或错位现象，患者不觉光线有中断现象，裂孔外周也没有晕轮，仅有明亮反光。OCT表现为黄斑区视网膜神经上皮层光带部分缺损。

（2）黄斑假孔：多为黄斑前膜未完全覆盖中心凹后形成，边缘锐利，OCT表现为黄斑中心凹呈陡峭的形态，视网膜神经上皮层光带完整。

（3）黄斑囊样水肿：黄斑区视网膜组织完整，视网膜层间有囊腔样改变，当小囊腔破裂形成大囊腔时，检眼镜下可有类似黄斑裂孔的改变，OCT可清晰显示完整的视网膜组织及囊腔，荧光素眼底血管造影可见荧光积存。

（4）特发性黄斑前膜：黄斑区视网膜组织完整，中心凹变平，OCT表现为一层连续性、不规则高反射信号，前膜与视网膜广泛粘连，黄斑区可有弥漫性水肿、增厚。

（5）玻璃体黄斑牵引综合征：玻璃体与黄斑中心凹处的粘连呈"V"形、"J"形或"U"形，有时可伴发视网膜神经上皮层断裂，形成黄斑假孔或黄斑裂孔。

（6）中心性浆液性脉络膜视网膜病变：黄斑区视网膜组织完整，OCT示黄斑区或附近视网膜神经上皮局限性浆液性脱离，荧光素眼底血管造影可发现渗漏点。

（7）继发性黄斑裂孔：有明确的致病原因，如外伤、炎症、高度近视、囊样黄斑水肿、眼底血管疾病等。

35 什么是近视性黄斑病变？

近年来，我国近视率越来越高，眼科门诊经常接诊到一些高度近视的患者，他们的近视度数逐年增加，有些人戴眼镜也无法提高矫正视力，甚至出现视力下降、眼前固定黑影、视物变形等症状，这是怎么回事呢？

根据患者的描述，我们考虑可能是患有近视性黄斑病变。病理性近视是以屈光度超过 -6.00 D 或眼轴长度大于 26.5 mm 为特征的眼部疾病，因病理性近视引起的一系列眼底后极部视网膜、脉络膜病变统称为近视性黄斑病变，是后巩膜葡萄肿形成的主要并发症。典型症状包括视力下降、眼前黑影、视物变形等。近视性黄斑病变主要包括三种特征性黄斑病变：萎缩性、牵拉性和新生血管性近视性黄斑病变，即 ATN 分类，三种黄斑病变可单独存在也可合并存在。近视性黄斑病变通常始于青中年，发展至中老年阶段达到高峰，严重影响患者的中心视力。

36 为什么会出现近视性黄斑病变？

近视性黄斑病变的发病机制尚不清楚，目前多认为是眼轴过度延长的结果。随着近视的发展，眼球后极部逐渐扩张导致眼球壁向后伸展膨出，巩膜扩张变薄出现后巩膜葡萄肿，脉络膜退化、萎缩，视网膜供血供氧不足，引起视网膜色素上皮 -Bruch 膜 -脉络膜毛细血管复合体损害，从而出现萎缩性近视性黄斑病变。后巩膜葡萄肿产生的外部牵引力与眼轴延长可以导致玻璃体液化，与不完全后脱离产生的黏附牵拉力共同作用，形成牵拉性近视性黄斑病变。后巩膜葡萄肿可导致 Bruch 膜破裂，促使新生血管形成并从破裂的 Bruch 膜处迁移进入脉络膜，形成新生血管性近视性黄斑病变。

37 近视性黄斑病变有哪些临床表现？

（1）后巩膜葡萄肿：随着近视发展、眼轴延长，后极部尤其是黄斑区和视盘周围巩膜明显变薄，纤维排列稀疏。在正常眼压或高眼压作用下，巩膜和葡萄膜局限性向后膨隆形成葡萄肿，其边缘可为斜坡形也可呈陡峭状，葡萄肿区域脉络膜、视网膜变性萎缩，其程度与葡萄肿的深度有关。黄斑区后巩膜葡萄肿通常伴有明显的视力下降。

（2）豹纹状眼底：是病理性近视的典型眼底表现。由于眼球延长，视网膜变薄，RPE 萎缩，导致深层的脉络膜血管及血管间隙的色素区显现清晰，形似豹纹的纹理形状，故称豹纹状眼底。

（3）脉络膜视网膜萎缩：起初为局灶性脉络膜视网膜退行性改变，随病情进展逐渐融合形成大片萎缩灶，萎缩区呈淡黄色或白色的圆形或不规则形状，单发或多发，当萎缩区延伸至中心凹时，中心视力受到严重损害。

（4）漆裂纹：是病理性近视眼底后极部的常见改变。在黄斑区或后极部视网膜可见黄白色或白色条纹，呈线状、网状或分支状，形似漆器上的裂纹，故而得名。漆裂纹是 Bruch 膜破裂和 RPE 萎缩所致，多位于后巩膜葡萄肿区。随病情进展，漆裂纹数量和范围逐渐增加，可以引起视物变形及相对旁中心暗点，当漆裂纹破裂时可诱发视网膜下新生血管，导致进一步的眼底损害。

（5）脉络膜新生血管：随着后巩膜葡萄肿的发展，来自脉络膜毛细血管的增殖血管通过 Bruch 膜的裂口而扩展，迁移生长在 Bruch 膜与 RPE 之间、视网膜神经上皮层与 RPE 层之间或 RPE 与脉络膜之间，大多数位于距离黄斑中心凹 $100 \sim 300\ \mu m$ 范围内，表现为淡灰色、圆形或椭圆形病灶。脉络膜新生血管可导致中心视力严重下降、视物变形，血管破裂引起的黄斑出血可导致急性视力下降，当出血及渗出吸收后视力可以得到一定程度的改善，但反复出血将导致富克斯斑（Fuchs 斑）形成。

（6）Fuchs 斑：严重脉络膜视网膜萎缩者，在黄斑区或黄斑区与视盘之间，可见较广泛圆形或椭圆形色素斑，$1/3 \sim 3/4$ PD 大小，稍隆起，有时可扩大变为不规则形，即Fuchs斑。Fuchs斑是脉络膜新生血管反复破裂出血后刺激RPE增生最后瘢痕机化形成的黑色萎缩斑，提示近视性黄斑病变的晚期阶段，患者中心视力严重损害，预后较差。

（7）黄斑劈裂：指黄斑区视网膜神经上皮层间逐渐出现分离，分为内层黄斑中心凹劈裂（内丛状层、神经节细胞层和神经纤维层）、外层黄斑中心凹劈裂（外丛状层和外核层）以及内层合并外层的黄斑中心凹劈裂。眼底可见黄斑区轻度不规则隆起，无黄斑裂孔。近视性黄斑劈裂通常进展缓慢，早期对视力无明显影响，发展至后期会影响中心视力，出现中央暗点、视物变形等症状。

（8）黄斑裂孔：指因病理性近视眼轴延长伴有后巩膜葡萄肿时，黄斑区视网膜、脉络膜变薄，脉络膜毛细血管减少，使黄斑区视网膜组织退行性变性、萎缩。此外，病理性近视可加速玻璃体液化、不完全后脱离，牵引黄斑区视网膜，出现黄斑裂孔。病理性近视导致的黄斑裂孔多为圆形或椭圆形，1/4 ～ 1/2 PD大小。由萎缩形成的裂孔边缘光滑，一般无盖膜，由玻璃体牵拉所致裂孔，边缘呈锯齿状，常有盖膜。黄斑裂孔可导致严重的中心视力下降伴视物变形，进一步发展引起视网膜脱离，预示着更差的视力预后。

38 可以通过哪些检查来辅助诊断近视性黄斑病变？

（1）B超：常用来了解后巩膜葡萄肿的大小和深度，表现为眼球后极部不同程度的局限性向后膨隆。

（2）OCT：对黄斑萎缩、黄斑劈裂、黄斑裂孔、脉络膜新生血管等具有较好的诊断价值。黄斑萎缩的OCT表现为视网膜神经上皮层变薄，RPE层光带出现中断或窗样缺损，脉络膜变薄、反光增强，严重者神经上皮层萎缩严重，RPE光带可中断或消失。黄斑劈裂的OCT表现为黄斑区视网膜出现分层，可伴中心凹脱离。黄斑裂孔的OCT表现为黄斑区视网膜光反射条带的连续性中断，中心凹部分或全部视网膜缺损。脉络膜新生血管的OCT表现为活动期新生血管病灶在RPE上方呈中高反射隆起信号且内部信号不均匀，病灶边界有时不清，周围可有出血、渗出、组织水肿。瘢痕期脉络膜新生血管病灶表面高反射，内部组织信号衰减。萎缩期病灶变平，出现脉络膜视网膜萎缩。

（3）眼底血管造影：FFA 和 ICGA 是诊断脉络膜新生血管最有效的检查方法。FFA 早期脉络膜新生血管多呈花边状或单车轮状或呈扇形向周边扩展，晚期出现荧光渗漏，形成局限性强荧光区。ICGA 能很好地显示漆裂纹，并且被出血、色素、渗出遮挡的脉络膜新生血管及 FFA 上的隐匿性新生血管膜均可在 ICGA 中显现。

39 确诊为近视性黄斑病变后应该如何治疗？

（1）萎缩性近视性黄斑病变：目前尚无有效治疗方法，可以定期复查眼底，口服营养神经、改善眼底循环药物保守治疗。

（2）新生血管性近视性黄斑病变：①激光光凝是治疗中心凹旁脉络膜新生血管的有效方法，利用氩绿激光和氪红激光的热效应作用于异常的新生血管，通过破坏新生血管产生瘢痕达到治疗目的，但激光光凝只能对已出现的新生血管进行封闭不能抑制新生血管的再生长，病情易反复且易出现色素瘢痕扩大，因而长期效果不佳；②光动力疗法是将特殊的光敏剂注射到患者体内，当药物循环至视网膜时，以 689 nm 激光照射激发光敏剂，从而选择性地破坏异常新生血管，对病灶周围正常的视网膜和脉络膜组织破坏较少，相对于激光光凝副作用更小，可用来治疗中心凹下的脉络膜新生血管；③抗 VEGF 治疗是目前治疗脉络膜新生血管的一线方法，可通过抑制新生血管形成，减轻渗出、水肿达到稳定和改善视功能的作用，目前临床上使用的抗 VEGF 药物有雷珠单抗、阿柏西普和康柏西普，初始阶段通常选择 3 ＋ PRN（遵医嘱按需治疗）方案规范治疗，即初始 3 个月连续每月注射一次，然后遵医嘱按需治疗。

（3）牵拉性近视性黄斑病变：对于病理性近视引起的牵拉性黄斑病变如黄斑劈裂、黄斑裂孔及黄斑裂孔视网膜脱离可选择手术治疗。玻璃体切除术是目前主要的治疗手段，术中去除黄斑区前玻璃体后皮质及血管弓内的视网膜内界膜，以缓解玻璃体对视网膜的牵拉，可对视网膜前膜及内界膜进行曲安奈德、吲哚菁绿等染色辅助剥除。对黄斑裂孔引起视网膜脱离的患者应进行玻璃体腔气体或硅油填充，嘱患者面向下体位促进裂孔愈合及视网膜复位。

40　近视性黄斑病变严重吗？会失明吗？

随着我国近视率越来越高，近视性黄斑病变的发病率也逐年升高。近视性黄斑病变是比较严重的一种眼部疾病。该病可导致视力不可逆转地严重下降，即便是进行相应的治疗也无法恢复正常。如果没有及时采取有效的治疗措施，最终可能会导致失明，所以我们一定要高度重视近视性黄斑病变。

早期、及时的治疗有助于在一定程度上稳定和改善近视性黄斑病变视功能，延缓病情进展，但大部分病理性近视患者终身处于眼轴延长状态，后巩膜葡萄肿不断扩展，黄斑区脉络膜视网膜渐进性萎缩和退变，因此长期的预后并不乐观。故而，对近视性黄斑病变应"防"重于"治"，我们应从娃娃抓起，尽量延缓近视进展，降低近视性黄斑病变的患病率。

41　什么是遗传性或先天性黄斑病变？

遗传性或先天性黄斑病变是一类视功能发育或恢复不良、治疗效果不佳、严重影响患者视功能的黄斑疾病。它通常是由于父母携带致病基因或者是基因突变导致的黄斑发育异常。常见的如黄斑区视网膜劈裂，这类患者以男性为主，出生后患儿视功能不良，可伴有视网膜劈裂，如果不出现视网膜脱离，视力可能基本稳定；如果出现视网膜脱离，视力将会继续下降，应积极治疗。另外，还有黄斑区的视锥细胞营养不良、Stargardt病、卵黄样黄斑营养不良和中心性晕轮样脉络膜萎缩等这一类先天发育异常的黄斑病变。

42 遗传性或先天性黄斑病变能治疗吗？

遗传性黄斑病变主要是由于基因异常而发病，表现为家族性，可单眼或双眼发病，患者可使用抗氧化剂、维生素类及视神经营养药物或细胞激活制剂治疗，也可利用激光的热效应，作用于视网膜的异常组织，使之有热凝破坏产生瘢痕达到治疗眼底病的目的。对于患儿视功能不良，应该及时就诊，明确诊断后尽早干预治疗。

（董 一 万光明 邢杉杉）

第十五章

眼底肿瘤

1 视网膜母细胞瘤是恶性肿瘤吗？

视网膜母细胞瘤是婴幼儿最常见的眼内恶性肿瘤，起源于原始视网膜干细胞或视锥细胞前体细胞，发生率为1/20 000 ～ 1/15 000，在所有年龄段眼部恶性肿瘤中排第三位。95%的病例发生在5岁之前，2/3的病例为单眼发病，成年人发病罕见。

2 为什么会得视网膜母细胞瘤？

视网膜母细胞瘤的确切病因还不清楚，目前研究发现，约40%的病例与遗传有关，由视网膜母细胞瘤基因（*RB1*）的两个等位基因突变失活所致，多为常染色体显性遗传，遗传型发病时间早，多为双眼发病。有60%的病例为非遗传型，是视网膜母细胞突变所致，发病时间较晚，多为单眼发病。

3 视网膜母细胞瘤会转移吗？

视网膜母细胞瘤可能发生转移，最常见的转移扩散途径是通过视神经直接浸润中枢神经系统，或通过脉络膜扩散到巩膜及眼眶。当瘤组织穿破视网膜进入玻璃体及前房时，可造成玻璃体混浊、假性前房积脓或在虹膜表面形成灰白色肿瘤结节。当瘤组织穿破巩膜侵犯眼球和眼眶时，可引起眼球突出。此外，瘤细胞沿视神经向颅内转移可经淋巴管向附近淋巴结转移或通过血液循环进行全身转移。

4 视网膜母细胞瘤有哪些表现？

视网膜母细胞瘤发生于婴幼儿，早期不易发现，约50%的患儿出现白瞳症，也就是瞳孔区出现黄白色而被家人发现，有20%的患儿出现斜视，此外，也有较少一部分患儿出现眼球震颤、青光眼和角膜混浊等表现。眼底检查可以发现视网膜上有圆形或椭圆形边界不清的灰白色隆起肿块，肿块表面有视网膜血管扩张、出血，还可出现视网膜脱离。

5 视网膜母细胞瘤有哪些类型？

视网膜母细胞瘤主要分为以下类型。

（1）外生型：肿瘤在视网膜下间隙生长，常引起渗出性视网膜脱离。

（2）内生型：肿瘤向玻璃体腔生长，肿瘤细胞可进入前房，并在角膜后沉积，引起假性前房积脓，或肿瘤自发性坏死引起严重的眼内炎症反应，表现为假性眼内炎。

（3）弥漫浸润型：肿瘤在视网膜内生长，是最少见的生长类型，往往在年龄较大的儿童中单侧眼发病。

6 视网膜母细胞瘤怎么治疗？

治疗视网膜母细胞瘤的目的是挽救生命和保存视力，依据患儿的具体情况，实行个体化治疗，需要考虑的因素包括肿瘤的大小、部位、单侧或双侧发病、有无玻璃体或视网膜下种植、保留视力的可能性及眼内和眼外的分期情况等。儿童视网膜母细胞瘤的治疗包括全身化疗、眼动脉化疗、冷冻疗法、激光光凝、放射敷贴和眼球摘除术。

对于小的且不伴视网膜下和玻璃体种植的中心凹外低危肿瘤患儿，可采用局部治疗，包括冷冻疗法、激光光凝或放射敷贴治疗。对于肿瘤累及黄斑的患儿，激光光凝和冷冻疗法会损害中心视力，因此在实施局部治疗前通常先采用经眼动脉化疗或全身静脉化疗缩小肿瘤。对于晚期眼内视网膜母细胞瘤患者，根据有无临床高危因素采取个体化治疗，尽可能保留眼球，原则上有转移风险的，应行眼球摘除术。

对于家族中曾出现有阳性家族史的儿童，患视网膜母细胞瘤的风险较高，应尽早进行筛查。0～3岁儿童最好每1～2个月筛查1次，若无异常，可将筛查频率降为每3个月1次；3～7岁儿童建议每4～6个月筛查1次。

7 什么是视网膜毛细血管瘤？

视网膜毛细血管瘤是一种良性的毛细血管错构瘤，可孤立发生，也可作为希佩尔-林道（von Hippel-Lindau）病的一部分。多发生于10～30岁人群，单眼或双眼发病，可伴发颅内或其他器官发病，男女均可发病。

8 视网膜毛细血管瘤有什么临床表现？

视网膜毛细血管瘤早期多无明显自觉症状，随着病情进展，瘤体逐渐增大，可累及黄斑区引起渗出、出血、水肿等，导致不同程度的视力下降。

根据视网膜毛细血管瘤出现的位置，可分为近视盘型和周边型，周边型较常见。血管瘤上的动静脉扩张迂曲，为滋养动脉和引流静脉，可存在一对，也可有两对以上，从瘤体走行至视盘附近或至视盘表面。

9 视网膜毛细血管瘤怎么治疗？

视网膜毛细血管瘤的治疗原则是控制血管瘤发展，尽可能保留血管瘤周边视网膜的功能。治疗方式包括激光光凝、冷冻治疗、光动力疗法及玻璃体切除术等。对于小的血管瘤，可进行视网膜光凝术，同时光凝其供养动脉，但勿光凝静脉。对于出现渗出性视网膜脱离者，可进行冷冻治疗。光动力疗法通过光生物化学封闭或破坏特定位点的异常血管，可减小对血管瘤周围视网膜组织的损伤。若出现牵拉性视网膜脱离，可行玻璃体切除术。此外，抗VEGF药物与激光光凝联合治疗也有助于减轻血管瘤引起的视网膜出血、渗出和水肿。

10　脉络膜血管瘤是良性的还是恶性的？

脉络膜血管瘤是一种良性的眼底肿瘤，是由于先天性血管发育不良而发展形成的血管性、错构瘤性病变。可单独发生，表现为孤立性脉络膜血管瘤，也可伴斯德奇-韦伯（Sturge-Weber）综合征，弥漫于整个眼底。

11　明确脉络膜血管瘤的诊断需要做哪些检查？

首先需要做眼科的基本检查，包括视力、眼压、裂隙灯和眼底检查，然后选择眼部超声、CT、MRI等影像学检查辅助判断眼内占位情况。此外，眼底血管造影及OCT检查也可提示脉络膜血管瘤侵及视网膜的情况。

12　如何鉴别脉络膜血管瘤和脉络膜黑色素瘤？

脉络膜血管瘤一般呈静止状态，很少出现进行性瘤体变大，而脉络膜黑色素瘤则生长较快。脉络膜血管瘤A超显示为内部高回声反射，B超显示为瘤体内部回声均匀。脉络膜黑色素瘤A超表现为内部低回声反射，B超可见"挖空征"、脉络膜凹陷、后方声影等。脉络膜血管瘤ICGA检查还可出现特异性的"冲刷现象"。

13 脉络膜黑色素瘤是良性的还是恶性的？

脉络膜黑色素瘤是成人眼内最常见的原发性恶性肿瘤，其患病率在我国仅次于视网膜母细胞瘤。多发于50～60岁人群，通常单眼发病。眼底检查可见结节状、蘑菇状或半球状灰黑色或棕色肿物，可继发渗出性视网膜脱离。脉络膜黑色素瘤恶性程度高，有一半的患者会发生转移，一旦发生转移，5年生存率较低。

14 脉络膜黑色素瘤怎么治疗？

脉络膜黑色素瘤的治疗措施主要根据瘤体的大小来决定：

（1）瘤体直径＜10 mm、厚度＜3 mm、生长不活跃的较小脉络膜黑色素瘤应定期观察。

（2）直径10～15 mm、厚度3～5 mm的中等大小肿瘤，可选择定期观察、放射治疗、局部切除或眼球摘除。

（3）直径＞15 mm、厚度5～10 mm的较大肿瘤可选择放疗、局部切除或眼球摘除。

（4）厚度＞10 mm的大肿瘤，最安全的方法是眼球摘除。

15 影响脉络膜黑色素瘤预后的因素有哪些？

脉络膜黑色素瘤的预后受多方面因素的影响，主要包括：

（1）肿瘤大小：瘤体最大直径＜10 mm、厚度＜3 mm的预后较好，瘤体最大直径＞15 mm、厚度＞8 mm的预后较差。

（2）病理类型：梭形细胞型预后较好，上皮样瘤细胞型预后较差。

（3）生长方式：弥漫性或扁平状生长的易发生转移，预后较差。

（4）肿瘤部位：接近睫状体及视盘周围的预后较差。

（5）巩膜外扩散：伴有巩膜外扩散或侵犯视神经的预后较差。

（6）年龄：年龄大者预后较差。

16 什么是脉络膜转移癌？

脉络膜转移癌是体内其他部位的恶性肿瘤转移至脉络膜，并在病理学上保留原发癌的特点。脉络膜转移癌起病急，生长迅速，由于眼内组织没有淋巴管，血行转移是脉络膜转移癌的主要转移途径。

17 哪些肿瘤容易发生脉络膜转移？

女性患者主要是乳腺癌、肺癌、支气管癌等易发生脉络膜转移。男性患者主要是肺癌、支气管癌、肾癌、前列腺癌等易发生脉络膜转移。

18 什么是脉络膜骨瘤？

脉络膜骨瘤是一种少见的由成熟骨质组成的脉络膜良性肿瘤，好发于健康成人，尤其是20～30岁青年女性，多单眼发病，瘤体生长缓慢，早期难以发现。眼底检查可见轻度隆起的黄白色脉络膜肿块，边界清楚并伴圆钝状边缘，位于视盘周围。

19 脉络膜骨瘤可以治疗吗？

目前尚无有效方法抑制脉络膜骨瘤的生长，主要是对症治疗。对于无症状的脉络膜骨瘤可先观察，若伴发视网膜下新生血管形成，可进行玻璃体腔注射抗 VEGF 药物治疗、激光光凝治疗或光动力疗法。

（薛　瑢）

第十六章

葡萄膜病

1 葡萄膜都会发生哪些疾病？

葡萄膜是眼球壁的色素层，位于巩膜和视网膜之间，主要包含三部分结构：虹膜、睫状体和脉络膜。葡萄膜组织的血供丰富，富含免疫细胞和色素细胞，因而容易发生炎症和肿瘤性疾病。常见的葡萄膜疾病包括葡萄膜炎、黑色素瘤、转移癌及葡萄膜先天异常等。

2 什么是葡萄膜炎？有哪些发病原因？

葡萄膜炎又称色素膜炎，是一类以眼红、眼痛、视力下降为特点的眼内炎症性疾病的总称。广义的葡萄膜炎不仅指发生于虹膜、睫状体、脉络膜的炎症，还包括发生于视网膜、视网膜血管及玻璃体的炎症。葡萄膜炎常见的发病原因有全身性免疫病或免疫紊乱（如系统性红斑狼疮）、微生物感染、外伤或手术及某些特殊药物。但由上述原因所致的葡萄膜炎仅占葡萄膜炎患者总数的70%，近30%的葡萄膜炎难以找到明确病因，称为特发性葡萄膜炎。

3 得了葡萄膜炎如何治疗？

葡萄膜炎的主要治疗方式为药物治疗，包括散瞳药、糖皮质激素、免疫抑制剂、抗感染药物及生物制剂等。手术治疗主要用于处理葡萄膜炎相关的并发症，如并发性白内障、继发性青光眼、玻璃体混浊、黄斑病变等。

4 葡萄膜炎都有哪些类型？

根据炎症发作的部位不同，葡萄膜炎可分为以下四类。①前葡萄膜炎：炎症主要累及前房、虹膜和睫状体等眼前段组织。②中间葡萄膜炎：炎症主要累及睫状体平坦部和玻璃体等眼中部组织。③后葡萄膜炎：炎症主要累及脉络膜、视网膜、视神经等眼后段组织。④全葡萄膜炎：眼内各组织均有受累。

根据病因不同，葡萄膜炎可分为以下两类。①感染性葡萄膜炎：由病毒、细菌、真菌、寄生虫等病原体感染导致。②非感染性葡萄膜炎：主要由自身免疫功能紊乱所致。

根据病程特点分为急性葡萄膜炎和慢性葡萄膜炎，一般病程在3个月以内的称为急性葡萄膜炎，病程超过3个月的称为慢性葡萄膜炎。

根据病理特点不同，葡萄膜炎可分为肉芽肿性和非肉芽肿性葡萄膜炎，前者以巨噬细胞和淋巴细胞浸润为主，后者以中性粒细胞和淋巴细胞浸润为主。

5 哪些人容易得葡萄膜炎？

虽然葡萄膜炎男女均可发病，且见于任何年龄段，但具备以下特质的人群，其葡萄膜炎的发病风险会有所增加：①携带特定易感基因，如HLA-B51、HLA-B27；②患有性传播疾病，如梅毒、艾滋病等；③伴有全身免疫性疾病或免疫功能紊乱，如强直性脊柱炎、风湿性关节炎等；④吸烟，可增加葡萄膜炎的患病风险。

6 葡萄膜炎需要治疗吗？可以治愈吗？

除少数特殊类型葡萄膜炎（如中间葡萄膜炎）在病程特定阶段无须治疗外，大多数葡萄膜炎均需早期治疗。及时有效的治疗可以减轻葡萄膜炎对眼内组织的不可逆损伤，降低并发症的发生风险，最大限度地保护视力。

不同病因所致的葡萄膜炎预后存在差异。感染性葡萄膜炎和外伤性葡萄膜炎在积极抗感染治疗后多可治愈；但在现有医疗水平下，免疫性葡萄膜炎仍难以治愈，急性炎症消退后需要在相当长一段时间内应用小剂量抗炎药物维持治疗，以预防炎症的复发，保护视力。

7 出现疑似葡萄膜炎的表现时应该怎么办？

出现疑似葡萄膜炎的表现时，应立即眼科就诊，寻求专业医师帮助，切勿自行用药。由于葡萄膜炎类型多样、病情复杂，不合理、不规范地用药容易导致病情加重，病程迁延，增加眼部并发症的发生风险，严重损害视功能。

8 怎样预防葡萄膜炎复发？

除药物治疗外，目前尚无公认的可预防葡萄膜炎复发的方法，但一些诱发因素可能与葡萄膜炎发作相关，如劳累、感冒等机体免疫力低下等情况。对于葡萄膜炎患者，除按时用药外，生活中应注意作息规律、营养均衡，留意潜在的个体诱因（因人而异）并加以避免可能有助于减轻葡萄膜炎的病情，降低葡萄膜炎复发。

9 得了前葡萄膜炎会有哪些表现？

不同类型的葡萄膜炎会有不同的临床表现，前葡萄膜炎是最常见的葡萄膜炎类型，又称虹膜睫状体炎。炎症发作时常表现为眼红、眼痛、畏光、视力下降。部分患者起病急骤，在数小时至数天内发病，眼部刺激症状明显。部分患者起病缓慢，病程迁延数月，眼部刺激症状较轻，称为慢性前葡萄膜炎。

10 虹膜睫状体炎应该怎样治疗？

虹膜睫状体炎治疗以局部用药为主。最常用的治疗药物为糖皮质激素滴眼液药物。当治疗过程中出现高眼压等并发症时，需立即降眼压处理，以避免视神经萎缩，保护视力。

11 中间葡萄膜炎有哪些特点？

中间葡萄膜炎是一类以睫状体平坦部、玻璃体基底部炎症为特点的眼部炎症。发作时患者可出现眼痛、畏光、流泪、视物模糊、眼前黑影增多等眼部表现，但症状均较前葡萄膜炎轻微。部分患者可无任何症状，因查体时发现眼内特征性改变而确诊。中间葡萄膜炎最突出的眼部特征为睫状体平坦部和玻璃体基底部雪堤样改变，以及玻璃体内雪球样混浊，这一特点是其诊断的重要依据。

12 中间葡萄膜炎应该如何治疗？

若视力较好（视力 ≥ 0.5）且无自觉症状时，可暂时不治疗，观察即可；当视力较差（视力 < 0.5）并伴有自觉症状时，可进行糖皮质激素口服联合眼球周围注射治疗。对于病情顽固者，常需要加用免疫抑制剂。当伴发眼前段炎症时，可加用糖皮质激素滴眼液和散瞳药物。

13 什么是后葡萄膜炎？有哪些类型？

后葡萄膜炎是一类以脉络膜、视网膜和视网膜血管为主要病变部位的眼内炎症性疾病的总称。后葡萄膜炎主要分为两大类：感染性和非感染性。感染性后葡萄膜炎包括病毒性、真菌性、细菌性和寄生虫性；非感染性后葡萄膜炎包括特发性（炎症原发于眼部）、全身性疾病相关性

（白塞综合征等）、继发性（外伤等）、肿瘤性。

14 后葡萄膜炎有哪些表现？

后葡萄膜炎发作时患者常自觉视力下降、眼前闪光、眼前黑影、视野缺损、视物变形、眼前波纹感和色觉改变等。伴发后巩膜炎时，会出现眼痛。由全身性疾病引起者，会同时出现原发病相关的全身表现。

15 后葡萄膜炎如何治疗？

后葡萄膜炎治疗以全身用药为主。对于由感染因素引起者，应给予针对性的抗感染治疗。对于非感染因素引起者，糖皮质激素是最常用的治疗药物，在此基础上，根据患者病情程度不同，可加用免疫抑制剂或生物制剂。

16 葡萄膜炎症状消退后可以自行停药吗？

不可以。尽管用药后眼内炎症得到控制，眼部症状消失，但此时抗炎药物用量仍在较高水平，在此情况下停药，很容易造成炎症反弹，并促使炎症慢性化。葡萄膜炎药物的调整需结合眼内情况，逐渐减量，并且通常在减至小剂量时维持用药一段时间以预防炎症复发。因此，葡萄膜炎患者需在医生指导下逐渐将减量至停药，切勿擅自减量或停药。

17 什么是匍行性脉络膜炎？有哪些临床表现？

匍行性脉络膜视网膜炎是一种少见的慢性、进行性、复发性眼内炎症性疾病，主要累及视网膜色素上皮和脉络膜，多双眼发病。

该病发病时患者最常见的眼部症状为无痛性视力下降、视物变形以及视野中心暗点。发病时行眼底检查常可见位于视网膜色素上皮和脉络膜毛细血管水平的不规则灰白色或黄白色浸润灶，这些病灶通常以视盘为中心，向周边呈匍行性发展。活动期病变消退后，病灶局部的视网膜色素上皮和脉络膜毛细血管常发生萎缩。这类患者炎症活动时玻璃体和前房炎症反应通常轻微，虽然双眼发病常见，但双眼病情通常不对称。

18　匍行性脉络膜炎需要与哪些疾病鉴别？

在诊断匍行性脉络膜炎前，需要与其他可引发后葡萄膜炎的疾病相鉴别，常见的有多灶性脉络膜视网膜炎、急性多灶性鳞状色素上皮病变、眼弓形虫病和结核杆菌相关性葡萄膜炎等。

19　匍行性脉络膜炎发病后应如何治疗？

匍行性脉络膜炎治疗的主要目的为控制脉络膜炎症，治疗方式为药物治疗。常用的治疗药物包括糖皮质激素、甲氨蝶呤、吗替麦考酚酸酯、硫唑嘌呤、环孢素和阿达木单抗等。常用的给药方式为全身给药。在急性炎症得到控制后，患者通常仍需长期应用小剂量抗炎药物以预防炎症复发。

20　匍行性脉络膜炎会引起哪些并发症？

匍行性脉络膜炎常见的眼部并发症包括脉络膜新生血管、视网膜下纤维化、黄斑囊样水肿、视网膜静脉阻塞、浆液性视网膜脱离等。其中，脉络膜新生血管最为常见，研究报道其发生率可达35%。

21　人白细胞抗原B27相关性葡萄膜炎发病后有哪些表现？

人白细胞抗原B27（HLA-B27）相关性葡萄膜炎发病后常见的眼部表现为眼痛、视物模糊、畏光。部分患者同时伴有全身症状，主要包括腰背痛、关节炎、排尿痛、口腔溃疡、胃肠道反应、皮疹等。眼科检查时通常呈现为单侧或双侧非肉芽肿性前葡萄膜炎。这种类型的前葡萄膜炎通常反应较重，常存在明显的睫状充血、前房闪辉、前房纤维素样渗出，部分患者可出现前房积脓。此外，该类患者较易出现虹膜后粘连。对于出现疑似HLA-B27相关葡萄膜炎表现的患者，通常需进一步行如下检查：HLA-B27检测，以明确或排除诊断；骶髂关节和脊柱X线片与血沉，排查强直性脊柱炎；结膜和尿道拭子检测，排查是否存在衣原体感染。

22　人白细胞抗原B27相关性葡萄膜炎需要与哪些疾病鉴别？

　　HLA-B27相关性葡萄膜炎需与可引起前房积脓的葡萄膜炎或类葡萄膜炎性疾病鉴别，这些疾病主要有白塞综合征葡萄膜炎、结节病性葡萄膜炎、特发性葡萄膜炎、感染性眼内炎、视网膜母细胞瘤、眼内转移性肿瘤、利福布汀相关性葡萄膜炎等。

23　人白细胞抗原B27相关性前葡萄膜炎应该如何治疗？

　　HLA-B27相关性前葡萄膜炎由于炎症重、易反复，治疗应严格遵循医生指导。除眼局部应用糖皮质激素滴眼液和散瞳药物外，相当一部分患者需同时口服糖皮质激素和（或）免疫抑制剂治疗，并在炎症得到控制后以小剂量药物维持治疗以预防复发。

24　什么是Blau综合征？

　　Blau综合征是一种遗传性自身免疫性疾病，通常幼年起病，以肉芽肿性葡萄膜炎、关节炎和皮炎为特征，又称为家族性幼年性系统性肉芽肿病。现有研究表明，核苷酸结合寡聚化结构域（NOD）2基因突变是导致Blau综合征发生的原因。NOD2是介导人体抗微生物免疫的分子之一，其基因突变导致核因子κB（NF-κB）分子过度活化，引发免疫失控是Blau综合征发生的机制。

25　Blau综合征葡萄膜发病时有哪些表现？

Blau综合征相关性葡萄膜炎发病后患儿常见的眼部症状为眼痛、畏光、视力下降。在发病早期，主要表现为前葡萄膜炎，随着病程延长，多数患者会逐渐发展为全葡萄炎。眼部检查常可见睫状充血、羊脂状角膜后沉着物、前房闪辉、虹膜布萨卡（Busacca）结节、虹膜后粘连、白内障、视盘苍白、视网膜血管鞘、黄斑水肿、渗出性视网膜脱离等。对于炎症反复发作者，常伴有眼压升高。

26　对于疑诊Blau综合征的患者需要开具哪些实验室检查？

对于疑诊Blau综合征的患者，实验室检查的目的主要为排除其他病因。常用的检查项目包括全血细胞分析、血沉、C反应蛋白、血管紧张素转换酶、抗核抗体、类风湿因子、抗双链DNA抗体、莱姆病血清学检测、快速血浆反应素环卡试验（RPR）、T淋巴细胞斑点试验（T-SPOT）、人类白细胞抗原检测等。

27　Blau综合征相关性葡萄膜炎应该如何治疗？怎么预防？

Blau综合征相关性葡萄膜炎的治疗方法主要是药物治疗，最常用的治疗药物为糖皮质激素。在炎症活动期，糖皮质激素可以延缓Blau综合征葡萄膜炎的进展，在炎症缓解期，小剂量糖皮质激素则可减少炎症复发。当患者出现糖皮质激素依赖，激素用量始终难以降至较低水平时需加用免疫抑制剂。常用的免疫抑制剂有甲氨蝶呤、硫唑嘌呤和吗替麦考酚酸酯等。

目前临床上还没有可以预防Blau综合征发病的方法。对于有Blau综合征家族史的家庭，早期行遗传咨询和基因检测有助于极早发现患病儿童并干预，对于避免或减轻Blau综合征相关并发症的发生具有一定意义。

28　什么是福格特-小柳-原田综合征？

福格特-小柳-原田综合征是一种以眼部肉芽肿性葡萄膜炎，耳、皮肤和中枢神经系统炎性病变为特点的全身炎症反应综合征。发病后常见的临床表现为双眼红、痛，视力下降。在上述眼部症状发生前，多数患者会出现前驱表现，这些前驱表现有头痛、耳鸣、颈项强直、恶心、发热等。眼部能看到可见角膜后羊脂状沉着物、前房闪辉、玻璃体混浊、双眼视网膜浆液性脱离、视盘水肿及脉络膜增厚等。

29　疑诊福格特-小柳-原田综合征时需要做哪些检查？

对于该类患者，除常规的视力、眼压、裂隙灯、散瞳眼底检查外，为明确诊断或病情情况，常需要进行眼底血管造影、全血细胞分析、快速血浆反应素环状卡片试验（RPR）、T淋巴细胞斑点试验（T-SPOT）、血管紧张素转换酶（ACE）、结核菌素（PPD）、头颅CT或MRI、腰椎穿刺等检查。

30　福格特-小柳-原田综合征需要与哪些疾病鉴别？

福格特-小柳-原田综合征在确诊前需要与以下疾病相鉴别：交感性眼炎、急性后极部多灶性鳞状色素上皮病变和其他类型肉芽肿性葡萄膜炎（如梅毒性、结核性、结节病相关性葡萄膜炎）等。

31 福格特-小柳-原田综合征应如何治疗？预后如何？

在福格特-小柳-原田综合征炎症发作时，首选的治疗方法是口服糖皮质激素，剂量通常为60～80 mg。当存在眼前节炎症时，需同时应用糖皮质激素滴眼液和睫状肌麻痹剂。随着眼内炎症消退，糖皮质激素需逐渐、缓慢减量。在糖皮质激素减量过程中逐渐加用环孢素、硫唑嘌呤等免疫抑制剂。福格特-小柳-原田综合征药物治疗至少需维持半年。

对于发病后及时接受规范药物治疗的福格特-小柳-原田综合征患者，视力预后通常较好。发病后治疗不及时、不规范的患者预后较差，部分患者可因该病致盲。

32 什么是白塞综合征？

白塞综合征是一种以眼部葡萄膜炎、皮肤损伤和复发性口腔溃疡为特点的全身性炎症反应综合征。消化系统、关节、中枢神经系统等组织也可受累。白塞综合征葡萄膜炎是我国较常见的一种致盲性眼病，通常表现为非肉芽肿性前葡萄膜炎，眼内炎症反应常较重，部分患者可出现前房积脓，但前房纤维素样渗出罕见，前房积脓可随体位改变而变化。眼底呈闭塞性血管炎性改变，动脉和静脉均可累及，部分患者可出现局灶性视网膜坏死、视神经萎缩和渗出性视网膜脱离。

33 白塞综合征葡萄膜炎需要与哪些疾病鉴别？

诊断白塞综合征葡萄膜炎前需首先排除以下眼病，包括HLA-B27相关性葡萄膜炎、结节病相关性葡萄膜炎、韦格纳肉芽肿相关性葡萄膜炎、急性视网膜坏死、梅毒感染、系统性红斑狼疮相关眼部病变。

34 白塞综合征葡萄膜炎如何治疗？

白塞综合征葡萄膜炎发病早期应进行大剂量糖皮质激素联合全身免疫抑制剂治疗，糖皮质激素的常用口服剂量为 $1 \sim 2$ mg/（kg·d）。常用的免疫抑制剂包括硫唑嘌呤、环磷酰胺、环孢素等，近年来生物制剂阿达木单抗也逐渐应用于临床。在治疗过程中需要注意糖皮质激素和免疫抑制等药物的相关不良反应。

35 什么是急性视网膜坏死？

急性视网膜坏死是由疱疹病毒眼内感染引起，以视网膜坏死为特征的眼内炎症性疾病。在青年人中，病原体以单纯疱疹病毒（HSV）1型或2型为主。在中老年人中，病原体以带状疱疹病毒（VZV）为主。极少数患者的急性视网膜坏死是由巨细胞病毒、EB病毒引起的。

急性视网膜坏死通常表现为全葡萄膜炎，发病时患者常出现急性视力下降、眼红、畏光、眼前黑影及眼部疼痛等症状。发病初期通常为单眼，约1/3的患者对侧眼在数周至数月内发病。眼部检查可见结膜充血、前房炎症反应重、玻璃体混浊、视网膜血管白鞘（以动脉为主）、视网膜血管闭塞和视网膜坏死灶。其中周边视网膜环形坏死在该病中最为典型。

36 急性视网膜坏死需要与哪些疾病鉴别？

在诊断急性视网膜坏死前，需要首先排除以下疾病：进展性外层视网膜坏死、眼弓形虫病、梅毒眼病、真菌性眼内炎、白塞综合征、眼内淋巴瘤等。

37 急性视网膜坏死应该如何治疗？

对于确诊急性视网膜坏死的患者，应立即进行全身抗病毒治疗。治疗目的除控制已发病眼的病情外，还包括降低对侧未发病眼急性视网膜坏死发作的风险。常用的全身抗病毒药物为阿昔洛韦。此外，对于已发作急性视网膜坏死的患眼，同时眼内注射更昔洛韦控制病毒感染，使用糖皮质激素滴眼液和散瞳滴眼液控制眼前节炎症。在抗病毒治疗同时进行口服糖皮质激素减轻玻璃体混浊。病灶周围视网膜激光光凝可能有助于防止孔源性视网膜脱离。对于已发生视网膜脱离的患者，需行玻璃体切除手术治疗。

38 什么是巨细胞病毒性视网膜炎？

巨细胞病毒性视网膜炎是由巨细胞病毒感染视网膜组织所导致的眼内炎症性疾病。多见于免疫功能低下者，如器官移植术后、长期应用免疫抑制剂、HIV感染、严重的营养不良等。

巨细胞病毒性视网膜炎发病时通常症状较轻，眼痛和畏光少见。多数患者可无任何症状，部分患者会出现单眼或双眼视野盲点、视力下降、眼前漂浮物等视觉异常。

39 巨细胞病毒性视网膜炎发病时眼底呈现哪些表现？

巨细胞病毒性视网膜炎包括三种类型：暴发型、懒惰型和类霜枝样视网膜病变。不同类型巨细胞病毒性视网膜炎临床表现存在差异。暴发型以坏死性视网膜血管炎为特点，表现为沿视网膜血管分布的致密黄白色视网膜混浊病灶，伴视网膜血管鞘及病灶附近视网膜出血。懒惰型以颗粒状视网膜混浊灶为特点，通常不伴视网膜水肿，视网膜血管鞘少见，病灶中央呈萎缩状。除上述两种病变类型外，部分患者视网膜巨细胞病毒感染后视网膜会出现类似霜样树枝状视网膜血管炎，这种类型患者通常玻璃体和前房炎症反应轻微，病变位于视盘附近时常伴有视盘水肿。

40　哪些实验室检查有助于明确巨细胞病毒性视网膜炎的诊断？

血液中巨细胞病毒抗体检测有助于提示近期或既往巨细胞病毒全身性感染。眼内液巨细胞病毒 DNA 检测有助于明确眼内巨细胞病毒感染。眼内液巨细胞病毒抗体检测及 Witmer 系数计算对于眼内巨细胞病毒感染也有一定提示意义。

41　巨细胞病毒性视网膜炎需要与哪些疾病鉴别？

巨细胞病毒性视网膜炎在明确诊断过程中需要与下列疾病鉴别：急性视网膜坏死、进展性外层视网膜坏死综合征、单纯疱疹病毒性视网膜炎、梅毒性视网膜炎、弓形虫性脉络膜视网膜炎、白塞综合征葡萄膜炎、真菌性视网膜炎、伪装综合征等。

42　巨细胞病毒性视网膜炎应该如何治疗？

巨细胞病毒性视网膜炎的治疗以药物为主，更昔洛韦是一线治疗药物，常用的治疗方法为静脉给药和眼内注射。静脉给药的常规剂量为 5 mg/kg。玻璃体腔注药常用剂量为 200 ～ 2000 μg，通常注药周期为每周 1 次，对于病情较重、进展快的患者，初始治疗时可每周 2 次。多数患者用药 2 ～ 4 周后可诱导病变消退。除更昔洛韦外，福米韦生、齐多夫定（叠氮胸苷）也可用于巨细胞病毒性视网膜炎的治疗。

43 什么是Fuchs综合征？

Fuchs综合征是一种以虹膜弥漫脱色素和瞳孔区星形或中等大小的角膜后沉着物为特点的非肉芽肿性葡萄膜炎，又称异色性虹膜睫状体炎，主要累及单眼。

Fuchs综合征主要表现为视物模糊，前房炎症反应轻微，星形或中等大小角膜后沉着物，角膜后沉着物间常有丝状连接，虹膜弥漫脱色素，不发生虹膜后粘连，轻到中度玻璃体混浊。并发性白内障和继发性青光眼在Fuchs综合征患者中较为常见。

44 Fuchs综合征应与哪些疾病相鉴别？

Fuchs综合征诊断前需与以下疾病相鉴别：特发性慢性前葡萄膜炎、幼年型慢性关节炎伴发葡萄膜炎、疱疹病毒性前葡萄膜炎及青光眼睫状体炎综合征（简称青睫综合征）等。

45 Fuchs综合征应如何治疗？

Fuchs综合征葡萄膜炎通常炎症反应轻，不需要治疗。当前房炎症反应明显时可短期应用糖皮质激素滴眼液如醋酸泼尼松龙滴眼液加以控制。当出现并发性白内障时，通常需手术治疗。继发性高眼压的治疗以降眼压药物为主，药物控制不佳时，需手术治疗。

46 什么是青睫综合征？

青睫综合征是一种以反复眼压升高为特点的眼内炎症性疾病，全称为青光眼睫状体炎综合征。青睫综合征的具体发病原因和机制尚不清楚，目前观点认为该病可能与眼内感染巨细胞病毒、疱疹病毒等病原体有关。此外，其发病也可能与房角发育异常、交感神经紊乱有关。

47　青睫综合征发病时有哪些表现？会引起哪些并发症？

青睫综合征起病急，发病时患者常自觉眼部不适，视物模糊，可有畏光及虹视（即围绕光源出现色彩鲜明的色环）。查体可见眼压升高，通常为 30～60 mmHg，角膜后可见羊脂状沉着物，数量通常在数个至十几个之间，角膜可有水肿，轻度前房闪辉和少量前房炎症细胞，不出现虹膜前后粘连。

青睫综合征的相关并发症主要与反复眼压升高有关，常见的并发症为杯盘比增大、视野缺损和视神经萎缩。部分患者可因眼内炎症、应用糖皮质激素药物等出现并发性白内障。

48　青睫综合征需要与哪些疾病鉴别？

青睫综合征在诊断前需与以下疾病鉴别：Fuchs综合征、急性虹膜睫状体炎和急性闭角型青光眼。Fuchs综合征角膜后沉着物往往呈星形，虹膜有不同程度的脱色素，易出现Koeppe结节。急性虹膜睫状体炎有明显的前房闪辉和大量的前房炎症细胞，眼压一般不高或轻微下降。急性闭角型青光眼患者瞳孔通常轻度散大，呈竖椭圆形，前房浅，房角狭窄或关闭。以上特点有助于疾病鉴别诊断。

49　青睫综合征应如何治疗？

青睫综合征为一种眼内炎症性疾病，首先需要抗炎治疗，常用治疗药物为醋酸泼尼松龙滴眼液或地塞米松滴眼液，每日 3～4 次。在抗炎治疗的同时常需联合应用降眼压药物以更好地控制眼压。通常不需要散瞳治疗。对于药物治疗眼压控制不佳者，需行激光（如SLT）或手术治疗。

50　什么是点状内层脉络膜病变？

点状内层脉络膜病变是一种发生于外层视网膜和内层脉络膜的炎症性疾病，以后极部多发的深层、黄白色、点状、结节病灶并进行性萎缩为特征，无前葡萄膜炎和玻璃体炎症。好发于中青年女性，其病因和机制尚不十分清楚，目前认为与病毒感染诱发的自身免疫反应有关。

51　点状内层脉络膜病变发病时会有哪些表现？

点状内层脉络膜病变发病时患者常自觉局部视野缺损或发暗，眼前闪光感，部分患者可出现视力下降、视物变形。眼部检查时可见后极部多发的黄白色、点状病灶，OCT检查提示上述病变位于视网膜外层和内层脉络膜组织，病灶消退后会遗留视网膜脉络膜瘢痕。该病发作时眼前段和玻璃体无炎性改变。

52　点状内层脉络膜病变需要与哪些疾病鉴别？

在诊断点状内层脉络膜病变前需要与以下疾病相鉴别：多灶性脉络膜炎、视网膜下纤维化、多发性一过性白点综合征、眼组织胞浆菌病、眼结节病、福格特-小柳-原田综合征等。

53　点状内层脉络膜病变应该如何治疗？预后如何？

不伴有继发性脉络膜新生血管的点状内层脉络膜病变通常不需要治疗，预后较好。对于伴发脉络膜新生血管者，治疗包括全身应用糖皮质激素、眼内或眼周注射糖皮质激素、玻璃体腔注射抗VEGF药物及光动力疗法等。

多数点状内层脉络膜病变患者的视力预后较好，多数患者终末视力在0.5及以上。约1/5的患者因脉络膜新生血管或形成视网膜下纤维化而出现严重的视力损害。

54 什么是眼弓形虫病？

眼弓形虫病是由弓形虫感染引起的一种致盲性眼病，先天因素或后天感染均可累及眼组织，尤其是在眼部引起局灶性坏死性视网膜炎或视网膜脉络膜炎，是后葡萄膜炎最常见的病因之一。

55 得了眼弓形虫病一般都会有哪些症状？眼底检查有哪些异常？

眼弓形虫病最常见的症状为视物模糊和眼前漂浮物，部分患者还会有眼红和畏光。除伴发虹膜睫状体炎，该类患者通常不会出现眼痛。眼弓形虫病表现为单眼的视网膜黄白色病灶，伴视网膜脉络膜瘢痕，并且病灶周围玻璃体出现中到重度炎症反应。

56 哪些人更容易出现眼弓形虫病？为了避免出现弓形虫感染，生活中应注意什么？

眼弓形虫病是由弓形虫感染所致的眼部病变，HIV感染者、化疗后的肿瘤患者、长期应用糖皮质激素和器官移植术后的患者更易出现眼弓形虫感染。

为了避免出现弓形虫感染，在生活中应该注意饮食卫生，不生食肉类、不生食甲壳类动物、瓜果蔬菜食用前认真清洗、不喝生牛奶、不饮用未经处理的水等。

57 什么是浅层巩膜炎？

浅层巩膜炎是一种主要累及表层巩膜组织的炎症性疾病，又称巩膜外层炎、巩膜表层炎等。浅层巩膜炎的确切病因尚不清楚，目前认为可能与自身免疫反应、全身风湿性疾病和过敏反应有关。浅层巩膜炎分为单纯性巩膜外层炎和结节性巩膜外层炎两种亚型，其临床表现存在一定差异。

58 单纯性浅层巩膜炎有哪些表现？

单纯性浅层巩膜炎好发于中年女性，通常不伴有全身性疾病，可由精神紧张、劳累、感冒、月经等因素诱发，一般起病急并伴有突发并迅速加重的眼红，伴或不伴有眼部不适感，少数患者有局部疼痛。病程短，通常于数周内消退，但易复发。

59 如何治疗单纯性浅层巩膜炎？

单纯性浅层巩膜炎症状轻微者，无须治疗，可自行消退。症状明显或反复发作者，可应用糖皮质激素滴眼液如醋酸泼尼松龙滴眼液点眼，病变消退后逐渐降低点眼频次至停药。该病患者通常预后良好。

60 结节性浅层巩膜炎有哪些表现？

结节性巩膜外层炎多发生于青年女性，起病缓慢，病程长，眼红、眼部不适感常见，可有眼痛，通常夜间明显。裂隙灯检查可见睑裂近角膜缘处巩膜充血结节。同一部位的结节性巩膜炎反复发作可致局部巩膜变薄。

61 如何治疗结节性浅层巩膜炎？

对于初次发病的结节性浅层巩膜炎患者，通常以局部应用糖皮质激素联合非甾体抗炎药滴眼为主。对于反复发作的结节性浅层巩膜炎患者，还需加用口服抗炎药物。

62 什么是深层巩膜炎？

深层巩膜炎是一类累及巩膜实质层的炎症性疾病，又称巩膜实质炎。根据发病部位不同，可分为前巩膜炎、后巩膜炎、全巩膜炎。前巩膜炎又分为弥漫性前巩膜炎、结节性前巩膜炎、坏死性前巩膜炎，前两者预后较好，坏死性前巩膜炎常致巩膜坏死穿孔而预后不良。

63 深层巩膜炎的病因是什么？

深层巩膜炎的病因包括感染性和非感染性两大类。在感染性病因中，引起深层巩膜炎的常见病原体包括：①细菌，如麻风杆菌、奴卡菌、革兰氏阳性球菌。②病毒，如带状疱疹病毒、单纯疱疹病毒。③螺旋体，如苍白螺旋体、伯氏疏螺旋体。④其他病原体，如衣原体、真菌、寄生虫。

在非感染性病因中，常见的包括类风湿关节炎、系统性红斑狼疮、复发性多软骨炎、肉芽肿性血管炎、银屑病性关节炎、反应性关节炎、白塞综合征等。

64 弥漫性前巩膜炎有哪些表现？

弥漫性前巩膜炎是巩膜炎中最常见的类型，女性多见。眼红、眼痛是该病患者最常见的眼部症状，眼红可呈弥漫性炎症或局限于一个象限。眼痛通常表现为深部眼眶痛或眼周痛，可放射至面部、前额、鼻窦或颞侧头部，多在夜晚及清晨发生或加重，白天减轻。患者偶尔会出现流泪、畏光、复视等表现。浅层和深层巩膜血管均充血，常伴巩膜组织水肿，偶伴结膜水肿。巩膜炎严重者可出现前房积脓，大范围巩膜炎可致眼压升高。巩膜炎反复发作者，可致巩膜变薄。

65　弥漫性前巩膜炎可引起哪些并发症？

巩膜炎可引起巩膜葡萄肿、角膜边缘变薄、周边角膜斑翳、周边角膜新生血管、硬化性角膜炎、前葡萄膜炎、继发性青光眼及并发性白内障等。

66　弥漫性前巩膜炎应该怎样治疗？

对于弥漫性前巩膜炎，首先要进行病因治疗，确定为感染因素引起者，应进行抗感染治疗。针对巩膜的炎症治疗包括：糖皮质激素滴眼液滴眼，根据炎症程度，频次从每日4次至每小时1次不等；口服糖皮质激素，用药剂量为 $1 \sim 1.2$ mg/（kg·d）；口服免疫抑制剂，常用药物有环孢素、苯丁酸氮芥、甲氨蝶呤、环磷酰胺、硫唑嘌呤等。同时，可联合应用非甾体抗炎药滴眼液和口服制剂缓解症状，减轻炎症。

67　什么是结节性前巩膜炎？

结节性前巩膜炎是以前部巩膜形成实质结节为特征的巩膜炎症性疾病。多见于40～50岁成人，单眼多见，患者在巩膜炎发病前常有带状疱疹病史。发病后主要表现为眼红、眼痛。巩膜结节多为单个，少数患者为多个，并能融合成片。结节多位于睑裂区角膜缘外 3 ～ 4 mm 处，有压痛。

68　坏死性前巩膜炎有哪些表现？

坏死性前巩膜炎是巩膜炎中最严重，也是致盲率最高的一种类型。该病患者发病年龄较大，平均发病年龄约为60岁，双眼受累多见。视力下降明显，部分患者可表现为视力丧失。伴剧烈眼痛，常放射至半侧头部或枕部，夜间更重。巩膜水肿和深层血管充血，血管迂曲、闭塞，形成无血管坏死斑，巩膜坏死区腐烂、脱落，可致巩膜穿孔。

69　坏死性前巩膜炎患者需要做哪些实验室检查？

实验室检查主要用于辅助诊断，排查全身性疾病，特别是对于无全身病史者。常用的实验室检查有：类风湿因子、抗核抗体、抗中性粒细胞胞质抗体、抗磷脂抗体、病变组织病理检查、病原体检查、胸部X线检查、尿常规等。

70　坏死性前巩膜炎如何治疗？

对于感染所致的坏死性前巩膜炎，应进行抗感染治疗。对于非感染因素所致者，治疗包括糖皮质激素滴眼液滴眼，全身和眼局部应用非甾体抗炎药，口服糖皮质激素，同时联用免疫抑制剂如环孢素、环磷酰胺、苯丁酸氮芥、甲氨蝶呤等。对于巩膜穿孔或即将穿孔者，需行巩膜加固术。对于伴有周边溃疡性角膜炎者，可行异体眼组织移植术。

71　什么是后巩膜炎？

后巩膜炎是指赤道部以后巩膜发生的炎症。后巩膜炎常累及邻近的脉络膜、视网膜和视神经组织，导致相应眼组织破坏和视功能损害。后巩膜炎好发于40岁左右的女性，常出现不同程度的视力下降，可伴有复视和眼前闪光感。多数患者有明显的眼痛，疼痛常放射至额部、颞侧头部和面部，眼球转动时可有疼痛加重，疼痛多在凌晨最重，影响睡眠质量。此外，还可伴有眼睑水肿、结膜水肿、眼球突出等。查体眼球压痛阳性，前房一般无炎症。

72 后巩膜炎眼底检查和B超检查有哪些特征？

后巩膜炎常可出现眼底异常变化，眼底检查可见局限性视盘水肿、视网膜皱褶、脉络膜皱褶、视网膜下肿块、渗出性视网膜脱离、黄斑囊样水肿等。

后巩膜炎在眼B超检查时常可见以下特征：后部巩膜结节或球壁弥漫性增厚，眼球后部球壁向内隆起的肿块，后部筋膜囊水肿，形成典型的"T"征，脉络膜脱离或视网膜脱离。

73 后巩膜炎需要与哪些疾病鉴别？

后巩膜炎在诊断前通常需要与以下疾病相鉴别：脉络膜肉芽肿、无黑色素性脉络膜黑色素瘤、恶性肿瘤脉络膜转移、脉络膜血管瘤、在福格特-小柳-原田综合征、眼眶炎症性疾病、甲状腺相关眼病等。

74 后巩膜炎应该如何治疗？

对于感染性后巩膜炎，应首先进行相应的抗感染治疗。对于非感染性后巩膜炎，活动期常需要口服糖皮质激素及非甾体抗炎药物。同时联合应用苯丁酸氮芥、环磷酰胺、环孢素等免疫抑制剂。

75　什么是视神经视网膜炎？发病时有哪些特点？

视神经视网膜炎是一种累及视盘和黄斑区视网膜的炎症性疾病，可为一种单独的疾病，也可为其他疾病的眼部体征。发病时患者自觉视物模糊或明显视力下降，眼前黑影飘动，可有色觉异常、眼球后部出现疼痛。眼底检查可见视盘水肿，视盘旁片状出血，以视盘或黄斑为中心呈放射状的视网膜皱褶，黄斑区星芒状渗出，渗出性视网膜脱离等。

76　视神经视网膜炎应如何治疗？

存在感染性疾病，如猫抓病、莱姆病和梅毒等，应首先治疗感染性疾病。对于眼部炎症治疗，常用的治疗方法为全身应用糖皮质激素，必要时可联合应用免疫抑制剂（如环孢素）。

77　什么是感染性眼内炎？

感染性眼内炎是指由病原体感染所致的一类眼内炎症性疾病。常见的病原体为细菌和真菌。根据眼内病原体来源不同，眼内炎又分为内源性和外源性两类。

内源性眼内炎是由身体其他部位感染的病原体转移至眼内所致的眼内感染性疾病，又称为转移性感染性眼内炎。

外源性眼内炎是指由于外伤、内眼手术所致的眼内感染性疾病。

78　引起内源性眼内炎的细菌有哪些？哪些全身感染性病灶可引起内源性细菌性眼内炎？

常见的引起内源性眼内炎的细菌有脑膜炎双球菌、肺炎链球菌、金黄色葡萄球菌、假单胞菌等。这些细菌多在菌血症期通过血液穿过血-眼屏障进入视网膜和葡萄膜组织形成感染灶，感染灶内的细菌进入玻璃体和前房即可引起眼内炎。

　　肝脓肿、胆囊炎、胃肠道细菌感染、感染性心内膜炎、细菌性肺炎、泌尿道感染等全身感染性病灶引起内源性细菌性眼内炎的可能性较大。

79　内源性细菌性眼内炎有哪些表现？哪些人容易患内源性细菌性眼内炎？

　　内源性细菌性眼内炎常表现为轻度至中度睫状充血或混合充血，轻度角膜水肿，角膜内皮皱褶，明显的前房闪辉，大量前房细胞，可出现前房积脓。虹膜可出现白色结节或白斑，局限性或完全后粘连，轻至重度玻璃体炎症反应，视网膜和脉络膜受累者可见视网膜、脉络膜内黄白色感染灶。

　　内源性细菌性眼内炎常发生于具有以下基础病或特点的人群：糖尿病、免疫功能低下、长期使用糖皮质激素、肾衰竭、近期有手术或外伤史、高龄等。

80　细菌性眼内炎如何治疗？

　　对于高度怀疑细菌性眼内炎的患者应迅速给予广谱抗生素治疗。对于已确诊的细菌性眼内炎患者应立即给予敏感的抗生素治疗。对于严重的细菌性眼内炎患者可以行玻璃体切除术，并留取眼内液行细菌培养与检查，根据药敏结果给予敏感抗生素治疗。抗生素的给药途径包括静脉滴注、结膜下注射、玻璃体腔注射和局部点眼。在积极抗感染治疗的同时，可联合应用糖皮质激素滴眼液，以减轻炎症所致的继发性损伤。

（裴明杭　薛　瑢　杨　倩）

第十七章

视神经及其他视路疾病

1 什么是视神经疾病？

视神经是传导视觉冲动至大脑的眼部神经组织，属于颅神经的一支，由成千上万的神经纤维组成。视神经疾病是一类疾病，是各种原因引起的视神经组织损害的总称。

2 常见的可导致视神经损伤的因素有哪些？

视神经损伤可由多种原因引起，常见的原因包括以下几种。

（1）炎症性疾病：如视神经炎、视神经脊髓炎等。

（2）遗传性疾病：如莱伯（Leber）遗传性视神经病变（LHON）、常染色体显性视神经萎缩等。

（3）血管性疾病：如缺血性视神经病变等。

（4）肿瘤性疾病：如视神经胶质瘤、视神经脑膜瘤等。

（5）外伤：如颅脑外伤、眼部外伤等。

（6）先天性视神经病变：如视神经乳头发育不全、视盘小凹、牵牛花综合征等。

（7）压迫性视神经病变：如颅内和眶内占位性病变、视神经周围组织病变压迫等。

（8）高颅压性视盘水肿：如脑膜炎、导水管狭窄、蛛网膜下腔出血等。

（9）病原微生物感染：如梅毒螺旋体、结核分枝杆菌、疱疹病毒等。

（10）中毒性疾病：烟酒中毒、甲醇中毒等。

（11）眼内其他疾病伴发：如青光眼、视盘玻璃膜疣、葡萄膜炎、视网膜色素变性等。

3 视神经疾病发病时有哪些表现？

根据引起视神经病变的病因不同，视神经疾病发病时的表现多样，常见的表现主要有视野缺损、色觉异常、夜盲、视力下降、眼痛、头痛及恶心等。

4 视神经疾病需要做哪些检查？

视神经疾病通常需要进行视力检查、视野检查、视盘神经纤维层厚度扫描等以鉴别病因。对于上述检查表现不典型的患者，根据临床特点，可能需要进一步行视觉诱发电位、眼底血管造影、视神经立体照相、核磁共振、组织活检等检查。

5 日常生活中如何做可以保护视神经？

日常生活中注意作息规律，饮食营养均衡，控制好血糖、血压、血脂，避免体重大幅波动，尽量避免吸烟、饮酒，对于保护视神经都有一定帮助。定期行眼底检查，排查潜在风险，对于保护视神经也有重要意义。

6 什么是视神经炎？

视神经炎是由于人体异常免疫引发视神经和视力损伤的一类炎症性疾病。近些年来的研究认为，视神经炎主要分为非感染性和感染性两大类。非感染性视神经炎的病因主要为脱髓鞘性病变，但一些系统性疾病引起的视神经炎可以是免疫反应性的，也可以是脱髓鞘性的改变。感染性视神经炎的病因可来自全身或局部因素，其中全身性因素以病毒感染为主，而局部感染性病因则通常来自鼻窦。

7　视神经炎发病时有哪些表现？

视神经炎通常为单眼发病，发病前部分患者可有发热、劳累等诱因；发病后常见的表现有视力下降、色觉受损、眼球转动痛、瞳孔对光反射减弱等。其中，视力下降是最主要的症状，眼球转动痛是其最特征性的表现。

8　疑诊视神经炎者需进一步做哪些检查？

对于疑诊视神经炎的患者，眼部常规检查包括视力检查、色觉检查、视野检查、瞳孔对光反射检查和眼底检查等，用以评估视功能受损程度。全身检查包括头颅及眼眶 MRI、血常规、梅毒血清学检测、莱姆病螺旋体或特异性抗体滴度检查等，用以排查视神经炎的潜在病因。

9　视神经炎可以自愈吗？

视神经炎有一定的自愈倾向，少数患者不经治疗可能自愈，但多数需要治疗，药物治疗可以缩短视力恢复的时间，降低复发率，但每次视神经炎发作后都有可能残留一定程度的视神经损伤。

10　视神经炎如何治疗吗？

感染性视神经炎，主张针对病因治疗，在最大程度挽救视功能的同时，防止或延缓进一步神经系统损害的发生。对于非感染性视神经炎，急性期的治疗首选糖皮质激素，此外，应用免疫抑制剂也可降低视神经炎的复发率及神经炎发展为多发性硬化或视神经脊髓炎的概率。其他治疗视神经炎的方法还包括血浆置换、营养神经、免疫球蛋白、抗生素、中药等治疗。

11 视神经炎有哪些并发症？

视神经炎的并发症主要与应用糖皮质激素有关，糖皮质激素冲击治疗可能会导致血糖、血压波动，出现消化系统症状如消化性溃疡或已有消化性溃疡病情加重，抑制机体免疫系统、诱发或加重感染及骨质疏松等。因此，在激素冲击治疗期间应注意监测全身情况，降低潜在并发症的发生风险。

12 什么是前部缺血性视神经病变？

前部缺血性视神经病变是由于视盘血液供应不足，引起视神经急性缺血缺氧、水肿，导致视神经纤维损伤、视力或视野受损的一类疾病，好发于中老年人，常双眼先后发病。

13 前部缺血性视神经病变发病时有哪些表现？

前部缺血性视神经病变（AION）分为两种类型：动脉炎性前部缺血性视神经病变（AAION）和非动脉炎性前部缺血性视神经病变（NAAION）。两种类型的临床表现存在一定差异。约80%的AAION患者在视力下降前会出现以下一种或多种前驱表现：发热、乏力、食欲减退、不明原因体重下降、头皮刺痛、太阳穴疼痛、咀嚼痛、颈痛、肌肉痛等。发作后，常先出现持续数分钟至数小时不等的颞侧视野缺损，随后出现永久性视力损伤。NAAION最主要的表现为无痛性视力丧失，常出现在睡醒时，可能与睡眠过程中人体血压波动有关。

14　哪些人容易得非动脉炎性缺血性视神经病变？

　　非动脉炎性缺血性视神经病变的发病与高血压、糖尿病、心脏病、高脂血症、血压骤降、贫血、失血过多、睡眠呼吸暂停、吸烟等多种因素有关。若存在以上风险因素，应积极控制原发病，定期进行视神经检查。

15　疑诊前部缺血性视神经病变者需进一步做哪些检查？

　　对于疑诊前部缺血性视神经病变的患者，常规需进行的检查项目包括视力检查、眼压检查、视野检查、散瞳眼底检查等，以确定视神经病变程度和发现潜在的眼部病因。血糖、血脂、血压、血沉、C反应蛋白、血小板计数和血管炎指标等检查有助于排查引起前部缺血性视神经病变的全身因素。除上述检查外，眼底血管造影检查有助于发现血流异常的视神经供血血管。

16　前部缺血性视神经病变如何治疗？

　　NAAION和AAION的治疗方式存在差异。NAAION以针对原发病的用药治疗为主，如改善血液高凝状态，控制血压、血糖，在发病早期可适量应用糖皮质激素。AAION治疗则主要为发病初期大剂量糖皮质激素冲击治疗，以缓解循环障碍所致的水肿、渗出，此后逐渐减量至小剂量糖皮质激素维持，部分AAION患者需终身用药。

17　如何降低前部缺血性视神经病变的发生风险？

　　控制和避免相关风险因素是降低AION发生风险的重要方式。除此之外，睡前尽量避免服用降血压药物和勃起功能障碍的相关药物，对于AION长期规律口服低剂量糖皮质激素维持也有助于避免或减少病情复发。

18 前部缺血性视神经病变的预后怎么样？

不同类型AION的预后存在差异。与NAAION相比，AAION的视力预后更差，治疗后视力提高的可能性较低，治疗目的除挽救视力外，还包括预防AAION复发。NAAION的视力预后较好，治疗后约40%的NAAION眼视力可有不同程度提高。多数NAAION仅发作1次，仅约5%的NAAION眼会反复发作。

19 双眼瞳孔不一样大是怎么回事？

双眼瞳孔不等大是许多眼部或全身性疾病的早期表现，由于部分疾病持续进展可能造成视力或全身其他组织的严重损伤，因而发现瞳孔不等大时应及早就医，排查引起瞳孔不等大的潜在因素，必要时及时给予治疗。

20 哪些疾病可导致双眼瞳孔不等大？

常见的引起双眼瞳孔不等大的疾病有颅内血管瘤、颈部血管损伤、虹膜外伤、虹膜炎、青光眼、动眼神经麻痹、Horner综合征、梅毒感染等。此外，约20%的健康人存在生理性的双眼瞳孔轻度不等大。单眼应用散瞳剂也是导致双眼瞳孔不等大的重要原因之一。

21 发现双眼瞳孔不等大后需要做哪些检查？

发现双眼瞳孔不等大后，常规的检查包括瞳孔对光反射检查、眼睑位置检查、头颅MRI（或CT）检查、可卡因试验、匹罗卡品（毛果芸香碱）试验等，主要用于区分瞳孔不等大的类型。根据瞳孔不等大的类型，进一步的检查包括胸部CT、梅毒筛查等。

22 瞳孔不等大需要治疗吗？

生理性瞳孔不等大，无须治疗。药物引起者，停用药物即可恢复正常。由颅内肿瘤（或血管瘤）、神经麻痹、外伤、青光眼、眼内炎症等因素引起者，则需积极治疗原发病。

23 什么是视盘水肿？

视盘水肿是许多疾病的一个常见眼部体征，是由于脑脊液在视盘处异常积聚，或颅内和眼内压力差异常造成视盘隆起肿胀的状态。

24 哪些疾病会引起视盘水肿？

许多眼内和颅内疾病都可引起视盘水肿，常见的有视神经炎、缺血性视神经病变、葡萄膜炎、视网膜静脉阻塞、颅内肿瘤、颅内出血、外伤、脑炎或脑膜炎、特发性颅高压、高血压、糖尿病等。

25 视盘水肿有哪些临床表现？

视盘水肿患者首先会出现原发疾病的相关表现，如眼球转动痛、视力下降、头痛、乏力、恶心等。除上述原发病的相关表现外，视盘水肿本身可引起视物模糊，视野生理盲点扩大。长时间的视盘水肿还可引发视神经萎缩导致视力严重损伤。

26　展神经麻痹是怎么回事？

眼球运动是由多条眼外肌共同作用的结果，多条神经可支配眼外肌使眼球能够灵活自如、协调运动。多种原因可引起支配眼外肌运动的神经损伤，导致患者出现复视，以动眼神经麻痹和展神经麻痹最常见。展神经麻痹可导致患者眼球向内偏斜，外转不能，患者可出现双眼视物重影（复视），当患者向患侧眼方向注视时，重影加重，严重者可出现恶心、呕吐、头晕等症状。

27　动眼神经麻痹有哪些临床表现？

典型的动眼神经麻痹发作后常有上睑下垂，瞳孔散大固定，对光反射消失，眼球不能上转、下转、内转，呈外展位等表现，还可出现双眼视物重影现象，患者向健侧眼方向注视时，视物重影更严重。单纯的动眼神经麻痹患者，视力通常正常。

28　动眼神经麻痹、展神经麻痹的主要病因有哪些？

动眼神经和展神经是重要的脑神经分支，多种病因可导致动眼神经、展神经麻痹，常见的疾病有大脑后交通动脉瘤、垂体卒中、海绵窦肿物、疱疹病毒感染、白血病、微循环缺血性疾病、外伤、眼眶肿瘤、巨细胞动脉炎等。

29　动眼神经麻痹、展神经麻痹的检查有哪些？

确诊动眼神经或展神经麻痹后，根据患者不同的临床特点，常需进行如下一种或多种检查以确定病因，包括颅脑CT、CTA和（或）MRI、血沉、C反应蛋白、血小板计数、血压、血糖、糖化血红蛋白、氯硝铵试验等。

30 动眼神经麻痹、展神经麻痹如何治疗？

动眼神经麻痹、展神经麻痹最重要的是病因治疗，首先应治疗原发病如大动脉炎、微循环障碍、颅内肿物等，部分患者去除病因后动眼神经功能可部分或完全恢复。对症治疗主要为改善视觉症状：如出现复视者，可行患眼遮盖（通常不用于＜11岁的儿童）、佩戴三棱镜或斜视手术加以矫正；对于动眼神经麻痹引起的上睑下垂，遮挡瞳孔且持续不能缓解者，可行上睑下垂矫正手术治疗。

31 什么是Leber遗传性视神经病变？

Leber遗传性视神经病变是由于线粒体DNA突变引起的遗传性视神经退行性变。主要由3个原发性线粒体突变位点引起：G11778A、G3460A和T14484C。

32 Leber遗传性视神经病变有哪些临床特点？

Leber遗传性视神经病变多于青少年时期发病，可双眼同时发病，也可先后发病，间隔数月或数周。发病时主要表现为无痛性视力下降，瞳孔对光反射迟钝或正常。急性期眼底检查可见视盘充血、水肿，视盘周围毛细血管迂曲、扩张。眼底荧光血管造影检查可见视盘周围毛细血管无荧光素渗漏（可与视神经炎、前部缺血性视神经病变相鉴别）。急性发作后，视盘充血、水肿消退，视盘颜色逐渐变为灰白或苍白色。

33 Leber遗传性视神经病变的视觉症状有哪些？

Leber遗传性视神经病变的视觉症状包括视力下降、视野缺损和色觉异常。典型的视野损害为中心暗点、旁中心暗点、弓形暗点和弥漫性视野缺损。常见的色觉异常为红绿色觉障碍。

34 男性和女性发生Leber遗传性视神经病变的风险有差异吗？

Leber遗传性视神经病变存在显著的性别差异，致病基因携带者中，男性发病风险为女性的数倍。发病基因携带者眼底表现可以正常，也可以表现为视盘充血、水肿，视盘周围毛细血管迂曲、扩张。但未发病基因携带者视力、视野、色觉无明显异常。由于该病为线粒体遗传，因而男性患者不会将该病遗传给子女。

35 常见的视交叉病变有哪些？

视交叉病变在临床上较少由其本身疾病引起，大多数由于附近组织病变的侵犯所致，常见的视交叉病变包括垂体瘤、鞍旁脑膜瘤、颅咽管瘤的压迫以及第三脑室病变、脑膜炎、蛛网膜炎、血管瘤等，其中以垂体瘤最为常见。

36 垂体瘤可引起哪些特征性的眼部表现？

垂体瘤特征性的眼部表现为双眼视神经萎缩和双眼颞侧偏盲。早期垂体瘤多引起双眼颞上象限视野缺损，随着垂体瘤持续增大，逐渐产生颞下象限视野缺损，最终出现双眼颞侧偏盲。巨大的垂体瘤也可导致视野全盲。

37　什么是垂体卒中？

垂体卒中是神经内分泌急症的一种，由垂体肿瘤突然出血和广泛梗死所引起，以突发头痛、视觉障碍、眼痛、眼外肌麻痹为特征的疾病。垂体卒中常见于垂体腺瘤。

38　垂体卒中如何治疗？

垂体卒中临床表现差异较大，若疑似垂体卒中应立即行头颅影像学检查。因头颅CT对病灶显示可能不清，更为推荐头颅MRI。一旦确诊，应立即通过药物治疗（如皮质类固醇激素治疗）或手术治疗，缓解颅内高压等症状。若患者严重颅压增高、视力减退、昏迷、病情进行性恶化，应进行紧急手术减压治疗。该病如诊断或治疗延误，患者可能很快死亡。

39　视交叉以上的视路有哪些组成部分？

视交叉以上的视路主要由视束、外侧膝状体、视放射和枕叶皮质组成。

40　哪些疾病可以引起视交叉以上的视路病变？

视交叉以上的视路病变常见于以下疾病：脑血管病、脑肿瘤、脑挫裂伤、脑炎、脑寄生虫病、脑白质炎性脱髓鞘疾病、线粒体脑病、脑白质营养不良、朊蛋白病等。

41 视交叉以上的视路病变有哪些特点？

视交叉以上的视路病变的典型临床表现为对侧同向性偏盲或象限盲、一过性黑矇、闪光、幻视或皮质盲，同时往往伴随着其他脑部局灶性损害表现。除皮质盲外，视力一般无明显下降，眼底一般无明显异常。除视束病变引发不对称视野缺损可出现相对性传入性瞳孔障碍阳性外，一般相对性传入性瞳孔障碍为阴性。外侧膝状体以上的病变，瞳孔对光反射正常。

42 疑诊视交叉以上视路病变的患者需要做哪些检查？

对于疑诊视交叉以上视路病变的患者首先应进行全面的神经系统查体，协助定位诊断。视野检查显示同侧上象限盲者，提示对侧枕叶病变；同侧下象限盲者，提示对侧顶叶病变。压迫性病变所致的同侧性视野缺损通常由周边向中心缓慢进展，脑血管疾病或炎症性疾病所致视野缺损通常进展较快。头颅MRI检查有助于对病变的定位和定性诊断。

43 为什么有些眼病眼科医生会建议做头颅CT或MRI检查？

正常情况下，视觉信息从视网膜光感受器开始，经视神经至视交叉、视束、外侧膝状体、视放射，最后到达枕叶的视中枢，是一个完整的视觉传导通路。其中任何一个环节发生疾病，都会导致视觉传导的异常，引起视觉质量的严重下降。例如，脑肿瘤、脑血管疾病及脑外伤所导致的后视路疾病，都会引起不同程度的视力下降或视野缺损。此时患者往往首诊于眼科，如果忽视了后视路疾病的筛查，可能会漏诊误诊并延误治疗。因此，眼科医生会建议有些相关眼病患者做头颅CT或MRI检查，排除后视路病变，尽早明确诊断，有助于及时开展合适的治疗方案，帮助患者早日康复。

44　哪些药品或有毒物质可引起中毒性视神经病变？

常见的可引起中毒性视神经病变的药物或有毒物质有烟草（长期吸烟）、铅、甲醇、氯霉素、地高辛、乙胺丁醇、胺碘酮及其他化学药品等。

45　中毒性视神经病变有哪些临床特点？

发生中毒性视神经病变的患者通常有相关药物或毒物的应用史，表现为无痛性视力下降。甲醇中毒所致者视力下降严重，其他因素所致者视力下降通常不会低于0.1。部分患者以色觉异常为初始症状。眼底检查早期表现为视盘正常或充血、水肿，晚期表现为乳斑束受累的视神经萎缩。典型的视野缺损为视野中心或旁中心暗点。针对病因，及时停用相关药物或毒物并进行营养神经治疗是该类疾病的重要治疗方法。

（裴明杭　钱　诚　董　一）

第十八章

全身性疾病相关眼病

一、高血压相关眼病

1 高血压会导致眼部疾病吗？

　　长期高血压会导致眼部多种疾病，最主要的是引起高血压性视网膜病变。高血压性视网膜病变的程度与年龄、血压升高的程度、病程有很大关系。严重的视网膜病变可导致眼底缺血或出血等眼部异常表现，从而严重影响视功能。高血压也可导致结膜血管异常，造成结膜下出血等症状。

2 高血压患者的眼睛会出现哪些症状呢？

　　高血压患者的眼睛会出现的症状主要有以下几种。

　　（1）视力下降：早期的高血压视网膜病变只有动脉硬化时，视力一般无变化。当病变继续发展，出现眼底出血及渗出或者视网膜、视神经缺血时会导致视力下降。

　　（2）结膜下出血：高血压患者的血管弹性降低、脆性增加，其眼球表面的球结膜血管容易破裂造成出血。患者眼睛出现大片鲜红色出血，自觉症状并不明显，一般为照镜子或他人提醒时发现。

　　（3）眼前黑影：当严重的高血压视网膜病引起视盘水肿时，会出现明显视力下降和眼前黑影。

3 什么是高血压性视网膜病变？高血压怎么导致视网膜病变？

高血压性视网膜病变是长期或者严重的高血压引起的视网膜血管损害。当血压急性升高时，引起视网膜血管可逆性收缩，血管变窄，视网膜血液循环受阻，导致视网膜血管渗出性改变、视神经缺血、视盘水肿、视网膜下积液，使视力受到严重损害。眼底检查表现为动静脉压迹、血管壁改变、火焰状出血、棉绒斑、黄色硬性渗出、视盘水肿和渗出性视网膜脱离等。

4 高血压性视网膜病变如何分级？

临床上通常采用Keith-Wagener眼底分级法。Ⅰ级：主要为血管收缩、变窄，视网膜动脉普遍变细，动脉反光带增宽。Ⅱ级：视网膜动脉狭窄，动静脉交叉压迫。Ⅲ级：在上述病变基础上出现眼底出血、棉絮状渗出。Ⅳ级：在前述病变基础上，伴有视盘水肿。

高血压急症和亚急症最主要的眼部改变就是很快出现视盘水肿、视网膜出血和渗出。

5 高血压除了导致视网膜病变外，还可引起哪些眼部病变？

高血压患者除了出现高血压性视网膜病变外，还可出现结膜下出血、视网膜静脉阻塞、缺血性视神经病变、动眼神经麻痹、视网膜动脉阻塞和渗出性视网膜脱离等眼部病变。

6 如何预防高血压性眼病？

（1）控制血压：高血压患者需要严格控制血压，规律服用降压药物，这样不仅是对眼睛的保护，同时有利于维护心、脑、肾的健康。此外，应定期进行眼底检查。

（2）饮食方面：应该控制盐和油脂的摄入量。平时可以多吃绿叶蔬菜、高钙和含钾食物，水果应尽量选择低糖、低热量的，同时摄入足够的优质蛋白。尽量避免进食辛辣刺激的食物，避免喝咖啡、浓茶。

（3）适当的运动：根据个人情况可选择适当的运动方式、运动量和运动时间。

（4）其他：应避免熬夜，保持合适的体重、戒烟限酒、减轻精神压力和保持作息规律等。

二、糖尿病相关眼病

1 糖尿病会影响眼睛吗？

糖尿病可以影响眼部所有组织：眼的结膜、角膜、虹膜、前房角、晶状体、视网膜、玻璃体、视神经、眼外肌、眼眶及附近结构均可受累。除了眼睛外，糖尿病还可以影响心脏、肾脏、足（如发生溃疡、坏疽和截肢）和大脑（如可能导致脑卒中）。

2 糖尿病为什么会影响眼睛？

长期慢性高血糖是引起糖尿病眼病的重要因素，高血糖可引起眼部的小血管和微血管病变，导致微血管闭塞、组织缺氧，后期可引起视网膜甚至虹膜上出现容易发生出血的新生血管。此外，高血糖还可通过影响房水渗透压改变眼睛的屈光状态，影响眼内糖代谢导致晶状体纤维肿胀变性出现混浊，或是损害视神经引起视神经病变等。

3 糖尿病引起的眼病都有哪些？

直接由糖尿病引起的眼病有糖尿病视网膜病变、白内障、青光眼、葡萄膜炎、屈光不正、复视（眼外肌麻痹导致）等。其中，糖尿病视网膜病变是糖尿病最常见的微血管并发症之一，已成为工作年龄段人群最常见的致盲原因。

4 什么是糖尿病视网膜病变？

糖尿病视网膜病变（DR）是由糖尿病视网膜微血管损害所引起的一系列病变，作为糖尿病的主要微血管并发症，DR所导致的盲和低视力已成为重大的公共卫生问题。根据国际糖尿病联盟（IDF）2021年的统计，我国糖尿病患者数量居世界第一（超过1.4亿人），是糖尿病患者人数最多的国家。有研究表明，约3名糖尿病患者中就会有1名糖尿病视网膜病变患者。

5 糖尿病患者应该什么时间到眼科检查眼睛？

糖尿病视网膜病变必须早发现、早治疗，因此糖尿病患者一定要定期检查视力及眼底。青春期前诊断的1型糖尿病（T1DM）患者应在青春期后开始检查眼底，青春期后诊断的T1DM患者应在确诊后5年内进行第1次眼科检查；2型糖尿病（T2DM）患者则应从发现糖尿病时开始进行眼科检查。

建议到眼科检查的时间间隔：T1DM患者从开始筛查糖尿病视网膜病变后至少每年复查1次，T2DM无糖尿病视网膜病变者推荐每1～2年检查1次。若已出现糖尿病视网膜病变，应缩短随访间隔时间。轻度糖尿病视网膜病变患者每年1次，中度糖尿病视网膜病变患者每3～6个月1次，重度患者应每3个月1次。如果糖尿病视网膜病变较重或持续进展，应该遵从眼科医师的建议进行更频繁的随访。

6 女性糖尿病患者怀孕时需要检查眼睛吗？

如果妊娠前已患糖尿病，那么妊娠前和早期妊娠期间就要及时去检查眼底，如果没有糖尿病视网膜病变或是轻、中度糖尿病视网膜病变，则需要每3～12个月到眼科检查一次。如果是重度糖尿病视网膜病变，则应遵从眼底病医师建议每1～3个月到眼科检查一次。妊娠前糖尿病患者产后1年内仍应注意眼底检查。

若妊娠前糖代谢正常，妊娠期才出现糖尿病，则称为妊娠期糖尿病（GDM），在妊娠期间通常无须进行眼底检查。

7 糖尿病视网膜病变患者通常需要做哪些眼科检查？

除了常规的视力、眼压检查外，糖尿病视网膜病变检查还包括传统的检眼镜检查（直接检眼镜、间接检眼镜、裂隙灯加前置镜等）、眼底彩色照相、荧光素眼底血管造影（FFA）、光学相干断层扫描（OCT）和光学相干断层扫描血管成像（OCTA）等。检眼镜检查虽然简便、快捷，但易遗漏病灶，而且容易受医生主观判断的影响。眼底彩色照相可作为糖尿病视网膜病变筛查的有效工具，其中广角激光扫描眼底成像系统具有免散瞳、快速、无创、成像范围广等特点，但眼底照相均易受屈光间质的影响。FFA是糖尿病视网膜病变诊断、分期与评估的重要影像学检查方法，但因其为有创检查，且过敏体质、心脏病患者使用受到限制。OCT无创、快速、分辨率高，对糖尿病黄斑水肿的诊断具有重要价值，但不能全面评估整个视网膜的病变。OCTA可对黄斑中心凹无血管区面积、黄斑区血流密度等进行定量检测。

8　发生糖尿病视网膜病变的危险因素有哪些？

发生糖尿病视网膜病变的危险因素主要包括长期高血糖或血糖波动明显、高血压、高血脂、糖尿病病程长、妊娠、肥胖、吸烟、饮酒及个人易感性等。

9　与糖尿病视网膜病变关系最密切的全身因素是什么？

血糖和糖尿病病程是与糖尿病视网膜病变关系最密切的两个全身因素。血糖为可控的因素，病程是最重要的因素，但为不可控因素，糖尿病视网膜病变的患病率随着糖尿病病程的延长显著增加。

病程10～19年者：血糖控制不佳，大约2/3的糖尿病患者会发生糖尿病视网膜病变；血糖控制较好，糖尿病视网膜病变的发病率也会接近30%。

病程20～29年者：血糖控制不佳，几乎所有的糖尿病患者都会发生糖尿病视网膜病变；血糖控制较好，糖尿病视网膜病变的发病率也会接近50%。

10　糖尿病视网膜病变的临床分期标准是什么？

糖尿病视网膜病变分为6期，其中的1、2、3期属于非增生期，4、5、6期属于增生期。

1期：眼底可见微血管瘤，即眼底可以见到针尖大小的小红点。

2期：除了1期的病变之外，眼底可见硬性渗出，即眼底可以见到黄色小点。

3期：除了前述的病变之外，眼底出现棉絮样斑，或者渗出病灶变得边界模糊。

4期：眼底（视网膜或视盘上）出现新生血管，或者已经有玻璃体积血。

5期：眼底可见新生血管和纤维增生膜。

6期：纤维增生膜增生、牵拉导致牵拉性视网膜脱离。

11 轻、中度糖尿病视网膜病变视力减退的主要原因是什么？

糖尿病黄斑水肿是轻、中度糖尿病视网膜病变视力减退的最主要原因。当然，有些患者的糖尿病黄斑水肿可在糖尿病视网膜病变的任何阶段出现。约1/3的糖尿病视网膜病变患者同时伴有糖尿病黄斑水肿。糖尿病黄斑水肿是非增生期糖尿病视网膜病变视力减退的主要原因。

12 糖尿病眼病应该如何预防？

糖尿病眼部病变的预防非常重要，早期预防的花费不仅远远低于晚期治疗的费用，而且效果也更佳。糖尿病视网膜病变是难以逆转的慢性疾病，也是可防、可控、可避免致盲眼病中的首位疾病。

长期严格控制血糖是预防糖尿病眼病的基本措施，糖化血红蛋白水平与糖尿病视网膜病变的进展有直接关系。严格控制血压和血脂对预防糖尿病眼病也很重要。有研究显示，高血压可以增加糖尿病视网膜病变及糖尿病黄斑水肿的危险性，严格控制血压可以使视网膜病变进展明显减缓。

13 糖尿病视网膜病变如何治疗？

糖尿病视网膜病变治疗的根本是解决视网膜缺氧，需要进行"开源、节流、堵漏"。"开源"主要是指改善高血糖（将糖化血红蛋白控制在7%以下）、高血黏度、高血脂状态（甘油三酯与糖尿病视网膜病变正相关，高密度脂蛋白与糖尿病视网膜病变负相关），而视网膜激光光凝术可减少视网膜对氧气的需求，起到"节流"作用。

糖尿病视网膜病变的治疗主要包括药物治疗、视网膜激光光凝术、眼内注射抗血管内皮生长因子药物、玻璃体切除手术等。眼底病医生将根据患者眼底病变的情况选择相应的治疗方法。早期的糖尿病视网膜病变需要药物治疗，中期需要激光光凝治疗，晚期有玻璃体积血或者牵拉性视网膜脱离者需要手术治疗。

如果是糖尿病黄斑水肿造成的视力损害，可以眼内注射抗血管内皮生长因子药物或者长效激素（可以理解为"堵漏"）。另外，糖尿病视网膜病变的检查和治疗是一个长期的过程，即使是做过了全视网膜激光光凝术或者玻璃体手术，也需要定期找眼底病医师复诊。

14 糖尿病合并高血压或高血脂时，控制血压和血脂有没有更好的药物选择呢？

糖尿病合并高血压者推荐使用肾素-血管紧张素系统（RAS）阻断剂来控制血压（包括血管紧张素转换酶抑制剂，如卡托普利、依那普利、贝那普利等；血管紧张素Ⅱ受体阻滞剂，如替米沙坦、缬沙坦、厄贝沙坦等；肾素抑制剂，如阿利克仑），RAS阻断剂对1型和2型糖尿病患者视网膜病变的进展有延缓作用，但不推荐RAS阻断剂作为血压正常的糖尿病患者用来预防视网膜病变的药物。伴有高甘油三酯血症的轻度糖尿病视网膜病变患者可采用非诺贝特治疗，非诺贝特在调节脂代谢紊乱、炎症、氧化应激、血管新生和细胞凋亡等方面有一定作用，非诺贝特治疗可延缓糖尿病视网膜病变的进展。

15 通常应用哪些内科药物治疗糖尿病视网膜病变？

糖尿病视网膜病变的内科治疗通常适用于轻度糖尿病视网膜病变，或激光和手术后的辅助治疗，目前多推荐使用改善微循环、抗氧化应激的药物（如羟苯磺酸钙、硫辛酸）。中医药在轻度糖尿病视网膜病变治疗方面也有独特的优势（如芪明颗粒、复方丹参滴丸），但在应用中药时需辨证论治。

16 激光光凝治疗糖尿病视网膜病变的作用机制是什么？

全视网膜激光光凝（PRP）是治疗中、重度糖尿病视网膜病变的主要方法之一，是指对除眼底后极部之外的全中周部视网膜进行播散性光凝。其作用机制主要是破坏高耗氧的外层视网膜，缓解视网膜缺氧状态，下调血管生长因子表达水平，促进新生血管萎缩。

经过足量激光治疗后的微血管瘤可于2周内萎缩；经过足量激光治疗后的新生血管由于部位、发展程度及治疗方法不同，经6周至数月萎缩；硬性渗出吸收较慢，经过足量激光治疗后通常也需2～3个月才能逐渐消退。

17 为什么糖尿病患者视力下降时，眼科医师会建议患眼眼内注射抗血管内皮生长因子药物？

这种情况的视力下降通常是由于黄斑水肿所造成的。玻璃体内注射抗VEGF药物在有效改善糖尿病黄斑水肿的同时，可以减轻糖尿病视网膜病变的严重程度，阻止视网膜病变进展、降低视网膜激光光凝的需求。美国、欧洲和我国的相关指南或共识均已将玻璃体腔注射抗VEGF药物作为治疗影响视力的糖尿病黄斑水肿的一线治疗方案，但仍然有相当多的患者存在复发性或迁延性糖尿病黄斑水肿。

长期的随访观察结果显示，抗VEGF药物的疗效依赖于频繁随访及良好的依从性，且其多次检查和眼内注射等长期的经济成本显著高于激光治疗。因此，临床中应根据患者的自身因素（如全身情况、经济能力、疾病程度、依从性等）制定个性化的治疗方案，最大限度地使患者获益。

18　什么时候可以选择长效激素眼内注射治疗糖尿病黄斑水肿?

与抗VEGF药物相比,长效激素(包括地塞米松玻璃体内植入剂和曲安奈德)更适合用于以下情况:①人工晶体眼或近期即将行白内障手术的患者;②已经做过玻璃体切除手术的患者;③严重或者顽固性的黄斑水肿,如黄斑中心凹下视网膜厚度 > 500 μm,存在渗出性视网膜脱离、硬性渗出病灶多,或者抗VEGF药物眼内注射效果不佳者;④心脑血管病史或高危风险者,如心肌梗死者、脑梗死者、妊娠者等。

19　糖尿病黄斑水肿可以用激光光凝的方法治疗吗?

尽管玻璃体内注射抗VEGF药物或长效激素可有效治疗已经形成视力损伤的糖尿病黄斑水肿,但对于局灶性糖尿病黄斑水肿、弥漫性糖尿病黄斑水肿、未累及黄斑中心凹的糖尿病黄斑水肿,局灶或格栅样光凝仍然是有效的治疗方法。对于某些顽固性糖尿病黄斑水肿,玻璃体内注射药物联合激光光凝更具有优势。

20　为什么眼底病医生有时会推荐患者进行微脉冲激光光凝治疗?

阈值下微脉冲激光光凝(SMLP)可选择性地作用于视网膜色素上皮细胞,并通过减轻视网膜胶质细胞的代谢及调节炎症、生长因子等物质达到减轻黄斑水肿的目的。主要可用于视网膜色素上皮完整、矫正视力较好或轻中度视力下降,黄斑中心凹视网膜厚度小于400 μm、无黄斑牵拉及局灶缺血的黄斑水肿患者。但如果黄斑水肿较严重,微脉冲激光光凝治疗效果有限,往往需要联合抗VEGF药物、激素等进行治疗。目前,关于微脉冲激光光凝临床应用的参数设置及与其他疗法联合应用尚无明确的指导方案，还需要后续研究进一步探讨。

21 妊娠期糖尿病黄斑水肿如何治疗？

妊娠期糖尿病黄斑水肿通常不需治疗，绝大部分产后将自行恢复。有如下情况则需治疗：妊娠早期即出现急剧发展的糖尿病黄斑水肿，或者黄斑中心凹出现渗出灶严重影响视力。

22 糖尿病视网膜病变的手术适应证有哪些？

糖尿病视网膜病变的手术适应证包括以下几种。
（1）严重的难以吸收的玻璃体积血。
（2）增生性玻璃体视网膜病变牵拉视网膜血管导致反复出血。
（3）已发生牵拉性视网膜脱离，特别是已波及黄斑。
（4）纤维增生膜已侵犯黄斑或发生视网膜裂孔。
（5）致密的黄斑前出血。
（6）黄斑水肿合并黄斑异位，光凝效果差。
（7）眼前段新生血管合并眼后段混浊。
（8）白内障合并增生性糖尿病视网膜病变。
（9）对其他治疗方法效果不佳的顽固性糖尿病黄斑水肿。

23 如何管理围手术期糖尿病患者的血糖？

美国糖尿病协会推荐在外科手术前将血糖浓度控制在 5.5～10.0 mmol/L，而目前国际上尚无公认的眼科围手术期的血糖浓度控制标准。血糖浓度控制不佳是增加术后并发症发生的危险因素之一，术前糖化血红蛋白（HbA1c）的波动幅度过大也会加速术后视网膜病变的进展，因而术前应加强对血糖及 HbA1c 的控制和管理。

24 为什么眼科医生可能建议糖尿病视网膜病变患者在玻璃体视网膜手术前先行眼内注射抗血管内皮生长因子药物？

眼内注射抗VEGF药物有助于抑制视网膜新生血管形成，减轻视网膜水肿。术前眼内注射抗VEGF药物，可以减轻手术中视网膜损伤，缩短手术时间，并减少术中和术后视网膜的出血。术中行抗VEGF药物眼内注射，则有助于降低术后玻璃体积血发生率。除抗VEGF药物外，曲安奈德也是常用的术中眼内注射药物，可以减轻玻璃体术后炎症反应，降低术后黄斑水肿的发生率，从而更好地提高严重糖尿病视网膜病变患者的远期视力。

25 糖尿病患者围手术期有哪些注意事项？

糖尿病患者术前不仅要停用阿司匹林等抗血小板药物，也要把血糖控制在一定范围。另外，由于糖尿病患者易出现感染、伤口愈合慢等情况，术前还要重视外眼、眼表等检查，排除面部疖肿、睑缘炎、睑板腺炎、泪囊炎、泪小管炎、结膜炎等，避免术后发生感染性眼内炎。糖尿病患者由于自主神经损伤，瞳孔不易散大，在行内眼手术前需提前更多次滴用散瞳药物。由于糖尿病患眼术后炎症反应较重，也易出现手术相关葡萄膜炎及黄斑水肿，干眼发生率也远高于普通患者，因此，术前及术后可酌情加用人工泪液等改善眼表的情况。

26 糖尿病视网膜病变患者的眼底出血与服用阿司匹林有关吗？

服用阿司匹林对糖尿病视网膜病变的发病及进展无明显影响。糖尿病视网膜病变不是使用阿司匹林治疗的禁忌证，服用阿司匹林不会增加糖尿病视网膜出血的风险。但糖尿病患者行手术治疗时，建议在医生的指导下，术前停用阿司匹林等抗血小板药物1周。

27 白内障手术之后糖尿病视网膜病变会发展得更快，是真的吗？

白内障手术是否会加速糖尿病视网膜病变的进展目前尚有一定的争议，但多数专家认为需要注意白内障手术之后糖尿病视网膜病变加重这一问题。临床上确实有很多白内障患者在接受手术后3个月至半年内因为眼底病变加重而视力明显下降。这可能与白内障手术影响血眼屏障及虹膜-晶状体隔的生理状态，从而促进糖尿病视网膜病变的进展有关。糖尿病视网膜病变本身的严重程度也影响白内障手术后糖尿病视网膜病变的进展：糖尿病视网膜病变越轻，影响越小；糖尿病视网膜病变越重，影响越大。

28 为什么说控制好糖化血红蛋白对糖尿病视网膜病变患者很重要？

糖化血红蛋白水平的高低不受每天血糖变化的影响，反映的是患者检测前6～8周的平均血糖水平。血糖水平则受很多因素的影响，如饮食、药物和抽血时间均对其有影响，所以只能反映当时的血糖水平。有研究表明，糖化血红蛋白每减少1%，视网膜病变发生率便可能减少20%～40%；而血压每降低10 mmHg，视网膜病变发生率则减少35%。早期控制血糖稳定，如将目标糖化血红蛋白值设定为6.5%或更低，以及降低血糖变异性，如24小时内目标葡萄糖含量为3.9～10.0 mmol/L，对延缓糖尿病视网膜病变的进展有确定的益处。

29　糖尿病初始阶段口服降糖药，之后由于血糖控制不佳改用胰岛素治疗的患者，其视网膜病变更容易进展吗？

在糖尿病初始阶段使用胰岛素治疗的患者，其视网膜病变的进展与胰岛素的使用无明显关联。而初始阶段为口服降糖药治疗，后期由于血糖控制不佳而改用胰岛素治疗的患者，其视网膜病变一般都会随之进展。按照糖尿病血糖控制的原则，一般口服药物血糖控制不佳的患者才可予改用胰岛素治疗，因此判定更改治疗方式的部分患者其视网膜病变进展是由于胰岛素本身还是血糖控制不佳的结果，还需进一步研究证实。

30　降糖药物有无加重糖尿病黄斑水肿的风险？

目前认为，各类降糖药物均可通过控制血糖来达到防治糖尿病视网膜病变的效果，但在有糖尿病黄斑水肿的患者中应尽量避免应用噻唑烷二酮类（如罗格列酮、吡格列酮），因其可能增加糖尿病黄斑水肿的发生风险。

31　哪些全身情况可能会对糖尿病视网膜病变进展有影响？

除了血糖、血压和血脂之外，还应注意妊娠有可能加速糖尿病视网膜病变的进展；青春期也有可能加速糖尿病视网膜病变进展的风险；伴有神经病变和贫血的患者，发生糖尿病视网膜病变的风险明显增加。

32 什么是糖尿病视神经病变？

糖尿病视神经病变可单独出现，也可与糖尿病视网膜病变合并出现，可见于糖尿病视网膜病变的各期，两者病因相同。

糖尿病视神经病变的病理表现为神经细胞凋亡、神经节细胞损失、反应性神经胶质增生和视网膜变薄；在功能上表现为视网膜电图、暗适应、对比敏感度、色觉和周边视野的异常。临床表现主要为非动脉炎性前部缺血性视神经病变和糖尿病性视盘病变，具体表现为单眼急性无痛性视力下降，相对传入性瞳孔功能障碍，与生理盲点相连的特征性绝对或相对视野缺损，呈节段状或扇形不对称性视盘水肿和视盘旁视网膜火焰状出血，晚期可出现视神经萎缩。

糖尿病视神经病变的危险因素包括高血压、高血脂、阻塞性睡眠呼吸暂停综合征、眼压升高、小视盘或无生理性视杯等。

33 糖尿病视神经病变如何治疗？

严格控制糖尿病、高血压、高脂血症等，可使用血管扩张剂、活血化瘀药物及神经营养药物，也可局部应用激素治疗，若全身应用时激素用量不宜过大，应注意其对血糖、血压等的副作用。

34 白内障的发生和糖尿病有关吗？

糖尿病患者的白内障可能发生得更早、发展更快。年轻患者常发生"雪花"样白内障，双眼发病，进展迅速。大多数糖尿病患者的白内障类型属于核硬化型。目前白内障摘除术技术已经非常成熟，但是患有糖尿病的白内障患者术中及术后并发症的发生率会明显高于普通患者。

35 糖尿病会导致干眼症吗？

长期高血糖是干眼症的危险因素。高血糖可导致微血管损伤和神经损害，泪腺、睑板腺、结膜受损，泪液分泌减少、睑板腺分泌的脂质量明显减少，泪膜稳定性明显下降，角结膜上皮损伤和缺失。所以，糖尿病会导致干眼症。

36 糖尿病会引起角膜病变吗？

糖尿病性角膜病变可分为原发性和继发性。原发性糖尿病性角膜病变是指由于长期高血糖及其相关代谢变化引起的角膜病变，约半数左右的糖尿病患者可合并原发性角膜病变。继发性糖尿病性角膜病变是指糖尿病患者眼部创伤及手术后引起的角膜病变。由于糖尿病患者角膜知觉减退而存在症状－体征分离现象，容易被忽视或漏诊。

糖尿病性角膜病变可出现角膜知觉减退、干眼、持续角膜上皮缺损、浅层点状角膜炎、角膜溃疡迁延不愈等。

37 糖尿病角膜病变如何治疗？

在严格控制血糖的前提下，根据角膜病变类型和程度可应用人工泪液滴眼剂、各种促进角膜上皮愈合的滴眼剂、抗生素滴眼剂和角膜绷带镜等局部治疗。但需注意药物本身对角膜的毒副作用，使用时应当少而精。神经生长因子滴眼剂可促进角膜溃疡愈合，并改善角膜敏感性，可用于治疗中、重度神经营养性角膜炎。当药物难以控制病情时，必要时可选择采用眼睑裂缝合术、羊膜移植术甚至角膜移植术等手术治疗。

38 糖尿病会引起斜眼或一只眼睛睁不开吗？

确实是有这种可能性。糖尿病性眼肌麻痹多为急性起病，临床表现为上睑下垂及复视，可伴眶周疼痛，好发于中老年男性。累及单眼动眼神经的比例较高，以动眼神经麻痹最多见，其次为展神经或滑车神经，也可多条神经同时受累，导致眼外肌麻痹。

糖尿病患者眼外肌麻痹的发生与血糖控制不佳密切相关，眼外肌麻痹程度与糖尿病病程长短无关。应注意该病需与重症肌无力、Graves眼病、颅内占位病变、颈内动脉海绵窦瘘及外伤性、炎症性、血管性及脱髓鞘性病变等引起的眼肌麻痹进行鉴别。

糖尿病眼肌麻痹有一定的自愈倾向，可在3个月至1年内自行好转。治疗时可在控制血糖、血压和血脂的基础上予以血管扩张剂、神经营养剂或针灸疗法等。

39 糖尿病和青光眼有相关性吗？

糖尿病与开角型青光眼、闭角型青光眼、新生血管性青光眼及出血性青光眼等存在相关性。与非糖尿病患者比较，糖尿病患者的开角型青光眼、闭角型青光眼发生率明显增加。值得注意的是，新生血管性青光眼常发生于糖尿病患者。糖尿病视网膜病变容易伴发眼内出血，在出血吸收过程中由于小梁网阻塞可形成出血性青光眼。

40 糖尿病会引起眼睛的近视度数波动吗？

由于晶状体的形状和屈光状态有可能随血糖水平波动，因此糖尿病患者的血糖波动可能会引起眼睛的近视度数波动。有糖尿病的近视患者最好在血糖水平相对稳定时再配眼镜。在给血糖不稳定的患者配镜之前，医生有可能需要评估几次随访时的屈光状态，以最后确定一个更准确的度数。

糖尿病患者的晶状体可逆性水肿会导致间歇性近视，而间歇性近视有可能是糖尿病患者的就诊体征。

另外，糖尿病患者在血糖控制后，可能会出现一过性远视性漂移。

三、其他全身性疾病相关眼病

1 为什么白化病患者会畏光？

白化病是由于体内缺乏酪氨酸酶导致黑色素生成障碍，机体不能合成黑色素。正常人的虹膜富含色素并且控制眼睛的进光量，就像遮光窗帘一样，光线亮时就会缩小瞳孔避免大量强光进入眼睛，光线暗时就会放大瞳孔来增加进光量帮助我们看东西更加清楚。而白化病患者由于虹膜色素缺乏、颜色浅淡，就像遮光窗帘不能起到遮光的作用，使大量光线进入眼睛，引起畏光等现象。

2 为什么肝豆状核变性的患者会出现眼部病变？

肝豆状核变性，又称Wilson病，是一种常染色体隐性遗传的铜代谢障碍性疾病。主要表现为铜在肝脏、脑、肾脏、角膜等组织的沉积，导致急性或慢性肝病症状、进行性加重的锥体外系症状、精神异常症状及眼部异常症状。角膜色素环也称K-F环，是肝豆状核变性在眼部的特征性表现，铜沉积于周边角膜的后弹力层后出现1～3 mm棕色、绿色或红色条带，条带可出现在整个角膜，也可以出现在角膜的半周，开始多见于角膜的上部。肝豆状核变性患者的眼部除了特征性的K-F环外，还会出现特征性的白内障，典型的表现是前囊和后囊下铜沉积，形成向日葵样的白内障。

3 风湿病也会引起眼部损害吗？

风湿病也会引起眼部损害。风湿病是一大类病因不完全清楚的累及关节、血管等结缔组织的疾病，风湿病跟眼睛有密切关系，很多风湿疾病都可以引起眼部病变，比如风湿热、系统性红斑狼疮、白塞综合征、类风湿关节炎、强直性脊柱炎、硬皮病、Reiter综合征、多发性肌炎与皮肌炎、多发性大动脉炎等。不同的风湿疾病伴发的眼部损害不同，有些还可以引起眼睛多个部位的病变。

4 为什么有些白血病患者会出现视力下降？

白血病是造血系统中的恶性肿瘤，又称"血癌"，由于白细胞大量异常增生，进入血液循环并浸润全身各组织器官，当累及眼睛时就会出现视力下降。

白血病引起眼底改变表现为视网膜出血，典型的为Roth斑，视网膜静脉迂曲、扩张。慢性白血病患者周边视网膜可见微血管瘤，急性白血病患者因视盘水肿伴有出血而发生视神经病变。

白血病细胞还可侵犯眼眶，引起眼球突出、眼球运动障碍、上睑下垂等，有些患者还会在眼眶缘伴发"绿色瘤"，导致眼球突出、复视甚至失明。出现眼眶浸润时常提示病情严重、预后不良。

5 贫血也会导致视力下降吗？

任何类型的贫血都有可能出现眼底改变，但是否影响视力与病情的轻重有关。大多数的轻度贫血不会出现眼底改变，而重度贫血可能出现视神经水肿、视网膜血管改变，以及视网膜出血、渗出、水肿，整个眼底呈现苍白色，这时可导致视力明显下降。

6　肾移植会出现眼部并发症吗？

肾移植会出现眼部并发症。肾移植术后因需要长期应用免疫抑制剂，可能引起感染性并发症，其中巨细胞病毒感染的发病率较高，当累及眼部时可出现巨细胞病毒性视网膜炎，常常双眼受累，严重者会失明。

此外，肾移植术后高血压也是常见并发症，可引起高血压性视网膜病变，眼底呈现不同程度的视网膜动脉硬化表现，肾移植术后并发的高血压将进一步加重原有的视网膜病变。

7　引起眼部并发症的肾脏疾病主要有哪些？

引起眼部并发症的肾脏疾病主要包括肾小球肾炎、慢性肾功能不全等。

急性肾小球肾炎可表现为眼睑水肿，而且常伴有高血压眼底病变如视网膜血管痉挛、视网膜出血和渗出等。这些病变具有可逆性，可随疾病痊愈而恢复正常。

慢性肾小球肾炎者半数以上有眼底改变，伴肾功能不全者约3/4的患者有眼底改变，尿毒症者几乎都有眼底的改变。眼底表现为视网膜动脉变细、动静脉交叉压迹、静脉迂曲扩张、弥散性灰白色水肿、硬性渗出及视网膜出血和棉絮斑，严重时可出现视盘充血、水肿。

慢性肾功能不全还可表现为角膜带状变性和白内障，需要肾透析者常常出现视网膜水肿。

8　维生素缺乏会影响眼睛吗？

维生素缺乏会影响眼睛。维生素是机体为维持正常的生理功能必须从食物中获得的一类微量有机物质，在人体生长、代谢、发育过程中发挥着重要的作用。维生素缺乏也会影响眼睛。

维生素A，又称视黄醇，缺乏维生素A对眼睛最常见的影响是夜盲症和暗适应功能低下，若长期缺乏维生素A，还可能发生角膜结膜干燥症，严重时出现角膜软化症。

维生素 B_1 缺乏可引起一系列神经及循环系统的症状，眼部可出现角膜结膜上皮损害、浅层角膜炎、眼肌麻痹、眼球震颤、球后视神经炎等。

维生素 B_2 缺乏可导致睑缘炎、结膜炎、酒渣鼻性角膜炎等。

维生素PP，又称烟酰胺、维生素 B_3，缺乏时眼部可出现视网膜或视神经炎。

维生素C缺乏时可出现眼睑、结膜、前房、玻璃体、视网膜和眼眶等部位的出血，还易并发白内障。

维生素D缺乏常见于3岁以下婴幼儿，可引起眼球突出、眼眶狭窄、眼睑痉挛、屈光不正和低钙性白内障等。

9 马方综合征会影响眼睛吗？

马方综合征（Marfan syndrome）是一种常染色体显性遗传病，是中胚叶发育异常所致。患者四肢细长、身材高，主要以心血管、眼和全身骨骼异常为特征。一半以上的马方综合征患者会出现晶状体脱位，多见于向上方或颞侧移位，还容易发生视网膜脱离。

10 什么是马切山尼综合征？

马切山尼综合征（Marchesani syndrome）又称短指-晶状体脱位综合征，是一种少见的伴有全身发育异常的遗传性疾病，有学者认为其遗传方式为常染色体显性遗传，也有学者认为是常染色体隐性遗传或不稳定性遗传。患者四肢粗短、身材矮小，晶状体呈球形、小于正常，常向鼻下方脱位，可伴有高度近视和瞳孔阻滞性青光眼。

11　可引起人类结核病的结核杆菌有哪几种？

常见的可引起人类结核病的结核杆菌有三种，分别为：人型结核分枝杆菌、牛型结核分枝杆菌、非洲型结核分枝杆菌，其中以人型结核分枝杆菌最为常见。感染结核杆菌后是否发病还与以下因素有关：①细菌毒力，毒力强容易引起疾病，毒力弱不易致病；②机体免疫力，机体免疫力低下时容易致病。

12　原发性眼结核和继发性眼结核分别指什么？

原发性眼结核是指结核分枝杆菌初始侵犯眼部组织引起的结膜、角膜和葡萄膜疾病。继发性眼结核是指结核分枝杆菌经血液循环传播至眼组织所引起的葡萄膜炎。

13　结核怎样影响视网膜和脉络膜？

结核感染可引起视网膜炎，通常表现为两种类型：粟粒型视网膜炎和弥漫型视网膜炎。粟粒型视网膜炎表现为多发性小的视网膜结核结节。弥漫型视网膜炎表现为大范围的灰白色视网膜病变，伴明显的玻璃体混浊。此外，结核感染还易引起视网膜静脉周围炎，可引起大片周边视网膜无灌注区，常伴有明显的玻璃体炎症，易伴发视盘新生血管和局灶性脉络膜炎。

结核性脉络膜炎可有多种类型，包括渗出型、粟粒状、局限性、团块状、多灶性、匐行性，不同类型脉络膜炎眼底表现存在一定差异。渗出型结核性脉络膜炎，眼底可见 1～2 个视盘直径大小的圆形或椭圆形黄白色斑块，位于脉络膜水平，可伴有出血。粟粒状脉络膜结核表现为脉络膜深层多发的细小黄白色结节，数量可达数百个。局限性脉络膜结核表现为脉络膜水平局限性、灰白色或黄白色病变。团块状脉络膜结核表现为单个或多个大的灰白色半球状隆起，周围常有卫星结节或出血。

结核性多灶性脉络膜炎表现为多发性圆或椭圆形的黄白色病灶位于视网膜色素上皮和脉络膜毛细血管层，数量可从数个到数百个，多出现在视盘附近，并散布到后极部至中周部眼底，偶见少量视网膜下积液。结核性匍行性脉络膜炎表现为位于视网膜色素上皮和脉络膜水平的地图状、奶油状或青灰色眼底病变，这些病变常发生于视盘旁，呈离心性向周围进展，也可始发于黄斑，偶可发生于周边视网膜。

14 艾滋病会影响眼睛吗？

艾滋病会影响眼睛。艾滋病对眼睛的影响可以是无症状的，易被忽略，但有时也导致严重的视力损害甚至失明。出现眼部病变的艾滋病患者，其免疫系统受损程度重于无眼部病变的患者，是预后更险恶的征兆。艾滋病累及视网膜改变包括棉绒斑、微血管异常及缺血性视神经病变。

由于艾滋病患者存在免疫缺陷，易发生条件致病微生物的眼部感染，如巨细胞病毒性视网膜炎、弓形虫视网膜脉络膜炎等。

此外，艾滋病还可伴发眼部肿瘤，如位于眼睑、结膜或泪囊区的卡波西肉瘤、眼眶淋巴瘤等。

15 梅毒感染可引起哪些眼部病变？

梅毒是由梅毒螺旋体感染引起的一种性传播疾病，0.5% ～ 1.5% 的梅毒患者有眼部表现，眼梅毒可由先天性梅毒感染引起，也可由获得性梅毒感染引起。

先天性梅毒感染可引起角膜葡萄膜炎、急性虹膜睫状体炎、脉络膜视网膜炎、视网膜色素变性样改变、视网膜血管炎和基质型角膜炎等眼部病变。

获得性梅毒感染可引起虹膜炎、视网膜炎、视网膜血管炎、葡萄膜炎、眼睑下疳、结膜炎、泪腺炎、基质性角膜炎、巩膜外层炎和巩膜炎等眼部病变。

16 眼梅毒该如何治疗？

青霉素是治疗眼梅毒的首选药物，治疗应早期、足量。对于青霉素过敏者，可应用四环素、红霉素或多西环素治疗。糖皮质激素治疗有助于减少梅毒眼部后遗症，对于存在眼前段炎症者，可联合应用局部糖皮质激素和散瞳药物；对于严重的后葡萄膜炎、巩膜炎、视神经疾病等，可全身应用（口服或静脉滴注）糖皮质激素。

17 什么是远达性视网膜病变？

远达性视网膜病变（Purtscher retinopathy）是一种远离原发损伤或病变组织器官的继发性视网膜病变。多见于有胸腹挤压、颅脑创伤、长骨骨折等病史者，大多发生在受伤后的数小时至4天内，表现为突然发生的单眼或双眼的视力明显受损。特征性眼底表现包括Purtscher斑、樱桃红斑、视网膜层间和视网膜前出血等。发病后治疗需要使用皮质类固醇，并可联合使用血管扩张剂及营养支持药物。

18 什么是Terson综合征？

Terson综合征即眼-脑综合征，是指患者在蛛网膜下腔出血后，由于颅内压急剧升高引起的视盘周围和视网膜血管破裂，导致眼内出血。患者主要表现为玻璃体积血、视网膜出血、视力下降，严重者还会出现失明。发病后在全身情况稳定的前提下，可尽早行玻璃体切除术治疗，清除积血，帮助患者恢复视力。

（万光明　薛　瑢　裴明杭　杨　倩　钱　诚）

第十九章

斜视、弱视与复视

1 "斗鸡眼"是怎么回事？

"斗鸡眼"在医学上被称为内斜视，是指双眼看向正前方时，一只眼睛注视目标，另一只眼睛或两只眼睛的眼位向鼻根部偏斜，角膜向中间聚拢。

内斜视分为先天性内斜视和后天性内斜视：先天性内斜视一般在出生6个月内发病，无明显的屈光异常，与遗传有一定的关系；后天性内斜视发病在出生6个月以后，常逐渐发展加重。后天性内斜视又分为共同性内斜视和非共同性内斜视：共同性内斜视是指用任何一只眼注视时，斜视角度都相同，不会随着注视方向的变化而改变；非共同性内斜视是指注视目标或方向改变时，斜视角度也会发生变化，患者常伴有代偿头位。

此外，一些婴幼儿因鼻梁宽、内眦赘皮、眼眶间距狭窄和瞳孔距离较小，外观似内斜视但是眼位正常，称为"假性内斜视"，实际上没有斜视也无须治疗。

2 斜视有哪些分类？

斜视的分类比较复杂，根据分类因素不同可以进行以下分类：

（1）根据发病时间不同，分为先天性斜视（出生6个月内）和获得性斜视（6月龄以上）。

（2）根据融合状态不同，分为隐斜和显斜。

（3）根据斜视角的变化不同，分为共同性斜视和非共同性斜视。

（4）根据注视眼的变化，分为单眼性斜视和交替性斜视。

（5）根据斜视方向不同，分为水平斜视、垂直斜视、旋转斜视和混合斜视。

3　斜视的检查方法有哪些？

（1）眼位检查：包括角膜映光法、遮盖-去遮盖法、交替遮盖法、三棱镜交替遮盖试验或Krimsky法检查斜视的性质及斜视度数。

（2）诊断眼位及眼外肌功能：通过九个诊断眼位斜视角的定量检查，分析判断麻痹性斜视受累肌肉；通过检查正上方和正下方斜视度可以确定是否存在A-V现象；对双眼运动情况及单眼运动情况进行检查。

（3）双眼视觉功能检查：Worth四点灯试验、同视机检查和远、近立体视图谱检查等。

4　儿童斜视为什么要做散瞳检查？

儿童眼睛的调节力较强，如果睫状肌不充分麻痹，调节能力不能完全放松，会导致验光结果不准确，进而影响斜视的诊断和矫正效果。屈光状态与斜视密切相关，如远视可能引起内斜视，近视易引起外斜视，而且大部分由单纯屈光不正引起的斜视通过屈光矫正后斜视可能消失或减弱。斜视散瞳验光后还可以发现是否存在弱视并尽早干预治疗。

此外，部分斜视可能是由于眼底疾病引起的，如黄斑出血、黄斑萎缩、黄斑变性及黄斑位置异常等。散瞳检查眼底可以明确斜视是否由眼底疾病引起，避免不当的治疗。

5　眼球运动功能检查包括哪些？

眼球运动功能检查是重要的斜视检查之一，有助于判断眼球运动是否存在异常，评估融合功能，眼球运动功能检查主要包括：

（1）单眼运动检查：眼球水平内转时，瞳孔内缘应达到上下泪点的连线，外转时外侧角膜缘应达到外眼角，上转时角膜下缘应与内外眼角连线在同一水平，下转时角膜上缘应与内外眼角连线在同一水平。

（2）双眼运动检查：检查眼球向上、下、左、右、左上、左下、右上、右下等方向双眼运动是否协调。

（3）集合运动检查：被检查者注视正前方一个可以引起调节的视标，视标逐渐向鼻根部移近，双眼随之集合，当视标移至某一点时，双眼不能再向内集合而有一眼外转，此点即为集合近点，正常为 5～10 cm。

6 眼外肌的功能检查包括哪些？

眼外肌的功能检查是针对眼外肌的运动方向和运动幅度等进行检查，检测双眼协同运动的能力，主要包括：①眼位的诊断；②斜视角的测定；③眼球运动功能测定；④双眼视觉功能检查；⑤被动牵拉试验和主动收缩试验；⑥复视像检查；⑦Hess 屏检查；⑧Parks 三步检查法；⑨Bielschowsky 头位倾斜试验；⑩AC/A 比值测定；⑪$4^\triangle$ 基底向外棱镜片试验；⑫隐斜及融合力检查。

7 什么是双眼视功能？

双眼视功能是指双眼协调、准确、均衡地同时工作，使某一物体反射的光线成像在视网膜，形成两个有轻微差异的物像，通过视觉通路传送至大脑，在皮质高级中枢进行分析、整合、加工，形成一个有三维空间深度感完整印象的过程。

视功能分为三个等级：

（1）同时视：属于第一级视功能，双眼能同时看见并感知一个物体。

（2）融合视：属于第二级视功能，是大脑将来自双眼视网膜的两个影像融合为一个完整物像的功能。

（3）立体视：是双眼对物体远近、深浅、高低三维空间位置的分辨感知能力，是双眼视觉中最高级的功能。立体视的建立是在双眼具备同时视和融合视的基础之上。

8 双眼视功能异常的表现有哪些？

若双眼视功能出现异常，可出现一系列的临床症状，比如：视疲劳，长时间看近处后出现眼胀、头痛、视物模糊、视物重影、聚焦困难；阅读时出现字体跳行、流动；注意力不集中，容易困乏；距离感失常，定位能力差；运动视觉能力差；年轻人出现过早老花的现象等。

9 双眼视功能检查有哪些？

双眼视功能检查范围包括双眼的调节和聚散功能，双眼的融合功能、调节异常和眼球运动功能。具体包括：调节反应检查（BCC），负相对调节检查（NRA），正相对调节检查（PRA），调节灵活度检查，调节幅度检查，远、近距离水平隐斜检查，AC/A检查，远、近距离BI/BO检查，集合近点检查（NPC），Worth-4-dots检查，立体视检查，聚散灵敏度检查等。

10 斜视有哪些危害？

（1）影响美观：容易引起成年人和儿童心理上的自卑，甚至影响正常的人际交往及社交活动。

（2）影响三级视功能：若斜视长时间得不到矫正会引起融合功能障碍、复视、立体视觉缺失，不能完成精细的操作。此外，由于一眼或双眼斜视时导致复视和混淆视，大脑会主动抑制由斜视眼传来的神经冲动，长时间不用导致功能的退化，从而形成弱视。

（3）影响头面部等正常发育：一些麻痹性斜视的患者，为了克服斜视引起的复视，通常会伴有头位的异常如头部摇晃、歪头、侧脸等，若不及时矫正，会导致面部发育不对称，甚至引起颈部肌肉发育不对称、骨骼发育畸形，出现脊柱侧弯等情况。

11 为什么一只眼失明后会出现斜视？

因视力低下或者视力丧失而引起的斜视在称为"失用性斜视"。由于斜视患者长期用一只眼注视，另一只眼的跟随运动和近反射运动逐渐消失，造成失用性视力下降，眼球向外漂移，就形成了失用性外斜视。

12 怎样判断孩子是否有斜视？

最直观的方法是观察孩子的眼睛是否有明显的眼位变化，当眼睛放松的时候，"黑眼珠"是否在眼睛中央。还可以通过观察孩子平时的视物习惯，看东西时是否歪头、侧脸、抬高下巴，眼睛转动是否受限制，以及看东西是否有重影等。若发现异常应尽早去医院做进一步检查。

13 斜视的治疗方法有哪些？

斜视的治疗方法，根据斜视的不同类别而各有差异。

（1）隐斜视：指由于大脑融合功能的控制，双眼视物时不表现出斜视，遮盖单眼后才出现的斜视。无症状者一般无须处理。对于有症状的外隐斜，治疗方法包括屈光矫正、集合训练和融合训练。配镜原则为近视者足矫配镜，远视者低矫配镜，散光者足矫配镜。对于有症状的内隐斜，若为比较明显的远视，则应戴足矫眼镜；若为近视，则在获得最清晰的远视力的前提下戴最低度数矫正眼镜；若为散光或屈光参差，则应充分矫正。

（2）内斜视：对于先天性内斜视，若合并有弱视应先治疗弱视，验光后远视度数小于200度者可不戴镜，大于200度者则戴镜观察3～6个月。对于单眼恒定性内斜视应行屈光矫正、遮盖对侧眼或应用阿托品压抑治疗，在患儿能够交替注视之后进行手术治疗。建议在2岁前进行手术，以尽可能恢复双眼周边融合功能。对于调节性内斜视，应充分矫正屈光不正，伴有弱视则先治疗弱视，保守治疗效果不明显，可手术治疗。对于非共同性内斜视，首先应查明病因，神经麻痹者可以应用营养神经的药物，若病情稳定半年后仍有斜视者可考虑手术治疗。

（3）外斜视：①先天性外斜视，应首先矫正屈光不正，治疗弱视，在双眼能够交替注视后再考虑手术治疗，手术时机一般为12～18月龄，若斜视角不稳定，手术可推迟至18～24月龄。②共同性外斜视：对于间歇性外斜视，若双眼融合功能良好可不进行手术治疗。非手术治疗包括屈光矫正、戴三棱镜、正位视训练（如脱抑制治疗、复视知觉训练及融合训练）等。对于恒定性外斜视以手术治疗为主。③非共同性外斜视：由先天性动眼神经麻痹引起的外斜视，手术治疗是唯一方法。后天性动眼神经麻痹者，应首先确定病因，治疗原发病，针对病因保守治疗6～12个月无效后可考虑手术。

（4）A-V型斜视：以手术治疗为主。

14　儿童斜视都需要做手术吗？

并非所有的儿童斜视都需要手术治疗，如调节性内斜视常由高度远视引起，可以通过佩戴足矫远视镜进行光学矫正，无须手术。一些斜视度数比较小的微小度数斜视、隐斜视或者斜视出现频率不高的间歇性斜视，也可以考虑暂时保守治疗。儿童斜视是否需要手术，应通过眼科医生评估后，根据儿童病情的具体情况采取相应的治疗措施。

15　戴眼镜可以治疗斜视吗？

斜视可分为多种类型，治疗方法也不一样，其中屈光调节性内斜视可通过佩戴眼镜矫正，屈光调节性内斜视是由于高度屈光不正（如远视或散光）引起的眼位偏斜，矫正屈光不正后斜视有可能被完全矫正。此外，一些弱视引起的斜视，需要首先坚持佩戴眼镜以及进行系统的弱视训练，再进行斜视矫正。

16　孩子歪脖子为什么要做斜视手术？

歪脖子在医学上称为斜颈。对于颈部肌肉检查未发现明显异常并且经常歪头视物的孩子，有可能是眼部异常引起的，称为眼性斜颈。眼性斜颈多数由先天性眼部肌肉麻痹引起，利用歪头视物来减轻斜视带来的不适，手术矫正斜视后歪脖子会好转，若发现孩子歪头视物应尽早去医院就诊。

17　斜视手术会导致视力下降吗？

不会。斜视手术是外眼手术，不涉及眼内组织和视神经，是对眼外肌的位置、长度进行调整来矫正斜视，一般对视力没有影响。

18　哪些情况可以考虑斜视手术？

手术治疗斜视的主要目的是矫正眼位、改善外观、建立双眼视功能。对于经非手术治疗后效果不理想或无效者，出现代偿头位、斜颈较重影响美观者，还有一些患有特殊类型斜视者（如眼外肌综合征等）以及较复杂的垂直性斜视者，都可考虑进行斜视手术。

19　斜视手术可能出现哪些并发症？

虽然斜视手术是相对安全的手术，但是也可能出现并发症，比如：

麻醉导致的意外、眼心反射、肌肉滑脱、复视、缝针穿透巩膜和脉络膜、角膜上皮剥脱、角膜小凹、粘连综合征、眼前节缺血等。

20 斜视手术需要做几次？

若斜视病情较复杂，同时有水平方向和垂直方向的斜视，可能需要二次或多次手术。同一只眼手术如果超过3条直肌以上就容易造成眼球前部缺血，因此必须分次手术。部分患者第一次术后没有达到理想的效果或者出现过矫、欠矫、复发等，则需要再次手术。

21 斜视手术有后遗症吗？

斜视手术目前已比较成熟和安全，但由于病情严重程度和个体差异，术后也有可能出现以下后遗症。

（1）矫正不到位，出现矫正不足或矫正过度。

（2）术后复视，出现视物重影。这是由于患者已习惯斜视时的视物状态，手术后大脑还没有完全建立融合机制，一时无法适应出现复视，大部分患者经过一段时间适应后复视可以消失，如果1～2个月后复视仍存在，可考虑再次手术调整眼位以改善复视。

（3）手术切口部位结膜组织肉芽增生形成结膜肉芽肿，可通过手术将其切除。

（4）眼内感染，一般比较少见，与手术操作不当或巩膜壁过薄等异常眼部结构有关，若出现眼内感染应谨遵医嘱，对症及早治疗。

22 斜视术后怎样复查？

斜视术后定期、遵医嘱进行复查，对于评估治疗效果、及时处理并发症有重要意义，斜视术后复查应遵循：

（1）术后次日复查，包括视力、裂隙灯、眼位、眼球运动检查，对术后早期过矫进行处理。

（2）术后1个月复查，检查眼位情况、双眼视觉功能恢复情况、切口愈合情况和并发症情况，根据双眼视觉功能情况决定是否增加视觉功能训练。

（3）术后3个月复查，了解眼位情况、双眼视觉功能恢复情况和有无并发症。

23 斜视和弱视先治哪一个？

一般情况下，若儿童同时患有斜视和弱视，应先矫正弱视，在双眼视力接近后再矫正斜视。因为在矫正弱视的时候往往需要单眼遮盖，遮盖后容易影响双眼视觉发育，破坏斜视矫正后的双眼视觉平衡。如果先治疗斜视再治疗弱视，可能增加斜视再次出现的风险，且随着年龄增长和眼部发育，弱视越迟治疗，效果越不佳。但在一些特殊情况下，如先天性眼位偏斜、眼外肌麻痹等合并弱视，可先矫正斜视以免错过斜视的最佳治疗时机，再进行弱视治疗。

24 斜视会发展成弱视吗？

斜视可能会发展成弱视。因为人的双眼视轴平行，维持双眼黄斑中心凹注视，才能产生双眼单视觉功能，当一眼或双眼斜视时会导致复视和混淆视，大脑会主动抑制由斜视眼传来的神经冲动，长此以往会导致弱视发生。

25 弱视会导致斜视吗？

弱视时两眼屈光度差别较大，弱视眼视力不佳，视功能发育受到抑制，长期使用视力较好眼，弱视眼会逐渐偏斜。此外，双眼高度远视屈光不正性弱视，看清近处需用很大的辐辏，易形成内斜视。

26 什么是弱视？

弱视是在视觉发育关键期内由于异常视觉经验如单眼斜视、屈光参差、高度屈光不正以及形觉剥夺等引起的单眼或双眼最佳矫正视力下降，达不到相应年龄段视力下限或双眼视力相差超过2行（一般3～5岁儿童正常视力参考值下限为0.5，6岁及以上儿童视力参考值下限为0.7），但眼部没有器质性病变。

27 如何简单判断孩子是否有弱视？

在日常生活中，如果父母经常观察到孩子出现以下症状，应尽早带孩子去医院进行眼部检查。

（1）出现一些异常的表现：如习惯性眯眼、没有追随反应、协调能力差、容易摔倒、异常的头位、看东西凑得很近、注意力不集中、眼睛偏斜等。

（2）单眼遮盖试验：遮盖一眼，让儿童单眼看东西，若表现安静则说明视力正常，若哭闹不止或撕抓遮盖物，则表明未遮盖眼视力较差。

（3）视力检查：可自购标准视力表在家对儿童进行定期视力检查，年龄为3～5岁儿童视力的正常值下限为0.5，6岁及以上儿童视力的正常值下限为0.7，若多次检查视力均达不到正常值下限，则应及时去医院进一步检查。

28 弱视有哪些分类？

弱视按照视力减退的程度分为轻度、中度和重度弱视。①轻、中度弱视：最佳矫正视力低于相应年龄视力正常值下限，且≥0.2。②重度弱视：最佳矫正视力＜0.2。

弱视按照形成的原因分为以下4种。①斜视性弱视：由单眼斜视引起。②屈光参差性弱视：由两眼屈光度相差较大引起。③屈光不正性弱视：多发生于未戴过屈光矫正眼镜的高度屈光不正患者，主要见于高度远视或散光。④形觉剥夺性弱视：多发生在屈光间质混浊（如先天性白内障、角膜混浊）、完全性上睑下垂、眼部遮盖等情况下。

29　弱视眼的主要表现有哪些？

（1）视力下降，即使戴镜矫正视力也达不到相应年龄段正常视力下限。

（2）拥挤现象，即弱视眼对单个视力字母的识别能力明显高于对成行字母的识别能力。

（3）可伴有屈光不正、斜视、旁中心注视或眼球震颤等。

30　弱视会导致哪些不良后果？

弱视会引发和加重视力下降，影响视觉功能的正常发育，损伤眼睛的调节力、融合能力、对比敏感度、空间辨别能力等，甚至使立体视觉丧失，对看到的事物不能形成正确的判断力，无法正确判断三维空间的远近、前后、高低等。此外，弱视眼因视力不佳，视功能发育受到抑制，还可逐渐眼位偏斜形成斜视。

31　明确弱视的诊断需要做哪些检查？

弱视需要进行的针对性检查主要包括以下几项。

（1）矫正视力检查：通过睫状肌麻痹下验光检查矫正视力可以判断是否存在弱视以及屈光不正或屈光参差。

（2）眼位和眼球运动监测：可以辅助判断是否存在斜视，一般情况下单眼内斜视容易引起弱视。

（3）裂隙灯检查：可以排除角膜和晶状体病变所导致的剥夺性因素。

（4）眼底检查：可以排除眼底器质性病变。

32　弱视的治疗方法有哪些？

弱视一旦确诊，应立即治疗，治疗方法包括以下几种。

（1）矫正屈光不正：有近视、远视、散光者要进行戴镜光学矫正，并且应根据睫状肌麻痹检影验光结果或复验结果进行准确足矫。

（2）遮盖疗法：单眼弱视者，遮盖视力较好眼，强迫弱视眼注视；双眼弱视者，若双眼视力无差别、无眼位偏斜，则无须遮盖。对于轻度弱视、弱视复发和伴有眼球震颤的弱视可采用半透明材料进行不完全遮盖。经过遮盖治疗的儿童可能在健眼发生遮盖性弱视，但这种弱视一般在打开遮盖后很快恢复。

（3）压抑疗法：一般采用药物压抑，适用于轻、中度弱视。视力较好眼局部点用阿托品滴眼液压抑其功能，弱视眼佩戴常规矫正镜片。

（4）视觉训练：通常联合遮盖疗法进行弱视眼的精细目力训练（如串珠子、刺绣、穿针等），集合、调节能力训练（如镜片阅读训练）以及双眼视功能训练。

（5）手术治疗：如对于危及视觉发育的先天性白内障，应尽早行白内障手术并进行光学矫正。儿童弱视伴斜视一般应在双眼视力接近（视力表测试相差2行以内）后行眼位矫正手术。

33　弱视什么时候矫正都可以吗？

不是，弱视有黄金治疗期，一般应在12岁之前进行矫正，7～8岁之前矫正效果更好，对于形觉剥夺（如先天性白内障等）引起的弱视，应更早治疗。若年龄增长错过了视力恢复的黄金时期，即使再接受外界的刺激，视功能也很难恢复到正常水平，因此，弱视应尽早矫正。

34 影响弱视治疗预后的因素有哪些？

弱视的预后与多种因素有关，比如导致弱视的原因、弱视的严重程度和持续时间、治疗时的年龄、治疗依从性及并发症情况等。形觉剥夺性弱视应首先解除剥夺因素，保持屈光间质的透明，屈光性弱视要进行光学矫正。

35 弱视治疗后会复发吗？

弱视治疗后有可能复发，引起复发的主要原因是没有坚持进行巩固治疗，未按照医嘱按时复诊等。弱视治愈后应巩固治疗3～6个月，然后逐渐降低遮盖强度直至去除遮盖，并继续随访2～3年。根据弱视发生的原因和程度确定随访间隔时间，视力正常后6个月内需每月复查1次，以后改为每3个月1次、每半年1次，直至3年后彻底治愈，一般年龄越小，随访间隔时间越短。若弱视治愈后复发，部分时间遮盖一般可达到再次治愈的效果。若部分时间遮盖1～2个月效果不显著，则应提高遮盖强度。

36 弱视可以手术治疗吗？

当弱视是由于屈光间质混浊（如白内障、玻璃体混浊、角膜混浊）导致的或上睑下垂的程度已经到了不进行手术就会影响弱视治疗时，应当尽早手术治疗。手术后仍然需要进行弱视治疗。

37 弱视是天生的吗？

弱视不是天生的，但引起弱视的原因可能与先天因素有关，比如先天性白内障、白瞳症、先天性上睑下垂、高度远视、高度散光、屈光参差等。

38 弱视会导致失明吗？

弱视一般不会导致失明。弱视是由于视觉发育关键期缺少有效的视觉刺激而产生单眼或双眼最佳矫正视力下降，眼部并没有器质性病变，一般不会引起失明。弱视有黄金治疗期，若错过了视力恢复的黄金时期，则视功能很难恢复到正常水平，可引起永久性视力下降。

39 成人会出现弱视吗？

成人会出现弱视。成人弱视大多数是因为年幼时错失了最佳弱视治愈时间，成人弱视往往治疗效果不佳。

40 明明是一个东西却看成两个是怎么回事？

将一个物体看成两个物像的异常现象称为复视。从医学上来说，复视是由于同一个物体的物像落在两只眼视网膜非对应点上，大脑的视觉中枢不能将其融合进而出现视物成双的现象。

41 复视有什么症状和体征？

复视最典型的症状是视物重影或视物呈双，表现为一个物体看成两个或视物重影、不清楚，但查视力又是正常。其他常见的伴随症状和体征有眼胀痛、眼睑水肿、出血、眼球突出、头晕、头痛，甚至恶心、呕吐等。部分患者为避开重影最明显的方位常采用代偿头位而出现歪头的现象。

42　什么原因会引起复视？

单眼复视多数是由眼部疾病引起的，例如屈光不正（特别是高度数散光）、角膜病变（尤其是圆锥角膜、角膜瘢痕）、白内障、晶状体脱位、瞳孔形状异常等。

双眼复视是由控制眼睛运动的肌肉或其支配的脑神经或脑部病变引起的。其病因复杂，除眼睛本身的问题外还可能有一些全身性因素：①眼部因素，如斜视、动眼神经麻痹、展神经麻痹、后巩膜炎、眼眶外伤等。②全身性疾病，如颅脑肿瘤、糖尿病、病毒感染、脑血管疾病、多发性硬化、重症肌无力、甲亢等导致控制眼外肌的神经损伤、神经麻痹或眼外肌病变。③其他，如乙醇中毒、肉毒杆菌中毒等。

43　复视有哪些分类？

按累及眼别分为单眼复视和双眼复视。①单眼复视：单眼视物时将一个物体看成两个，遮挡一只眼时复视不消失，多为眼部疾病引起。②双眼复视：双眼视物时将一个物体看成两个，遮挡一只眼后复视完全消失，病因较复杂。

按复视的方向分为水平复视、垂直复视和旋转复视。①水平复视：指两眼物像在同一水平方向分离，无高低之分，仅有左右之分，常见于内、外直肌的异常。②垂直复视：两眼物像呈垂直分离，一个物像高于另一个物像，垂直同侧复视常见于上下斜肌麻痹，垂直交叉复视常见于直肌麻痹。③旋转复视：由于假像或虚像上下两端倾斜，以上端倾斜为主，向鼻侧倾斜为内旋，向颞侧倾斜为外旋。

按重影物像的位置分为同侧复视和交叉复视：①同侧复视：当外转肌群麻痹时，左眼所见的物像在左侧，右眼所见的物像在右侧。②交叉复视：当内转肌群麻痹时，左眼所见到物像在右侧，右眼所见到的物像在左侧。

44　复视和散光的重影一样吗？

不一样。复视是一种视功能异常，由于眼部肌肉调节失常，导致双眼无法同时准确聚焦，产生两个图像叠加的错觉。散光重影由屈光不正导致，是因为眼球在不同子午线上的屈光力不同，导致光线不能精确地聚焦在视网膜上，使得看物体不清晰，周围虚化，产生视觉重影。散光可能会引起复视，但是复视的原因不是只有散光。

45　复视和斜视有什么关系？

双眼复视多由斜视引起，但有斜视，不一定出现复视。当斜视患者的两只眼视力相差不是很大，斜视度数也不是很大时，两只眼睛接收到不对等的图像信息，可能会出现复视。但是当斜视很严重或是一只眼视力很差时，复视往往会消失。因为一只眼睛看正前方的物像时，另外一只眼睛看的是侧方的物像或是看不清物像，大脑无法进行融像，所以大脑就会把一个物像抑制，这个时候复视就会消失。

46　复视如何治疗呢？

首先应先确定引起复视的病因，根据病因进行对症治疗。

（1）配镜：如果是散光或部分斜视导致的重影，可佩戴眼镜纠正，消除重影。

（2）肉毒杆菌毒素A注射术：部分斜视度较小的患者可以通过眼外肌注射肉毒杆菌毒素A进行治疗。

（3）眼部手术：对于稳定的斜视或外伤后活动受限的眼外肌矫正复位可进行眼部手术治疗。

（薛　瑢　董　一）

第二十章

眼　外　伤

1　眼睑挫伤后为什么会形成黑眼圈呢？

由于眼睑组织疏松、血管丰富而且皮肤菲薄，挫伤后眼睑周围会产生明显的皮下淤血及水肿，导致局部形成紫黑色的眼圈。皮下淤血往往在伤后数日至2周内逐渐吸收，局部皮肤的颜色也会逐渐恢复至正常。

2　眼睑裂伤后会形成瘢痕吗？

根据眼睑裂伤的部位和深浅不同，形成的瘢痕也不同。与睑缘平行的伤口，与眼轮匝肌走向一致，伤口闭合较好，愈合后瘢痕不明显。与睑缘垂直的伤口，尤其是较深的垂直伤口，容易不规则地裂开，形成较明显的瘢痕。

3　眼睑外伤为什么会导致睁不开眼？

眼睑外伤的早期，如果有明显的肿胀，可能会暂时不易睁开眼睛，肿胀消退后会好转。但是，严重的眼睑裂伤，如果损伤了提上睑肌，可造成外伤性上睑下垂。

4　眼睑挫伤淤血可以热敷治疗吗？

眼睑肿胀淤血的早期不宜热敷，但可以局部冷敷，减少活动性出血，减轻疼痛和水肿。出血停止1天以后，可以局部热敷，促进淤血吸收。

5 眼睑裂伤需要手术缝合吗？

除了少数细小且闭合良好的伤口不需要缝合外，其他大部分的眼睑裂伤都需要缝合。眼睑伤口的缝合修复越早越好，伤后24小时内施行的缝合手术称早期缝合。伤口合并有化脓感染时，需要延期缝合，伤后2～4天施行的缝合手术称延期缝合。

6 眼睑裂伤的手术治疗需要全麻吗？

眼睑外伤手术一般可以采用局部麻醉方式，常用局部浸润麻醉和神经阻滞麻醉。但合并有眼眶、头面部外伤的患者、儿童患者及不能配合局麻手术的患者，有时需要全身麻醉（全麻）。

7 眼外伤后会发生斜视吗？

外力导致眼部或者头部受伤时，如果伤及眼外肌或支配眼外肌的神经，就会发生眼球运动障碍和眼位偏斜。这种外伤性眼肌麻痹引起的斜视，会引起复视、头晕及恶心等症状，导致患者的明显不适感。

8 外伤引起的斜视需要手术治疗吗？

治疗外伤性斜视时，如果眼外肌受伤合并眼球运动明显受限，怀疑有眼外肌离断，需要早期手术治疗。其他病情稳定、病因明确的类型，可以先使用药物治疗，通过缓解局部炎症、解除组织水肿、恢复神经肌肉的功能，改善斜视症状。药物治疗并观察半年左右，如斜视不能缓解，再行手术治疗。

9　为什么眼睑受伤后会出现流泪现象？

眼睑外伤及内眦部外伤时可引起泪小管的断裂，影响泪液排出。外伤导致的下眼睑瘢痕也可以引起泪点外翻，导致泪液无法正常引流，产生溢泪症状，以上病情均需要通过手术治疗。

10　白眼球出血是什么原因引起的呢？

结膜是覆盖在白眼球表面的一层薄而透明的黏膜，是位于眼球最前面的防御组织，直接与外界接触，因此在眼球外伤中结膜最容易受到损伤。由于血管丰富，结膜挫伤后容易发生结膜下出血、结膜水肿，量少者仅见局部片状出血，量大者可弥漫到整个球结膜下，表现为白眼球大范围出血。

11　结膜外伤出血如何治疗？

结膜出血常由钝挫伤或用力揉搓眼球等原因引起，外力造成结膜的血管破裂出血，血液淤积在球结膜下。结膜下出血容易引起患者的恐慌情绪，但该病本身无严重后果。轻者可不做任何处理，约2周会自行吸收；若出血较多，早期可以局部冷敷，出血停止1天以后，可改为局部热敷，促进积血吸收。

12　角膜外伤会引起视力下降吗？

角膜是重要的屈光间质，外伤后可能形成不同程度的混浊瘢痕，导致角膜透明度下降或曲率改变，严重影响视力。因此，角膜外伤应给予及时正确的处理，将角膜瘢痕和散光减少到最低限度，尽可能地保留或恢复视功能。

13 角膜擦伤为什么会有疼痛感？

角膜位于眼球最前部，暴露于睑裂区，因而容易受到各种外伤。角膜擦伤常见的致伤物有指甲、植物枝叶、角膜接触镜等。角膜上皮擦伤后，角膜丰富的感觉神经末梢暴露，会引起患者明显的眼痛、畏光、流泪、异物感和眼睑痉挛等刺激症状。

14 角膜擦伤疼痛如何治疗？

角膜擦伤后应及时到医院就诊。首先，由眼科医生进行专业的裂隙灯检查，仔细查找角膜和结膜囊内是否有引起外伤的异物存留，如果有异物需要完整去除。其次，角膜擦伤的致伤物大多带有致病微生物，应当警惕感染。需要局部使用抗生素滴眼液或眼膏及促进角膜上皮修复的眼药膏，一般2～3天后角膜上皮擦伤即可愈合。此外，用药1天后应复诊，观察伤口愈合情况。如果感到疼痛等刺激症状逐渐加剧，则可能是感染的迹象，应及时到医院复诊。

15 什么是角膜异物？

眼外伤后留于角膜表层或嵌入角膜中的异物称为角膜异物，可为单个或多个。角膜异物种类繁多，临床常见的角膜异物有砂轮或敲击金属时溅出的金属碎屑，爆炸伤时飞溅的金属屑、玻璃屑，随风飘扬的沙尘、石屑等，甚至是植物硬刺、小飞虫或其翅膀碎屑等。

16 角膜异物会引起哪些危害呢？

角膜表层富含感觉神经末梢，痛觉极为敏感，角膜异物伤后，常有明显的异物感、疼痛、流泪、眼睑痉挛等刺激症状。症状的轻重与异物嵌入的深度和理化性质有关，突出于角膜上皮面的异物往往比深层异物刺激症状更加明显，金属异物在角膜组织内还可发生化学反应，产生铁质或铜质沉着症，植物性的异物可引起剧烈的刺激性炎症反应，甚至引起角膜溃疡，导致严重的视力障碍。

17 角膜异物如何治疗？

角膜异物无论是何种性质都应尽快去除。在患眼局部点用表面麻醉滴眼液，充分麻醉后可使用蘸有生理盐水的湿棉签擦拭角膜浅层的异物。如果角膜异物嵌入较深，无法擦拭干净，则可以使用细针头将角膜异物剔除。如果角膜异物嵌入至后弹力层或贯穿角膜全层，则需要在手术室治疗，取出异物并缝合封闭穿通的伤口，避免眼内物或房水流出。金属异物可能已产生锈环，如残留的铁锈较深则不宜勉强剔除，以免造成角膜穿孔，应分次处理。异物去除后，患眼涂抗生素眼膏，并覆盖无菌纱布包扎。一般表浅的异物去除后，24小时内角膜上皮损伤即可愈合，较深的角膜异物伤口愈合则需要略长一些时间。

18 角膜异物会引起视力下降吗？

浅层的角膜异物去除后一般不会遗留明显的角膜混浊，也不会导致明显的视力下降。但少数深层的角膜异物，会遗留一定范围的角膜混浊和白色瘢痕，也可能因为瘢痕造成角膜不规则散光而影响视力。若瘢痕较大且波及瞳孔区，则可能引起严重的视力下降。

19 什么是角膜穿通伤？它是如何形成的？

外界物体伤及眼球，致角膜穿孔者，称为角膜穿通伤。常见致伤物多为锐器，如带有尖端利刃的物体、剪刀、缝衣针、一次性注射器针头、带刺的植物等。工业生产中快速飞溅的金属碎屑、爆炸中产生的碎片、气枪的子弹等都可引起角膜的穿通伤甚至合并眼球内异物留存。

20 角膜穿通伤有哪些症状？

根据角膜穿通伤的致伤原因、受伤部位、创伤轻重程度、有无眼球内异物存留、局部微生物感染程度等情况的不同，其临床表现及预后也有所不同。最常见的症状包括疼痛、热泪（房水）自伤眼溢出、畏光、眼睑痉挛等明显刺激症状，同时伴有不同程度的视力下降。

21 角膜穿通伤如何治疗？

应及时包扎患眼、减少活动、避免压迫眼球和眼球过多转动，同时注意预防感染及肌内注射破伤风抗毒素。对于角膜伤口的处理，如果伤口小于 3 mm 且自行闭合良好，前房深度大致正常，伤口可暂时不予缝合，戴软性角膜接触镜治疗即可。使用角膜接触镜后如果前房形成良好且保持稳定，则不再需要手术，应继续佩戴 3 ～ 6 周至伤口愈合稳固。若角膜伤口较大、伤口闭合不良、房水持续渗漏致前房极浅甚至消失、合并虹膜嵌顿或戴角膜接触镜 24 小时后前房深度仍不能形成，则需要及时手术缝合。通过手术治疗，可以恢复和重建眼球的正常解剖形态，使伤口达水密状态，保持眼球的完整性，并能防止感染，尽可能地保持和恢复视功能。另外，如果是爆炸伤引起的角膜穿通伤，除眼球受伤之外，还常有颜面、颅脑、肢体等多处损伤。治疗时应注意全身受伤情况，以抢救生命为主，如生命体征平稳、全身情况允许，则应及时处理眼外伤。

22 什么是眼球破裂伤？常见的受伤原因有哪些？

眼球受到钝性物体的打击时，由于钝性外力作用引起眼组织结构的损伤，同时通过眼内容物的传导，致使眼压骤然升高导致眼球发生破裂者，称为眼球破裂伤。严重的眼球破裂伤常累及脉络膜和视网膜，并导致严重的眼内出血和视力下降。常见的致伤原因包括拳头、石块、棍棒、球类、玩具等钝性物品击伤眼球，甚至跌倒时碰伤眼球，均可能引起眼球破裂。

23 眼球破裂伤有哪些症状呢？

眼球破裂伤通常会引起明显的疼痛感，患眼视力急剧下降，常降至光感，甚至无光感，多数伴有眼压降低。根据受伤部位及病情严重程度的不同，可出现球结膜出血水肿、角膜变形、前房变浅或消失、前房积血或玻璃体积血、眼内容物脱出甚至眼球塌陷等体征。眼球运动在破裂伤口的方向上活动受限。

24 眼球破裂伤如何治疗？

眼球破裂伤通常具有伤情重、伤口较大且合并眼内组织脱出、预后较差的特点。治疗方案一般是先保留眼球，再尽量恢复视功能。受伤后应尽早就诊，急诊手术缝合眼球破裂伤口，密闭伤口恢复眼内压，促进眼组织生理功能的恢复，同时进一步明确伤情，为二期手术创造条件。后期可以根据眼内结构具体损伤情况再行二次手术处理，合并白内障时需行白内障摘除术；合并玻璃体积血及视网膜脱离时需行玻璃体切除术，必要时联合硅油填充术。

25 眼球破裂伤手术是否需要全麻？

首先，眼球破裂伤通常合并眼内组织不同程度的脱出，当破裂伤口较大时，局部球后麻醉可能会加重眼内容物的脱出。其次，眼球破裂伤的病情术前很难完全明确，术中可能需要进一步探查，手术时间的长短很难预计，同时患者情绪不稳定时很难配合手术。因此，眼球破裂伤一般选择全身麻醉方式。

26　严重的眼球破裂伤需要摘除眼球吗？

眼球破裂伤尽量不要摘除眼球，即使是无光感的眼球，也可以给予清创缝合以维持眼球外形。但是，严重的眼球破裂伤导致眼内容物大量脱出并视力丧失，已经无解剖结构复位及视力恢复可能性的情况下，征得患者及家属同意，也可考虑行一期眼内容物摘除联合义眼台植入术，减轻二次手术给患者带来的创伤和经济负担。

27　外伤性虹膜根部离断会出现哪些症状？

虹膜离断范围较大时，患者瞳孔可变形呈"D"形或不规则形态，甚至表现为双瞳孔，对光反射迟钝或消失。部分患者可出现视力下降、畏光及单眼复视等症状。当严重外伤导致虹膜根部全部离断，或可呈现为无虹膜状，伴有明显的视力下降和畏光症状。

28　外伤性虹膜根部离断如何治疗？

虹膜根部离断范围小、无明显自觉症状者，可继续观察暂不处理。离断范围较大，引起明显单眼复视或畏光者症状时，可行虹膜复位缝合术治疗。

29　眼外伤为什么会引起持续低眼压？

外伤性低眼压最常见的病因是由外力挫伤导致的睫状体脱离或睫状体截离，或睫状体功能受损进而导致房水生成减少，眼压降低。持续低眼压会引起视力下降、视物变形，眼部检查可见前房变浅、视盘水肿、视网膜静脉迂曲、黄斑水肿及放射状皱褶等体征。

30 睫状体外伤性低眼压需要手术治疗吗？

根据睫状体外伤程度不同，治疗方案有所区别。

睫状体脱离是指睫状体与部分巩膜分开，睫状体上腔有腔隙积液。可先进行药物保守治疗，若观察3个月到半年仍未明显好转，可考虑行睫状体缝合术或眼内填充术。

睫状体截离是指睫状体与巩膜突和巩膜完全分开，前房与睫状体上腔沟通后，房水直接进入睫状体脉络膜上腔，导致持续性低眼压。因睫状体无法贴合至巩膜壁，保守治疗效果不佳，若观察2周无明显改善，可考虑手术治疗。

31 外伤性前房积血需要手术治疗吗？

外伤性前房积血是眼球挫伤常见的表现，一般由虹膜血管破裂出血所致。大部分前房积血通过支持疗法、对症处理和药物治疗后能够完全吸收。但少数患者会发生持续高眼压、继发性青光眼及角膜血染等一些并发症，严重影响视力的恢复，并引起患者的明显不适，需要及时采取手术治疗。通过前房穿刺术和前房冲洗术，可以冲洗置换出前房内积血和血凝块，有效缓解病情，提高视力。

32 外伤性前房积血为什么会引起角膜混浊？

如果前房内大量积血、血凝块长期存在不能吸收，并伴随高眼压和角膜内皮损伤，积血的降解产物含铁血黄素进入并沉积于角膜基质层，引起角膜棕色或灰褐色圆盘状混浊，称为角膜血染。

如果发生了角膜血染，应尽快行前房穿刺冲洗治疗，清除积血。通过及时治疗，部分角膜血染可逐渐恢复透明，少数可能会长期遗留，导致角膜灰白色混浊。

33 外伤性前房积血为什么会引起高眼压?

外伤性前房积血发病的早期和晚期均可能出现高眼压,多见于出血量较多的患眼。早期眼压升高是由于红细胞、纤维蛋白等积血成分阻塞小梁网,房水排出通道受阻所致。而晚期高眼压则多见于外伤所致的房角后退、虹膜粘连及血影细胞性青光眼等。

34 机械性眼外伤会引起白内障吗?

机械性眼外伤会引起白内障。根据受伤原因和程度的不同,晶状体混浊的类型和范围也有所不同。眼球穿通伤可导致晶状体囊膜破裂,房水进入晶状体后,引起晶状体皮质迅速混浊,甚至膨胀、水解。眼球钝挫伤时,晶状体囊膜可能尚未破裂,但外力可通过房水传导至晶状体,引起晶状体囊膜代谢紊乱,渗透压增加,晶状体纤维之间水分聚集、纤维肿胀断裂,也可以导致晶状体混浊。眼球钝挫伤也可导致晶状体悬韧带不同程度断裂,造成晶状体脱位,影响晶状体的正常代谢,造成晶状体混浊。

35 外伤性白内障如何治疗?

外伤性白内障的治疗方案,主要是通过手术摘除混浊的晶状体并联合人工晶体植入术。但有些轻度的外伤性白内障,表现为局限性晶状体混浊,对视力无明显影响,可以暂时观察随访。如果晶状体混浊严重,对视力影响明显,则应尽早进行手术治疗。晶状体囊膜破裂、皮质溢出进入前房者,可能会引起继发性青光眼及晶体过敏性葡萄膜炎,还需及时应用降眼压滴眼液及皮质类固醇类药物,控制眼压,减轻炎症反应。

36 眼外伤会引起青光眼吗？

眼球钝挫伤、穿通伤、破裂伤和化学性烧伤，都有可能导致眼压升高，引起外伤性青光眼。受伤早期常见病因有：前房积血形成的血凝块堵塞小梁网、晶状体膨胀、晶状体脱位及玻璃体疝导致瞳孔阻滞、晶状体皮质外溢堵塞房角等。受伤后期常见病因有：房角粘连、房角后退、血影细胞性青光眼、葡萄膜炎引起瞳孔闭锁等。外伤性青光眼的病因复杂多样，且常有多种因素并存。

37 外伤性青光眼应如何治疗？

引起外伤性青光眼的病因不同，治疗方法也不同。如果药物控制高眼压效果不理想，可针对具体病因选择手术治疗。针对眼外伤引起的前房积血、血影细胞性青光眼可考虑在合适的时机进行前房冲洗去除积血；对于晶状体膨胀、瞳孔阻滞并继发青光眼的患者，可行晶状体摘除术；若晶状体脱位伴有玻璃体疝，可联合玻璃体切除术；如果伴有房角粘连、房角后退，可联合小梁切除术等治疗。

38 眼外伤会引起晶状体脱位吗？

眼球被外力击伤的同时，会迅速挤压房水和玻璃体，外力去除后，晶状体受反弹力影响产生震荡，可能会拉断晶状体的悬韧带，从而导致晶状体偏离正常位置，称为晶状体脱位，脱位的方向则与悬韧带断裂的方向相反。根据悬韧带断裂的范围不同，晶状体脱位可分为晶状体半脱位和全脱位，造成不同程度的视力损伤。

39　外伤性晶状体脱位会有哪些症状?

晶状体半脱位时,由于悬韧带不完全断裂,晶状体本身的弹性可导致屈光力变化,产生近视及散光。晶状体半脱位明显,波及瞳孔区时,患者可能会出现单眼复视。如果伴有玻璃体疝入前房,引起瞳孔阻滞,可导致眼压升高,产生继发性青光眼。

晶状体全脱位时,由于悬韧带全部断裂,晶状体可脱位于前房或玻璃体腔内,眼球破裂伤者可脱位于眼球筋膜或球结膜下,甚至自伤口区脱失。若晶状体脱入前房内,会导致角膜损害,同时引起瞳孔阻滞,前后房交通受阻使房水阻滞于后房,进一步推挤虹膜根部堵塞房角,导致继发性青光眼,眼压急剧升高,引起明显的眼痛和头痛。若脱位于玻璃体腔内,则会引起高度远视,视力明显下降。脱位的晶状体沉积于下方玻璃体腔内,并随着体位改变而移动,有可能会引起葡萄膜炎、继发性青光眼及玻璃体视网膜病变。

40　外伤性晶状体脱位应如何治疗?

晶状体半脱位时,如果脱位的晶状体透明度尚可,无严重视力障碍、无葡萄膜炎及继发性青光眼等并发症,可暂不手术,定期观察。屈光度数的改变可考虑使用镜片矫正。如果视力障碍明显,屈光度数无法矫正,并伴有继发性青光眼、葡萄膜炎等并发症,需要及时手术。

晶状体全脱位时,如果脱位的晶状体位于前房内或嵌顿于瞳孔区,引起眼压急剧升高和角膜内皮损伤,应尽快手术摘除。晶状体脱位于玻璃体腔内,引起严重视力下降,可行玻璃体切除术、晶状体切除术联合人工晶体悬吊术治疗。

41　眼球挫伤容易引起哪些眼底病变?

当眼球受到钝力打击后,冲击力传导可以引起多种眼底病变,导致不同程度的视力下降。最常见的是视网膜震荡、视网膜脉络膜出血、黄斑裂孔、脉络膜裂伤、视网膜裂孔、视网膜脱离、玻璃体积血及视网膜血管性病变等。

42 外伤性视网膜出血会引起严重视力下降吗？

根据出血部位及深浅不同，症状也不同。一般浅层视网膜出血，吸收较快且不留痕迹，而深层视网膜出血吸收较慢。外伤性黄斑区出血常伴有脉络膜破裂、黄斑裂孔等病变，出血虽然能吸收，但中心视力多不能恢复。视网膜内大出血时可向周围扩散，引起视网膜前出血或进入玻璃体腔内形成玻璃体积血，导致明显的视力障碍。玻璃体积血严重时，视力可下降至眼前手动或光感。

43 眼球挫伤会引起脉络膜脱离吗？

正常情况下，脉络膜上腔是脉络膜和巩膜之间的潜在性腔隙，当眼球受到外伤以后，房水进入脉络膜上腔，引起脉络膜和巩膜分离，称为外伤性脉络膜脱离。由于外伤的程度和脱离的部位不同，脱离的脉络膜形态及隆起高度也呈多样化，但一般呈棕褐色半球形隆起，表面光滑，边界清楚。

44 眼球挫伤会引起视网膜脱离吗？

眼球受到严重的挫伤后，外力会引起眼球变形，对眼组织产生牵引力。正常情况下，玻璃体基底部与周边部视网膜紧贴，挫伤后由于外力引起玻璃体基底部的牵引张力可导致视网膜锯齿缘离断或周边部视网膜撕裂伤，从而导致视网膜脱离。因此，眼球挫伤后应完善眼底检查，一旦发现外伤性视网膜脱离，应及时手术治疗挽救视力和眼球。

45 一只眼睛受外伤，会引起另一只眼睛病变吗？

一只眼球受到外伤，有可能引起另外一侧健康的眼球发生病变。

眼外伤或内眼手术后发生葡萄膜炎，随后对侧眼也发生同样的葡萄膜炎，这种双眼葡萄膜炎称为交感性眼炎。受伤或手术眼称为诱发眼，对侧眼称为交感眼。交感性眼炎不会在外伤或内眼手术后立即发病，而是存在一定的潜伏期，一半以上的患者潜伏期在2周至2个月，受伤或手术后1年内发病者占患者总数的90%。

46 交感性眼炎的发病机制是什么？

交感性眼炎是由于外伤或内眼手术后，眼内特异性抗原暴露、人体自身免疫反应引起。可能诱发交感性眼炎的眼内抗原有视网膜S抗原、光感受器间维生素A类结合蛋白、黑色素相关抗原。

47 交感性眼炎有哪些眼部表现？

交感性眼炎的诱发因素：患者往往有眼外伤病史或内眼手术史，交感性眼炎发生之前，激发眼的葡萄膜炎会反复发作，有持续的刺激症状并逐渐加重，视力下降。查体可见睫状充血或混合充血、角膜后沉着物、房水闪辉、房水混浊、瞳孔对光反射迟钝或消失、虹膜后粘连。

交感眼的临床表现多以视力下降为主，除此之外，还有眼痛、视物变形、闪光感、眼前黑影、畏光流泪、头痛及耳鸣。眼前节呈虹膜睫状体炎的表现，羊脂状角膜后沉着物、房水混浊、虹膜结节、虹膜后粘连、瞳孔闭锁。眼后段可见玻璃体混浊、视盘水肿充血、视网膜水肿、放射状皱褶、黄白色渗出、出血，甚至渗出性视网膜脱离。由于反复发作的慢性病程，视网膜色素上皮破坏脱失，眼底可呈晚霞样改变。

交感性眼炎远期可并发虹膜新生血管、继发性青光眼、并发性白内障，最终导致视力丧失、眼球萎缩。

48　交感性眼炎会引起哪些全身表现？

交感性眼炎患者在病程中可出现脱发、毛发变白、头皮过敏、白癜风、耳鸣、听力下降、头痛、颈项强直、恶心、呕吐等全身表现。

49　交感性眼炎需与哪些疾病鉴别？

交感性眼炎需要与肉芽肿性葡萄膜炎鉴别，这些葡萄膜炎包括：福格特-小柳-原田综合征、结节病性葡萄膜炎、晶状体源性葡萄膜炎、莱姆病相关性葡萄膜炎等。

50　交感性眼炎如何治疗？

交感性眼炎的治疗同葡萄膜炎的治疗原则，以控制炎症、散瞳为主。散瞳可防止虹膜后粘连，避免瞳孔闭锁、继发性青光眼和并发性白内障等各种并发症。散瞳还可使瞳孔括约肌和睫状体肌处于松弛状态，有利于控制炎症。

皮质类固醇在交感性眼炎的治疗中发挥着重要作用，能够控制炎症、提高视力。早期足量应用，待炎症控制后，逐渐减量维持，病情进入静止期后再完全停药。如果使用皮质类固醇类药物后，炎症仍控制不佳或出现严重的激素并发症，可应用免疫抑制剂或联合治疗。

51　眼爆炸伤有哪些特点？

眼爆炸伤的致伤物包括炸药、烟花爆竹、啤酒瓶、化学试剂、天然气等。爆炸伤通常伤情严重，常合并全身多个部位损伤，可能合并休克、昏迷等全身反应。因爆炸所致温度较高，病灶处往往合并有热烧伤。患者的颜面及眼睑通常水肿严重，可分布较多的细小碎石、炸药或玻璃碎渣等异物，水肿逐渐消退后表浅异物可自动脱落，较深的异物有的不能自动排出，可能需要手术清除。

爆炸伤可引起结膜和角膜的多发异物伤和热烧伤，导致眼部疼痛、异物感、畏光及眼睑痉挛等明显的局部刺激症状，查体可见角膜浸润、水肿混浊，结膜高度充血水肿，角膜及结膜多处细小异物嵌顿。如果是冲击力较大的爆炸伤或爆炸产生的较大碎片异物穿透眼球，可导致角膜及巩膜破裂、眼内容物脱出、眼内积血、视力丧失甚至眼球萎缩。

52 如何诊断眼内异物？

眼内异物通常合并有明确的眼外伤病史，以敲击金属的碎片和爆炸伤所致眼内异物的可能性最大，致伤物多为飞溅的碎屑或碎片。此外，异物进入眼球必然有眼球穿孔伤道，如果异物经角膜进入眼内，可以看到角膜的裂伤伤口。如果异物经巩膜进入眼内，常常伴有结膜伤口出血或结膜下眼内容脱出。巩膜伤口较小时，可能被较多的结膜下出血所掩盖不易发现，较大的伤口则较明显，可合并眼内容物脱出。新鲜的异物穿通伤会引起房水或玻璃体流出，通常伴有低眼压、前房变浅或前房变深。异物如果穿过虹膜，可在虹膜上留下穿孔伤道并引起瞳孔变形。异物如果穿通晶状体囊膜，会引起晶状体皮质的混浊，甚至破碎的皮质溢出至前房内。异物穿通眼球引起的角膜水肿、晶状体混浊、眼内积血等各种病变，均可引起视力下降。如屈光介质尚透明，可通过裂隙灯显微镜检查及眼底检查发现异物。如屈光介质混浊，可通过辅助检查如眼部超声及眼眶CT等检查寻找异物，明确诊断。

53 眼内异物有哪些并发症？

眼内异物可导致并发性白内障、继发性青光眼、玻璃体混浊、眼铁质沉着症、眼铜质沉着症、虹膜睫状体炎、增生性玻璃体视网膜病变、视网膜脱离等多种并发症。

54 眼内异物需要尽快手术取出吗？

眼内异物根据致伤物的理化性质可分为非金属和金属两大类。非金属异物如玻璃、瓷片等大多性质稳定，如未合并感染则可在眼内存留较长时间而不会造成眼部组织损伤。植物性异物则会引起剧烈的炎症反应，应及时尽快手术取出，避免感染。金属类异物如铁和铜质异物化学性质活泼，容易发生化学反应，释放和扩散金属离子，铁质沉着症和铜质沉着症多因受伤后未能及时取出金属异物所致，因此，此类异物应尽早取出，以防止继发性组织损伤及各种并发症的发生。

55 眼内异物对视力的影响大吗？

眼内异物所致外伤对视力的影响与异物的大小、形状、材质、力量和损伤的部位等因素均有一定关系。异物越小，对眼内组织损伤越小，视力预后越好。如果异物所导致的创口位于 I 区（角膜），影响视力的原因主要是角膜瘢痕、散光和外伤性白内障，手术治疗后预后相对较好。如果异物所导致的创口位于 II 区（伤口局限于距角膜缘 5 mm 内巩膜）和 III 区（伤口累及角膜缘 5 mm 后巩膜），预后较差。异物位于眼后段是导致视力预后不佳的重要因素，可导致玻璃体积血、视网膜、视神经及脉络膜的损伤、视网膜脱离等病变。异物位于视网膜周边部时，预后则相对较好，而伤及黄斑和视神经的异物将导致不可逆转的视力损伤。异物伤及脉络膜时，会影响脉络膜的正常血供，也会导致视功能的变化。

56 什么是眼铁质沉着症？

外伤后铁质异物长期存留在眼内，经氧化反应变成氧化铁（铁锈），并与组织蛋白结合形成不溶性含铁蛋白而形成组织内铁锈沉着，称为眼铁质沉着症，又称铁锈症。棕黄色、铁锈样颗粒沉着于眼内组织，可引起角膜铁染、虹膜异色、虹膜新生血管、虹膜后粘连、瞳孔异常、晶状体铁质沉着症、继发性开角型青光眼、视网膜色素沉着、黄斑囊样水肿、视网膜缺血、视网膜脱离和增生性玻璃体视网膜病变等。此外，患眼还可能出现向心性视野缩小及夜盲，最终可能造成失明。眼内铁质异物伤的早期诊断和及时治疗是提高视力的关键。

57　什么是眼铜质沉着症？

眼外伤时含铜的合金异物如果存留在眼内，分解沉着于组织上，称为眼铜质沉着症，又称铜锈症。铜质沉积可引起角膜K-F环形成，晶状体呈葵花状白内障改变、玻璃体混浊伴深黄绿色颗粒飘动，视网膜铜质沉着有类似视网膜色素变性和视神经萎缩的改变。早期诊断和及时手术取出异物是治疗的关键。

58　植物性眼外伤有哪些特点？

引起眼外伤的常见植物性异物，包括树枝、竹叶、玉米叶、板栗刺、竹签、木刺、稻谷等。植物性的芒刺状异物，质脆且易碎，一旦进入结膜囊或刺入角膜，难以取出。而且植物性的致伤物容易导致眼部真菌感染，如治疗不及时可能发展为真菌性角膜溃疡、眼内炎甚至眼球穿孔，导致失明，严重影响患者的视觉质量及眼部外观，并伴有明显的疼痛等不适症状。所以，植物性眼外伤后切记不要揉眼，应尽快到眼科就诊，在显微镜下完全彻底地取出异物，检查伤口情况，并进行相应预防感染的治疗，避免产生严重的后果。

59　动物性眼外伤有什么特点？

由动物或动物携带的病原菌与眼部接触所引起的眼外伤，种类比较复杂。常见的猫、狗等动物引起的眼外伤主要是眼部机械性损伤和感染性炎症，外伤后需要及时注射狂犬病病毒疫苗预防特异性感染，同时根据病情严重程度可能需要抗生素治疗及破伤风抗毒素治疗预防感染。

毒蛇、毒蜘蛛、蛤蟆及有毒的蜂类等动物的毒液成分复杂，可能造成组织细胞的坏死、全身多发性出血、肾功能衰竭、休克，甚至危及生命。因此，此类外伤除了要治疗眼部病灶，更要密切关注全身病情变化，积极治疗中毒症状，优先保障患者的生命安全。

昆虫类动物体积较小，翅膀或者肢体的残片可能成为异物存留于结膜囊内、角膜层间，甚至眼球内，并引起不同程度的感染、过敏反应和葡萄膜炎反应。需要尽早取出致伤的昆虫残肢异物，并用生理盐水反复冲洗病灶，清理结膜囊及眼表，局部及全身抗炎抗感染及抗过敏治疗，预防并发症。

60　隐翅虫造成的眼外伤有什么特点？

隐翅虫是昆虫纲鞘翅目隐翅虫科甲虫的通称。威胁人类健康的是其中少数有毒素的隐翅虫，它们的体液为强酸性。夏秋季夜间手不慎拍打揉搓有毒隐翅虫或接触其体液，再接触眼部会将毒素带入，可导致眼睑、结膜及角膜损伤，出现眼睑水肿，眼睑皮肤条状、片状红褐色斑块、水疱，结膜混合充血，角膜斑片状上皮缺损，并伴随剧烈的眼痛、畏光、流泪等症状。

受伤后需尽快用生理盐水或清洁水源冲洗，以清除眼睑、结膜囊及角膜表面残余毒素，显微镜下检查并清除可能残留的虫体残肢。局部用抗生素滴眼液预防感染，必要时给予适量的糖皮质激素滴眼液，以减轻眼部炎症和缓解疼痛，也可使用促进角膜上皮修复滴眼液滴眼，改善不适症状。

61　儿童眼外伤有什么特点？

眼外伤是儿童致盲眼病的主要原因之一，不但影响儿童的视力和身心健康发育，也会给家庭和社会带来沉重负担。常见的导致儿童眼外伤的原因包括铅笔、剪刀、圆规等利器扎伤，跌倒碰伤，玩具子弹击伤，烟花爆竹炸伤等，可引起眼球穿通伤、破裂伤及眼内炎等多种复杂病情，且预后较差。

儿童年幼好动，而且对可能造成人身伤害的危险缺乏预判，躲避伤害的能力也相对较低。如果是单眼外伤，不影响健眼视物和日常活动，儿童若不能及时表达不适感，可能不易被家长察觉，甚至会延误诊断及治疗。

因此，对于儿童眼外伤，预防非常重要。应加强安全教育，提高儿童对眼外伤的防范意识，认识到某些危险行为的危害，并注意避开尖锐物品、化学物品、易燃易爆物等各种致伤因素，尽量减少受伤的可能性。

62 为什么外伤以后眼球结构并无异常，而视力却严重下降了呢？

当眼眶、头面部、颞侧眉弓区等部位突然遭受钝性外力打击时，可能导致外伤性视神经病变，而眼球结构并无明显异常。致伤因素中，交通事故车祸伤、坠落摔伤、钝性拳击伤等原因较多见，大部分是由于外力冲击导致视神经管内段的间接损伤。外伤性视神经病变发病急骤，对视力和视野的影响极大，且难以恢复。出现类似病情以后，需要尽早到医院就诊，完善检查明确诊断以后，及时进行治疗，尽可能地挽救视力。

63 化学性眼外伤常见致伤物的种类和特点是什么？

酸性化学物质与眼组织接触时，组织蛋白迅速发生变性，形成不溶性的蛋白化合物，蛋白沉淀形成的屏障可以阻止酸性物质继续向深层渗透，使组织水肿和溶解改变相对较轻。一般眼部酸性化学物质导致的组织损伤反应相对较轻，眼内组织受累较小。但严重的眼部酸烧伤，仍可发生明显的角膜白斑、视力下降、新生血管增生和睑球粘连。

碱性化学物质与眼组织接触后，除引起组织蛋白凝固和细胞坏死外，还能与组织中的类脂质起皂化作用，使碱性物质很快渗透进入眼内，不断向四周和深部组织扩散，持续性损害眼内其他组织结构，并容易导致继发性青光眼、并发性白内障、葡萄膜炎等一系列并发症。碱性化合物还常常导致角膜缘血管网的坏死，严重地影响角膜的营养和血供，阻碍损伤病灶的修复，通常局部反应较重，眼内组织受累明显，相对更容易产生眼球溶解、眼球萎缩等严重并发症。

64 化学性眼外伤为什么需要紧急抢救，局部使用大量清水尽快冲洗？

化学致伤物与眼组织接触的时间越长，损伤就越重，破坏程度与接触时间密切相关。同时，化学致伤物与眼部组织接触的面积越大，浓度越高，渗入眼球内的化学物质成分就越多，导致眼内组织结构损伤的程度也越重。因此，在受伤当时进行现场紧急抢救是非常重要的治疗措施，就地使用大量清水尽快充分地冲洗患处，冲洗时间应达30分钟以上，尽可能减少致伤物与眼部接触的时间、浓度和范围，是处理化学性眼外伤早期最关键的环节。

65 生石灰进入眼睛可以用大量清水冲洗吗？

当有生石灰进到眼睛时切记不要直接用清水冲洗，因为生石灰遇水后会释放热量，产生的热量处理不当反而会灼伤眼睛，对眼睛形成二次伤害。也不可以揉搓眼睛，因为会导致生石灰在眼内移动，进一步损伤眼睛。此时应该尽快使用棉签或干净手绢将生石灰拨出，然后及时就诊，在医生的帮助下用清水或生理盐水反复冲洗受伤的眼睛，冲洗时要将眼睑分开，翻转上眼睑，上下穹窿球结膜充分暴露，边冲洗边令患者眼球向各方向转动，避免生石灰残留。

66 化学性眼外伤对视力的影响大吗？

由弱酸或稀释的弱碱引起的轻度化学性眼外伤，通常仅有眼睑结膜轻度充血水肿，角膜上皮点状缺损，上皮修复后可不留瘢痕，视力多数不受明显影响。

由强酸或较稀的碱引起的中度化学性眼外伤，可以导致结膜水肿，角膜混浊水肿，片状缺血坏死甚至上皮层完全脱落，遗留明显的角膜瘢痕，严重影响视力。

由强碱引起的重度化学性眼外伤，可导致结膜广泛缺血坏死，角膜全层呈灰白或者瓷白色浑浊，角膜基质层的溶解，可导致角膜溃疡或穿孔，愈合后会形成角膜白斑、角膜葡萄肿。相较于酸烧伤，碱烧伤对眼部的损伤可能更严重，持续时间更久。渗入前房内的碱性物质会引起葡萄膜炎、继发性青光眼、白内障和眼球萎缩等并发症，最终导致视力丧失。

67 化学性眼外伤可以长期使用激素治疗吗？

化学性眼外伤的早期治疗需要使用糖皮质激素，能够起到减轻炎症反应和抑制新生血管形成的作用。但在受伤2～3周时，角膜有溶解倾向，此时应及时停用糖皮质激素。

68 什么是眼部热烧伤？

眼部热烧伤是眼外伤中较严重的一种创伤。各种由高温液体、固体、气体所引起的眼部损伤都称为眼部热烧伤。由高温液体或气体溅入眼内引起的烧伤称为接触性眼部热烧伤，致伤物多为沸水、沸油、铁水、高压锅蒸汽等。眼部热烧伤往往伴全身烧伤。决定眼烧伤程度的因素与热物体的大小、温度及接触的时间等因素有关。轻度的眼部热烧伤可以引起眼睑红肿、水疱形成、结膜充血水肿、角膜混浊等，严重的深度热烧伤可引起结膜、角膜和巩膜的组织坏死，导致角膜白斑、睑球粘连及眼球萎缩等严重并发症。

69　眼部热烧伤如何治疗？

眼部热烧伤的治疗原则是促进创面愈合、防止感染及预防并发症的发生。轻度的热烧伤，可局部使用抗生素滴眼液及促进角膜创面愈合修复的药物。严重的热烧伤还应当去除坏死组织，保持创面清洁。出现角膜坏死时，可行羊膜移植术或带角膜缘上皮的板层角膜移植术。晚期则是针对各种并发症的对症处理及手术治疗。

70　紫外灯照射会损伤眼睛吗？

紫外线对角膜组织有光化学作用，能够引起蛋白质变性，导致角膜上皮坏死剥脱。在眼睛被紫外灯照射后，6～8小时后会出现明显的眼表刺激症状，包括强烈的眼痛、异物感、畏光、流泪和眼睑痉挛。眼部表现为结膜充血，角膜上皮弥漫的点状脱落。在接受促进角膜上皮修复、预防感染、对症处理的局部药物治疗后，大部分患者会在1～2天内症状逐渐减轻直至痊愈。

除了紫外灯，电焊照射、高原及雪地的反光均可造成眼部紫外线损伤。因此，各种原因导致的紫外线性眼表损伤统称为电光性眼炎。

71　红外线会损伤眼睛吗？

红外线导致的热作用会引起眼部的损伤。波长800～1200 nm的红外线会被晶状体吸收，使晶状体逐渐混浊，导致白内障。当晶状体混浊严重，引起明显视力下降时，可行白内障摘除联合人工晶体手术治疗。

72　可见光会损伤眼睛吗？

可见光会损伤眼睛。可见光可产生热和光化学作用，过度照射可能会损伤视网膜的正常结构和功能。如未采用保护措施直接观察日食，可能会造成日光性视网膜病变，引起黄斑损伤，导致视力下降、视物变形、中心暗点等症状。

73　激光笔照射眼睛有哪些危害？

近年来，临床上不乏见到被激光笔射伤眼睛的儿童。儿童缺少对激光笔危险性的认识且好奇心重，使用时误伤自己及他人的可能性相对较大。

激光笔可以发出强光束，并具有定向性和集中性，聚焦在视网膜上时会产生热能，引起视网膜感光细胞不可逆的结构损伤和功能障碍。视网膜的黄斑区是视力最为敏锐的部位，如果受到激光笔灼伤，会导致中心视力严重下降，并且难以逆转。另外，激光进入眼内时，部分能量会被晶状体吸收，可导致透明的晶状体变得混浊，形成白内障，引起视力不同程度的下降，严重时需要手术治疗。

（钱　诚）

第二十一章

眼眶疾病

1 眼眶骨折后眼部有哪些临床表现？

由于骨折发生的部位、范围及骨折的形状、软组织水肿程度的不同，患者的症状和体征有较大的差异，如伴有视神经损伤可致视力严重下降甚至无光感。

外伤早期因眶内软组肿胀、出血，骨折伴有的眶内气肿致使眶压增高、眼外肌麻痹等，眼部多表现为眼睑肿胀充血，眼球突出、固定，球结膜出血、水肿，甚至球结膜突出于睑裂之外。

在损伤发生后 1～2 周，眶内出血及水肿逐渐吸收，根据骨折的位置及范围可出现不同程度的眼球内陷。因眼外肌移位、纤维化等可出现不同程度的眼位偏斜或眼球运动障碍，引起复视等症状。此外，眶下壁的骨折还可引起眶下神经损伤，出现感觉障碍。

2 为什么眼眶也会骨折？

眼眶是眼部具有重要保护作用的骨性结构，但受到严重外力作用时也可造成损伤。眼眶有四个壁，包括上壁、下壁、内壁及外壁，其中内壁及下壁骨质非常薄，当受到外力冲击时容易造成骨折，单纯性眼眶骨折多见于拳击伤、跌落伤等，非单纯性眼眶骨折常见于交通事故。

3 眼眶骨折需要手术治疗吗？

眼眶骨折根据作用部位的不同，分为眶缘骨折、眶创面骨折、暴力性骨折和复合性骨折。如果是小的骨折，在不影响外观与功能的情况下可以不做手术，选择进一步观察。对于大范围骨折，眼外肌嵌顿于骨折线者（即眼球转动不过中线），应尽早手术。对于眼球运动受限、持续性复视、眼球内陷大于2 mm、影响外观者，一般在伤后3～4周择期行手术治疗。

4　眼眶骨折后出现复视需要手术治疗吗？

复视和眼球运动障碍是眼眶骨折后最常见的并发症。眼眶骨折后出现复视，应依据CT扫描、被动牵拉试验、复视和眼肌运动检查等结果综合分析，判断是否需要行手术治疗。若无明显眼外肌嵌顿，积极进行眼肌运动训练，应用营养神经药物治疗，则大多数复视会逐渐减轻，甚至完全恢复。若存在眼外肌嵌顿和卡压等现象，可根据复视的轻重程度考虑手术治疗。

5　眼眶骨折手术后为什么要做眼球运动训练？

眼眶骨折手术后坚持做眼球的上下及左右转动训练，有助于促进眼部肌肉功能恢复、改善局部血液循环，以免再次发生肌肉组织的粘连。

6　外伤后引起的眼眶软组织挫伤应如何处理？

与身体其他部位的挫伤类似，眼眶软组织挫伤后也会表现为肿胀和淤血。除此之外，还会出现结膜水肿、结膜下出血、眼球突出和复视。轻度的眼睑挫伤无须处理，如果有明显的眼睑淤血和肿胀时，应在24小时内冷敷，以减轻淤血和组织水肿，24小时后热敷促进水肿吸收。严重时可加压包扎，必要时应用激素和脱水剂以降低眶内压力。同时，要全身应用改善微循环、营养神经的药物，促进眼部功能的恢复。此外，受伤后要注意休息，避免用眼过度，加强营养，提高自身免疫力。

7　为什么感冒会引起眼眶疼痛？

感冒时机体免疫力下降，病毒、细菌等病原体有可能对眶上神经造成损害，导致眼眶疼痛。此外，感冒本身也会引起眼眶疼痛的症状，感冒时头部血管扩张，压迫神经，可引起头痛、眼胀。当感冒症状好转后，眼眶疼痛也会随之减轻。

8　眶上神经痛是怎么回事？

眶上神经痛是眶上神经受损引起的一侧或双侧前额部位的持续性或阵发性疼痛，疼痛点位于眼眶的上缘，表现为针刺样痛或烧灼痛，时轻时重，常伴随头晕、恶心、呕吐、畏光、喜欢闭眼，阅读后和夜间加重，但局部不红肿。眶上神经痛的发病多与感受风寒、外伤等因素有关。由于眶上神经痛与视疲劳引起的眼痛、头痛，青光眼引起的眼球胀痛以及额窦炎引起的前额痛症状相似而容易混淆，需要仔细辨别。

9　为什么会出现眶上神经痛？

眶上神经痛常与外感风寒、过度劳累、外伤等因素有关。因为鼻窦与眶上神经的通道相邻，如果有鼻窦炎，特别是有额窦炎，再加上疲劳、休息欠佳、情绪波动等诱因，很容易引起眶上神经痛发作。

10　如何预防眶上神经痛发作？

（1）避免精神刺激，保持乐观的情绪，注意休息，劳逸结合。

（2）避免头面部受风寒、过度疲劳等刺激，保护好疼痛触发点。

（3）合理饮食，多吃水果、蔬菜、谷物等有益健康的食物，补充矿物质、B族维生素、维生素E等微量元素，避免咖啡、浓茶、烟酒等刺激物。

（4）预防感冒，增强体质，有副鼻窦炎的情况要积极治疗，预防眶上神经痛的发生。

11 什么是眼眶蜂窝织炎？

眼眶蜂窝织炎是微生物感染引起的眼眶内软组织的特异性炎症，主要特征是眶内疼痛，眼球突出或移位，结膜充血、水肿，同时可合并视力下降、眶压升高、眶周压痛及痛性眼肌麻痹等症状。

12 眼眶蜂窝织炎有哪些感染途径？

眼眶蜂窝织炎可分为原发性和继发性，原发于眼眶的蜂窝织炎少见，主要包括严重的睑腺炎（尤其是儿童与老年人及机体免疫力下降患者）、眶内异物感染、有免疫抑制性疾病患者的眶内感染等。眼眶蜂窝织炎大多为继发性感染，主要由其他部位的感染蔓延而来，其中副鼻窦炎最为常见，此外还可由邻近的口腔颅颌面部组织感染、远处器官感染形成的脓毒血症等引起。

13 眼眶蜂窝织炎如何治疗？

抗炎治疗是眼眶蜂窝织炎首要的治疗方法。一旦诊断为眼眶蜂窝织炎，应进行激素和广谱抗生素静脉滴注，避免感染持续进展，以免形成眼眶脓肿，甚至向颅内扩散。局部的分泌物培养有助于明确病原体的性质，进行针对性抗炎治疗。病情明显缓解后应继续口服抗生素3～5天，防止病情反复。

14 正常眼球突出度是多少？

正常人眼球突出度一般在12～14 mm，双眼突出差值小于2 mm，若眼球突出度超过16 mm，双眼突出差值大于2 mm，可考虑为眼球突出。

15　眼球突出度怎样测量？

眼球突出度常用的测量方法包括普通尺测量法和眼球突出计测量法，普通尺测量法只能做粗略的测量，相较之下眼球突出计测量更为精确。对于小儿、上睑下垂、精神紧张等无法良好配合的人，也可以采用CT测量眼球突出度，CT测量具有客观、准确和可重复的优点。

16　眼球突出常见的原因有哪些？

眼眶肿瘤是单侧眼球突出最常见的原因。此外，眼眶炎症、甲状腺相关眼病、血管畸形、眼眶外伤等也可引起眼球突出。需要注意的是，高度近视、角膜葡萄肿等由于眼轴过长，外观似眼球突出，称为假性眼球突出。

17　眼球突出引起的角膜暴露有哪些危害？

严重的眼球突出可致眼睑闭合不全，角膜上皮干燥、剥脱造成暴露性角膜炎、角膜溃疡，严重者可致角膜穿孔或眼内炎，最终引起失明。

18　什么是甲状腺相关眼病？

甲状腺相关眼病，又称为Graves眼病、眼型Graves病，是一种与甲状腺疾病密切相关的器官特异自身免疫性疾病，其发病率居成人眼眶疾病首位。甲状腺相关眼病的临床表现复杂，可引起单眼或双眼眼睑退缩、上睑迟落、眼球突出、复视与眼球运动障碍、暴露性角膜病变和视神经病变。

19　甲状腺相关眼病患者一定有甲亢吗？

不一定，甲状腺相关眼病的患者常有两种类型：一种是甲状腺相关眼病伴有甲状腺功能亢进，好发于中青年女性，这类患者对激素治疗反应好，病情易缓解，也易复发；另一种是单纯具有眼部的体征（眼球突出），而甲状腺功能检查正常甚至甲状腺功能减退，好发于中年男性，对激素的反应稍差。

20　为什么甲状腺相关眼病患者眼睛"又大又突"？

甲状腺相关眼病患者眼睛"又大又突"主要是由于眼睑退缩引起的睑裂增大，外观上露出眼白，表现出怒视、凝视、瞪眼的样子，引起眼睛视觉上的"又大又突"。

21　甲状腺相关眼病患者眼球越突出病情越严重吗？

甲状腺相关眼病患者的眼球突出程度与病情严重程度不一定成正比，眼球突出不严重的患者病情不一定就轻。因为眼球突出的程度主要与眶内肌肉、脂肪、软组织水肿及眼睑的松弛程度有关。有些患者眼球突出的程度非常明显，但眼眶压力实际并不高；而有的患者眼球突出不甚明显，但眶后部压力很高，坚硬如石，可严重压迫视神经，影响视力。

22　为什么甲状腺相关眼病患者会有眼球位置的多样和不同方向的复视？

甲状腺相关眼病患者常因累及眼外肌而出现眼球运动障碍、复视。然而，由于眼外肌水肿和纤维化的并存及可能存在多条肌肉受累，从而造成患者眼位多样和多方向复视。

23 甲状腺相关眼病为什么会出现角膜暴露？

甲状腺相关眼病患者由于眼球的高度异常突出、上下眼睑的退缩，会导致睑裂的闭合不全而引起角膜暴露。有时仅在患者睡眠时出现，严重时日常生活中也可出现。角膜暴露后若不及时处理，会逐渐进展成角膜浸润、角膜溃疡，甚至导致视力丧失。因此，一经发现，应尽早就医处理。

24 同样是眼突，甲亢突眼、眼眶肿瘤、筛窦囊肿的表现有何不同？

甲亢突眼常表现为轴性眼球突出，后期因眼球运动受限，可能伴有一定程度的眼球移位，一般为中度眼球突出，眼球突出度不对称；而眼眶肿瘤常为单眼突出且突眼度随肿瘤发展而增加，因肿瘤位置表现出不同方向的眼球突出，如泪腺区肿瘤眼球向内下方突出；筛窦囊肿引起的眼球突出表现为向外下方突出。

25 明确甲状腺相关眼病需要做哪些检查？

甲状腺相关眼病的临床表现复杂，可伴或不伴有甲状腺功能亢进，为明确诊断应做的检查包括以下几项。

（1）实验室检查：如促甲状腺素（TSH）、血清游离三碘甲腺原氨酸（FT_3）、血清游离四碘甲腺原氨酸（FT_4）、促甲状腺激素受体抗体（TRAb）等。

（2）测量眼球突出度：眼球突出度大于正常值，或双眼突出度差值 $> 2\,mm$，或进行性眼球突出。

（3）影像学检查：超声检查可发现大多数眼外肌肥大；眼眶 CT 和 MRI 检查可明确眼外肌、眼眶壁及视神经压迫情况等。

26 甲状腺相关眼病如何分级？

甲状腺相关眼病通常根据NOSPECS分级，分为0 ～ 6级，共7级。

0级：无症状、无体征。

1级：只有体征，上眼睑挛缩、迟落而无症状。

2级：软组织受累，如结膜充血水肿。

3级：眼球突出。

4级：眼外肌受累，出现复视、眼球运动受限。

5级：角膜受累。

6级：视神经受累，视力丧失。

27 甲状腺相关眼病需要做眼眶减压术吗？

眼眶减压术是治疗甲状腺相关眼病（如眼球突出）、改善视神经压迫状态及暴露性角膜炎症状等较好的方法。因为甲状腺相关眼病球后体积增加主要是由于眼球后肌肉和脂肪体积的增加，因此这项手术的主要目的也是切除这些变性或增生的脂肪，从而缓解眼球突出。如果患者仅仅有眼睑的水肿而突出不明显，医生会切除前部的脂肪从而达到改善外观的目的；如果是由于深部的脂肪或肌肉引起的，则医生会通过手术切除深部脂肪来缓解眼球突出和挽救视力。在手术过程中，眼眶和鼻窦之间的骨头有时候会被移除或向外移动，以便为肿胀的组织留出更多的空间。

28 甲状腺相关眼病如何治疗？

对于诊断明确的甲状腺相关眼病，治疗方法主要包括药物治疗、眼眶放射治疗和手术治疗。

（1）药物治疗：主要包括糖皮质激素、生物制剂和传统免疫抑制剂等治疗，同时需要全程控制危险因素，维持甲状腺功能稳定，并进行眼部对症支持治疗。

（2）眼眶放射治疗：是中重度活动期甲状腺相关眼病的二线治疗方法之一。一般采用6 MV的X线，以面罩固定头部位置，仰卧位，MRI或CT定位，总照射剂量为20 Gy，1次/天，每次2 Gy，每周5次，总疗程为2周。也可采用低剂量放射治疗方案，每周1次，每次1 Gy，总照射剂量为20 Gy，完成时间为20周。

（3）手术治疗：包括眼眶减压手术、斜视矫正手术、眼睑矫正手术等。在符合手术指征时，行眼眶减压手术可矫正眼球突出，缓解眶尖部压力，挽救视力；斜视矫正手术可矫正眼肌病变导致的限制性斜视，改善复视；眼睑矫正手术可矫正上睑和下睑退缩、倒睫、睑缘位置异常、上睑下垂等，有助于改善外观。

29 甲状腺相关眼病如何选择手术治疗的时机？

对于非活动期甲状腺相关眼病，若眼球突出、斜视或眼睑畸形影响患者外观、视功能或生活质量，可进行眼部相关矫正手术。手术治疗的适应证须同时满足以下3项。

（1）FT_3、FT_4水平控制在正常范围。

（2）甲状腺相关眼病处于非活动期，即临床活动度评分（CAS）小于3分（满分7分）或CAS小于4分（满分10分），或影像学检查眶内无炎症反应表现。

（3）眼部症状（眼球突出、斜视、眼睑畸形等）稳定6个月以上。

对于极重度甲状腺相关眼病，在接受糖皮质激素等非手术治疗期间出现以下6项之一，须行眼眶减压手术缓解视神经压迫或角膜暴露。

（1）视力无提高或下降。

（2）结膜脱垂无改善。

（3）视盘水肿和（或）视网膜皱褶无改善。

（4）影像学检查显示视神经压迫无改善。

（5）无法耐受糖皮质激素。

（6）因眼球突出、眼睑闭合不全而致严重暴露性角膜病变。

30 眼眶手术后为了不影响外观，医生应如何选择皮肤切口？

眼眶手术时医生会使皮肤切口尽量和皮纹保持一致，这样术后瘢痕会较美观或者不明显。比如：眉弓下切口时，会略呈弧形与眉毛下缘保持一致；眶下部皮肤入路主要采用下睑睫毛下皮肤入路。

31 为什么弯腰的时候感觉眼球会突出来，抬头又恢复了？

这是体位性眼球突出的常见表现，多由眼眶扩张型静脉畸形引起。当病变静脉回流压力升高时，如低头位、颈静脉加压或 Valsalva 试验时，会有肉眼可见的皮下占位样隆起，眼球明显增大。

32 眼眶也会长肿瘤吗？

是的。眼眶肿瘤是位于眼眶部的有机体变异细胞过度增殖所形成的肿块。眼眶肿瘤有良性和恶性之分，既可原发于眼眶，也可来自邻近部位如眼睑、鼻窦或者颅内及远处转移。

33 常见眼眶肿瘤有哪些？

儿童最常见的眼眶良性肿瘤是皮样瘤和血管瘤，最常见的眼眶恶性肿瘤是眼眶横纹肌肉瘤，以及白血病或神经母细胞瘤引起的转移性肿瘤。

成人最常见的眼眶良性肿瘤是眼眶脑膜瘤、黏液囊肿、海绵状血管瘤，最常见的眼眶恶性肿瘤是累及眼眶的淋巴瘤、鳞状细胞癌等。

34 眼眶肿瘤是否会影响视力？

眼眶肿瘤是否会影响视力取决于肿瘤的位置、大小及性质。若眼眶肿瘤处于视神经的位置或肿瘤体积过大，压迫视神经，造成不同程度的视神经损伤，则会影响视力。眶内良性肿瘤早期可不影响视力，但位于眶尖和接触眼球壁时可因压迫眼球、改变正常眼球弧度导致屈光不正或眼底改变，引起视力减退。眶内恶性肿瘤因压迫视神经，导致视神经萎缩，引起视力下降。胶质瘤和脑膜瘤早期也有视力改变。

35 什么情况下需要植入义眼？

眼内恶性肿瘤、严重眼球破裂伤等导致患者视功能不可逆性的完全丧失，经医生确诊后需行眼球摘除或眼内容物剜除术者，以及严重眼球萎缩或角巩膜葡萄肿等影响眼部容貌，要求通过手术改善外观的患者，可以植入义眼。义眼包括义眼台和仿真义眼片，义眼台可以填充、支撑眼部，改善眼眶的塌陷和变形；义眼片根据健眼形态和颜色订制，放置在义眼台的外面，起改善外观容貌的作用。

36 什么是义眼台？

眼内容物去除后，眼窝塌陷，不仅影响美观，还会影响青少年面部发育。目前解决这个问题的办法是给患者佩戴相似的义眼。义眼台是一种眼科常用的植入性假体，由羟基磷灰石构成。义眼台有多种型号，需要根据眼眶的大小来选择。义眼台是多孔性结构，与人类骨骼多孔结构相似，光滑、质地轻，尤其是植入后与人体组织的相容性好，植入2～3个月后一些新生的血管和增生的组织会长入义眼台孔中，渐渐成为身体的一部分，并被人体所接受，因而很少会出现排斥反应。

37　植入的义眼片会掉出来吗？

义眼片像一块胶片一样，高度为2 cm，佩戴后被眼睑包裹，并且义眼片非常薄，只有4 mm，重量也很轻，不会轻易掉出来。

38　植入义眼后眼睛还能"好看"吗？

在填充义眼台及放置义眼片后，外观"好看"与否与两个因素有关。一个要看自身眼眶的客观条件，一般来说，眼球萎缩或眼球摘除后植入义眼台者外观效果较好。另一个是义眼片的制作水平，制作良好的义眼片可以根据患者眼球的虹膜颜色、大小、血管粗细走向等调制，配以合适的大小、形状，这样做出来的义眼外观效果较好。

39　儿童安装义眼需要注意哪些问题？

儿童处于发育状态，随着眼眶的发育，需要及时根据眼眶大小更换义眼片，定期复查。同时，父母也应多鼓励孩子，教会孩子一些护理义眼的知识。

（王明阳　薛　瑢　杨　倩　董　一）

第二十二章

眼美容整形

1 眼部美学有什么参考数据？

双眼位于面部中间，双侧形态大小对称。以"三庭五眼"为美，"三庭"就是将脸部纵向分为三等份，眼睛应该位于中庭上方；"五眼"就是横向将脸部分为五等份，睑裂长度应等于内眦间距，理想的睑裂长度为 30 ~ 34 mm，高度为 10 ~ 12.5 mm。

2 什么样的眼形为美？

眼部的美学分析，首先是面部整体和局部的美学统一性，也就是眼睛和面部五官的比例和协调度，即"三庭五眼"。细长眼形是比较符合东方人种的审美，而宽圆眼形更是大众心中的标准眼型。

3 为什么眼部整形要综合考虑眉部形态？

俗话说："眉清目秀"，在进行眼部整形（如设计眼部双眼皮形态）时一定会同时看一下眉部状态，眉部对容貌有很重要的作用。眉眼的间距，眉骨的高度，双侧眉部的高低差异对重睑的形态影响很大。可以说眉毛是眼睛的框架，两者互相衬托才能熠熠生辉，所以大多数女性在容貌美方面，都会注意到眉毛，会通过文眉、修眉、眉笔画眉，调整双眉的对称度。

4 眼部有美学参考数据，那么眉部有吗？

眉部也是有美学标准的，通常来说，鼻翼、外眼角与眉的外缘在一条斜线上；眉头、内眼角、鼻翼外缘在一条垂直线上；平视时，鼻翼、瞳孔外缘连线延长线与眉相交的位置为眉的弧度最高点，即眉峰，眉峰位于眉毛的黄金分割点上。

5 为什么有些人双侧眉高低明显不一致？

导致双侧眉高低明显不一致的原因可能有：

（1）外伤造成一侧眉部肌肉受损。

（2）面神经麻痹或者受损无法做眉上抬动作。

（3）双侧上睑皮肤松弛程度不同，双眼上睑下垂程度不同，造成抬眉动作的力量不一致。

6 眉部可以做哪些手术？

眉缺损可以通过滑行皮瓣法、健侧眉皮瓣转移移植法、头皮全厚皮片游离移植眉再造术、毛发单株插植眉再造术、颞浅动脉岛状皮瓣眉再造术和文眉等来改善外观；眉畸形可以通过皮瓣转移术、眉上提术、眉弓上缘皮肤弧形切除术及文眉术等来改善外观。

7 上睑皮肤松弛可以通过提眉术改善吗？

对于有双眼皮的求美者而言，随着年龄的增大，上睑皮肤松弛下垂，呈现三角眼的外观，提眉术能很好地解决上睑皮肤松弛的问题，并且双眼皮的形态也会更自然。对于提眉术后出现的瘢痕，文眉是一种很好的遮盖方式。一些眉毛浓密的女性，术后切口的痕迹可被眉毛遮盖住，并不影响美观。所以，对于年龄大的上睑皮肤松弛的求美者，提眉术是个很不错的选择。

8 为什么有的人是单眼皮，有的人是双眼皮？

单眼皮和双眼皮是和遗传基因相关的。亚洲人群中单眼皮和双眼皮基本各占一半，而欧美人绝大多数都是双眼皮。

上眼睑中的上睑提肌负责打开眼睑来睁开眼睛。双眼皮是由于上睑提肌与上眼睑的睑缘皮肤发生粘连，当上睑提肌收缩时，粘连的皮肤随着上睑提肌收缩就会形成双眼皮。双眼皮在视觉上会显得眼睛较大，而单眼皮在视觉上会显得眼睛较小、较细长。

9 中国北方地区单眼皮更多吗？

一些理论曾认为北方地区单眼皮多，是由于古代中国北方地区生活的环境较寒冷且多沙尘天气，为了更好地适应环境及生存，北方地区的人的眼睑渐渐进化为皮肤较厚、脂肪组织较多、眼轮匝肌比较发达的单眼皮。但目前国内尚未有研究明确眼皮性状与地域的关系。

10 单眼皮可以变成双眼皮吗？

单眼皮和双眼皮是由基因决定的，一般而言形成后不会改变。但是有一部分人随着年龄的增长，可能会自然地发生改变。此外，还可以通过人为的方式进行改变，如通过手术的方式将单眼皮永久性地变成双眼皮。将单眼皮变成双眼皮的手术方式称为重睑成形术，常见的手术方式有埋线重睑法和切开重睑法等。

11　眼睛是越大越好吗？

人们普遍认为眼睛越大越好看，但是事实上眼睛并不是越大越好。首先，人们认为的眼睛大是指上下眼睑之间眼睛暴露出来的面积，在不影响眼睛功能的情况下，眼睛暴露出来的面积越大，受到外界风吹日晒等其他刺激和危险的风险就会越高。从外观角度考量，眼睛也不一定是越大越好看，五官要比例协调整体才会好看。

12　眼睛越大看到的视野范围就越大吗？

视野是指人的头部和眼球在固定不动的情况下，眼睛平视正前方时所能看见的空间范围，我们称为静视野。视野与光线强弱、瞳孔大小、屈光介质透明度及视网膜的功能等有关，当这些因素相同时，视野范围是相同的，一般与眼睛的大小没有必然联系。

13　常提到的双眼皮手术，医学专业术语是什么？

双眼皮手术，在眼整形专业的术语就是"重睑成形术"。

14　双眼皮手术前需要做哪些检查和准备？

（1）了解是否有全身手术禁忌证，个人过敏史及是否为瘢痕体质。

（2）需要进行血常规、尿常规、凝血时间检查、传染病检查，如必要时进行胸透、心电图、血糖等术前检查。

（3）检查双眼视力。

（4）检查眼睑皮肤弹性、松弛程度及眶内脂肪情况。

（5）检查双侧眼睑及眼周有无感染病灶，如毛囊炎、疖肿等。

（6）检查有无上睑下垂及重症肌无力。

（7）检查有没有内眦赘皮、鼻梁塌陷、睑裂闭合不全、眼球突出等情况。

（8）检查容貌有无明显的不对称。

（9）了解年龄、职业、爱好、性格、手术动机等。对手术要求过高者、精神有异常者一定要慎重。

15 上眼睑不同的外部形态是如何分类的？

（1）单睑（单眼皮）：指上睑自眉弓下缘到睑缘间皮肤平滑，睁眼时无皱襞形成。

（2）重睑（双眼皮）：指上睑皮肤在睑缘上方有一浅沟，睁眼时此沟以下的皮肤随着睑板上提的张力增大而上移，此沟上方的皮肤松弛，在重睑沟处悬垂向下折叠成一横行皮肤皱襞。

（3）多层重睑：上睑皱襞有多个则称多皱襞，即多层重睑。

16 双眼皮也有不同的种类吗？

重睑的形态特征因人而异，上睑沟纹皱襞有深浅、长短、宽窄、走行的不同，重睑形态也有不同的表现，其分型目前尚无统一标准。目前普遍根据上睑皱襞线与睑缘线的关系将双眼皮分为以下几种。

（1）平行型：上睑皮肤皱襞与睑缘平行一致，内、中、外侧重睑宽度大致相同。

（2）开扇型：上睑皮肤皱襞自内眦或靠近内眦开始，向外上逐渐离开睑缘，呈扇形，也称广尾型。

（3）新月型：上睑皮肤皱襞在内、外眦部较低，中间部较高，外形如同弯月。

17 重睑成形术的原理是什么？

临床上常用的重睑成形术主要基于自然重睑形成的上睑提肌理论学说。重睑成形术使上睑提肌腱膜纤维或者睑板与上睑的重睑线处皮肤靠近、粘连、固定。这样睁眼时即可将睑板和粘连线以下的上睑皮肤提起，而粘连线以上的皮肤则松弛下垂折叠形成皱襞，出现重睑。

18 重睑手术适合哪些人群？

（1）睑裂长、上睑皮肤较薄、鼻梁较高者。

（2）睑较厚、皮下脂肪多、较臃肿的单睑者。

（3）上睑皮肤松弛、下垂，眼部常有沉重感者。

（4）一单一双，为寻求双侧对称者。

（5）有些重睑睁眼不显，即所谓的"隐双"，想加宽重睑者。

（6）某些特殊类型的眼形者，如"三角眼""眯缝眼""八字眼"等。

（7）某些眼部疾病，如"内翻倒睫""上睑下垂"在手术矫正的同时也可一并进行重睑术。

（8）对于某些鼻梁较低，内眦间距过宽，伴有内眦赘皮和小睑裂的单睑患者，虽然可以做重睑术，但同时行隆鼻术或者内眦赘皮、小睑裂的矫正，容貌可得到较大改善。

（9）曾经做过重睑术，术后形态不满意或者重睑皱襞小者。

19 埋线重睑术适用于哪些人群？

埋线重睑术分为皮外结扎缝线法、皮内埋藏缝线法及各种改良的埋线法。主要适合年轻、上睑皮肤较薄、不松弛、皮下脂肪不多的单睑者。

20 埋线重睑术有哪些优点和缺点？

优点是操作简单，术后反应轻，恢复快，术后没有切口，适用于瘢痕体质者；缺点是适应证范围小，容易松脱，需要再次行手术。

21 切开重睑术有哪些优点和缺点？

优点是适应证范围广，各种类型的单睑都可以采用，操作时局部解剖清晰可见，可以去除皮肤和眶隔脂肪组织，术后效果持久可靠。缺点是手术操作复杂，对术者要求高，术后恢复慢，有切口瘢痕存在，瘢痕体质者容易出现瘢痕增生。

22 眼整形术后眼周为什么会发红变黄？

眼整形术是一种有创的手术，术中会有少量出血，部分患者因术中紧张还会出现血肿。随着术后肿胀、瘀青逐渐消退，血液红细胞中含有的铁元素沉积在皮肤中，使得周围皮肤发黄，一般在2周左右就可恢复。也可在术后前3天冰敷，减轻眼睛水肿、瘀青，术后第4天开始热敷，加快眼部血液循环，促进恢复。

23 重睑术后"肉条感"明显是怎么回事？

重睑术后的"肉条感"形成的原因主要有：术中出血过多，血肿、血块没有完全吸收；双眼皮割得过宽；多余脂肪未去除干净；眼轮匝肌去除过多；手术影响上睑的淋巴回流，造成切口肿胀等。

24　"大小眼"可以做双眼皮手术吗？

首先应判断"大小眼"是由什么原因造成的，有的是因为双侧皮肤松弛程度不一样，对上睑缘的遮盖不同而造成的"大小眼"，这种情况下适合做单纯的重睑术；还有一些是由于双侧上睑提肌力量不同造成角膜暴露度不同而形成的"大小眼"，这种情况下做单纯的重睑术会加剧双侧的不对称，可同时行上睑下垂矫正术。此外，由于发育问题造成的双侧眶骨的发育不对称，双侧眼的高低不在同一水平线上或者双眼的突出度不同形成的"大小眼"，通过重睑术是无法调整的。

25　为什么普遍认为大眼睛更有神？

因为每个人的眼裂高度是不同，我们所谓的黑眼珠指的是角膜的大小，正常成人角膜的横径为 $11.5 \sim 12$ mm，垂直径为 $10.5 \sim 11.5$ mm，眼睛的角膜部分被上眼睑覆盖，露出率在75% ～ 80%，大眼睛和有神相关联，就是跟角膜的纵径及露出率有关。

26　为什么重睑手术后有些人会出现眼睑闭合不全？

重睑术后出现眼睑闭合不全的原因有很多，通常是由于眼轮匝肌肌力下降、眶内脂肪组织去除过多、组织水肿、瘢痕增生等原因所致。此外，重睑手术合并上睑下垂矫正术后早期也可能出现睑裂闭合不全，往往需要较长时间重新建立睁眼与闭眼力量的平衡。

27　泪腺脱垂如何检查？

从外观上看，上眼睑的外侧臃肿明显，皮肤略红，容易误诊为"肿眼泡"。患者向下看时，上睑外侧皮下可触到明显具有滑动感的肿物，平躺仰卧位脱垂物可明显变小，若翻转上睑可见脱垂的泪腺位于外上方穹窿部结膜下。

28 伴有泪腺脱垂者行重睑术时如何处理？

做切开重睑术的同时把脱垂的泪腺重新悬吊、缝合并固定于泪腺窝附近的骨膜上，使其复位，便于重睑外侧成形。

29 眼睑老化的临床表现有哪些？

眼睑皮肤松弛在临床上很常见，尤其是中老年人。临床表现为皮肤变薄、松弛、缺乏弹性，皮肤表面的沟纹加深、皱纹增多；眼轮匝肌变性、松弛；眶隔膜松弛、萎缩、变薄，导致眶脂肪突出脱垂，在上睑表现为肿眼泡，常伴泪腺脱垂；在下睑形成眼袋；眉部及上下睑皮肤下垂；眼周部皱纹增多，尤其是外眦部鱼尾纹明显加深、增多。

30 何为眼睑皮肤松弛症？

眼睑皮肤松弛症（睑皮肤弛缓症）是一种眼睑皮肤病，以双上睑皮肤松弛、变薄、弹性减弱伴泪腺脱垂为特征。多见于年轻女性，有反复上睑皮肤红肿病史，病理检查主要表现为萎缩性改变，发病机制尚不完全清楚，可通过手术进行矫正。

31 睁眼无力、视物仰头、扬眉可以通过重睑术矫正吗？

首先通过术前检查判断是否有上睑下垂及重症肌无力。当自然睁开眼睛向前注视时，上眼睑覆盖角膜上缘超过 2 mm 时，可诊断为上睑下垂。此外，应结合临床表现及实验室检查排除重症肌无力，重症肌无力患者眼皮肌无力是不能通过重睑术进行矫正的。在确诊为真性上睑下垂后，可以行重睑术的同时进行上睑下垂矫正术。

32　眼睑手术术后恢复期需要注意哪些事项？

（1）术后24小时复诊换药，解除包扎。

（2）术后术区冰敷24～48小时，术后3～5天酌情应用抗生素、止血剂、激素等，预防感染和减轻术后反应，拆线前切口保持清洁干燥。

（3）术后5～7天拆除缝线，老年人可酌情延长拆线时间。

（4）拆线后切口处可应用瘢痕软化类药物1～3个月。

（5）重睑术后建议多睁眼睛，促进重睑形态的形成，上睑下垂术后注意保护好角膜，睡前将眼膏涂抹入结膜囊，防止暴露性角膜炎的发生。眼袋术后注意拆线前减少面部肌肉的活动，如果术后突然出现术区肿胀、突起，可及时用手掌按压术区3～5分钟，立即至医院就诊。

33　什么是眼袋？

眼袋是由于下睑皮肤、眼轮匝肌、眶隔膜退变松弛，眶脂肪移位、脱垂等病理性改变，导致下睑组织不同程度的肿胀、膨隆或者下垂，形成袋状的异常形态，称下睑眼袋。

34　为什么越来越多的人做下睑眼袋整形术？

下睑眼袋表现为下睑皮肤的松弛、皱纹、臃肿等，多见于40岁以上的中老年人，伴有外眦部鱼尾纹的增加等面部老化的改变。当皮肤随着年龄增加而逐渐松弛时，眼袋会变得越来越明显而固定。现在不少年轻人因为工作压力大、长期熬夜等原因也出现下睑眼袋。眼袋会给容貌美观带来极大的影响，不仅给人以疲劳及苍老的感觉，严重的还会由于眶隔膜的松弛而出现下睑外翻甚至倒睫等并发症。

35　下睑眼袋如何分类？

根据临床表现和解剖学特点将下睑眼袋分为以下几种。

（1）皮肤松弛型：以下眼睑皮肤无弹性、松弛为主，形成很多皮肤皱纹，伴眼轮匝肌松弛，无眶脂肪突出移位。

（2）眶脂肪脱垂型：由于眼睑皮肤、眼轮匝肌、眶隔膜松弛无力，眶脂肪移位、脱垂，使下睑向外膨突或呈带状状态。

（3）眼轮匝肌肥厚型：睑缘下方的水平横状隆起，常发生于经常微笑或者习惯性眯眼者。

（4）混合型：指兼有上述两型或者两型以上特点者，随年龄增长，混合型下睑眼袋越来越多。

36　下睑眼袋整形术有哪些手术方式？

下睑眼袋整形术分为：①外路法眼袋整形术，指经皮肤入路的术式，分为皮瓣法和肌皮瓣法；②内路法眼袋整形术，指经结膜入路的术式。

37　下睑眼袋整形术式如何选择？

年轻人下睑只有单纯的脂肪轻度膨出，皮肤没有明显松弛，多选择内路法眼袋整形术；对于年龄大、皮肤松弛、脂肪膨出明显者，选择外路法眼袋整形术效果更佳。

38 为什么下睑眼袋整形术后仍会感觉衰老憔悴？

（1）与眼周皮肤色泽有关，就是生活中我们常说的"黑眼圈"。

（2）中面部组织松弛下垂时，会出现中面部的泪沟、下睑沟、颧颊沟，仅做眼袋手术解决不了该问题。

（3）下睑皮肤弹性的问题，仍有皮肤皱纹。

39 眼袋整形术后出现睑外翻怎么办？

下睑外翻分为三度。①轻度下睑外翻：睑球分离，泪点、泪湖分离，一般这种情况可在3～6个月自行恢复，平时可用手指轻柔地向上按摩下睑皮肤，使皮肤渐渐松弛，会更快地恢复。②中度下睑外翻：下睑结膜外露，睫毛外翻。③重度下睑外翻：下睑穹窿结膜外翻。

中度和重度的下睑外翻前期建议用胶带将下睑外侧向上粘住，使下睑缘贴敷在眼球上，帮助眼轮匝肌恢复张力，3个月后如没有改善可考虑手术。常见的手术方法有眼轮匝肌提紧术、外眦整形术、局部皮瓣转移修复术、植皮术等。

40 眼袋整形术后出现眼部凹陷怎么办？

在眼袋整形术后的早期，也就是恢复期，有可能因皮肤与皮下组织粘连出现眼局部凹陷，一般会随着时间恢复。如果因脂肪去除过多或出现术后感染等情况，则眼部凹陷需要更长的时间恢复。若急于修复矫正，可考虑行自体脂肪移植填充、玻尿酸填充，必要时做下睑眼轮匝肌提紧术。

41 什么是内眦赘皮？

内眦赘皮是指发生在内眦部的一种纵向弧形的皮肤皱褶，一般由上睑向下延伸，将内眦角及泪阜部分或者全部遮掩，表现为内眦间距加宽。

42 内眦赘皮按程度如何分类？

依据内眦赘皮的宽窄及遮掩泪阜的程度分轻、中、重度三类。

（1）轻度内眦赘皮：赘皮窄，宽 $1 \sim 1.5$ mm，皱襞遮盖泪阜不足 1/2。

（2）中度内眦赘皮：赘皮宽 $1.5 \sim 2.5$ mm，遮盖泪阜 $1/2 \sim 2/3$。

（3）重度内眦赘皮：赘皮宽度超过 2.5 mm，泪阜几乎或者完全被遮盖。

43 内眦赘皮有哪些手术方式？

根据内眦赘皮的程度可采用不同的手术方式：横切纵缝法、单纯内眦部皮肤切除术、L形皮肤切除术、V-Y成形术、Spaeth双"Z"成形术、Mustarde内眦赘皮矫正术（即四瓣成形术）等。

44 什么是外眦成形术？

外眦成形术的目的是使睑裂永久性开大，用以矫治睑裂小于正常者，如小睑裂或者因外伤、眼部疾患、睑缘炎症所致的睑缘粘连。手术方法有Von-Ammon外眦成形术、Fox外眦成形术、Blaskovic外眦成形术等。

45　上眼睑凹陷，眼部显老态如何改善？

上眼睑凹陷是由于年龄增加脂肪退行性改变或者其他原因造成局部脂肪减少而形成，目前可以通过颗粒脂肪注射移植或者块状脂肪移植的方式进行眶隔腔隙内填充，增加上睑容量，达到眼部年轻化的目的。

46　引起黑眼圈的原因有哪些？

黑眼圈，医学上称为"眶周色素沉着"，是由于熬夜、情绪波动大、长期日晒、衰老等原因导致眶周皮肤色素沉着；或由于眼周皮肤薄，皮下血管血液流速慢、血液滞留，透过皮肤表现为青色。黑眼圈不是一种病，不会影响身体健康，但会影响面部美观。

47　黑眼圈有哪些种类？

黑眼圈分为以下3种类型。

（1）色素沉着型：由于眼周皮肤色素增多，堆积于真皮层中，使皮肤呈现棕色外观，先天因素（眼周皮肤颜色深等）或后天因素（日晒、过敏、炎症等）均可引起。

（2）血管型：是由于眼周皮肤菲薄，透过皮肤看到血液淤滞的血管，形成青色的黑眼圈，睡眠不足、作息不规律、内分泌失调、贫血、衰老等都可能引起眼周皮下血管血液流速慢。

（3）结构型：是由眼下结构如眼袋、泪沟、皮肤松弛褶皱、眼周脂肪少等引起的阴影，并不是真正意义上的黑眼圈。以上三种类型通常是相伴出现。

48 有黑眼圈该怎么办？

（1）预防黑眼圈的形成：养成良好的生活习惯，作息规律、保证充足的睡眠，保持愉快的心情、避免情绪波动；不过度使用电子产品、不过度用眼；加强眼周按摩、促进血液循环，注意防晒；饮食营养均衡，多食新鲜水果、蔬菜，少食辛辣、刺激性食物；平时多做有氧运动，促进体内新陈代谢；眼部化妆时少用深色化妆品，卸妆应彻底、动作要轻柔。

（2）黑眼圈的治疗方法：对于色素沉着型黑眼圈，可外用抗氧化、美白类的眼部精华和眼霜，注意防晒，积极治疗过敏、炎症性皮肤病；对于血管型黑眼圈，可通过激光治疗或局部填充手术治疗等；对于结构型黑眼圈，可通过化妆品遮盖或注射填充。

（申 丽 杨 倩 钱 诚）

第二十三章

眼 科 用 药

1 眼局部的用药方式有哪些?

（1）眼局部外用：结膜囊给药（将眼药水、眼用凝胶、眼药膏滴入或涂在结膜囊内）或将眼药膏涂在眼睑皮肤上。

（2）眼周注射：将药物注射在球结膜下、球筋膜下、球周或眼球后。

（3）眼球内注射：将药物直接注入眼球内，通常是注入玻璃体腔或前房，甚至还可以用特殊的方法将药物注射到视网膜下或视网膜的血管内。

2 眼药常见剂型有哪些?

眼药常见的剂型有三种：滴眼液、眼药膏和眼用凝胶。其中，滴眼液是目前最常用的剂型，其特点是使用方便和舒适，但滴眼后结膜囊药物浓度下降很快，药液大部分从泪道排出，鼻、咽部吸收有增加全身毒性反应的风险。滴眼液大多为透明溶液，少量为乳状液或混悬液，混悬液型滴眼剂一般会形成沉淀，需要摇匀后使用。眼药膏质地较黏稠，挤出后呈黄色或白色的条状膏体。眼用凝胶颜色透明，质地介于眼药水与眼药膏之间。眼药膏与眼用凝胶药物作用持续时间比滴眼液长，且不易流出。

3 正确的点眼方法是什么？

清洁手部后，头部后仰，眼睛向上看，轻轻将下眼睑向下拨，距离眼眶 1～2 cm 处将眼药水或眼药膏滴入或涂在下穹窿结膜囊内，闭上眼睛，轻轻转动眼球使眼药水或眼药膏覆盖均匀。

4 为什么滴眼药水时一次只需一滴？

结膜囊最高容量约为 30 μL，其中还有约 10 μL 的泪液，仅剩约 20 μL 的空间容纳眼药水。而一般一滴眼药水的体积约为 40 μL。因此，每次滴眼药水时一次只需一滴即可，多点几滴不会增加药效。

5 多种眼药水一起使用有无先后顺序？

因为结膜囊的容量最大为 30 μL，如果同时滴两种以上的眼药水，那么前面刚滴的眼药水将被后面的眼药水冲溢出眼外，从而不能被眼部吸收，起不到应有的药效。一般正常情况下泪液以每分钟 16% 的速率更新，滴入眼内 4 分钟后只有 50% 的药液留在泪液中，10 分钟后则只剩下 17%，因此使用几种不同类型的眼药水中间要有一定的间隔时间，两种眼药水的间隔至少要在 5 分钟以上，使第一种眼药充分吸收后再点第二种眼药。多种眼药水一起使用，一般先滴刺激性弱的眼药水，再滴刺激性强的眼药水；同时使用眼药水与眼药膏时，眼药膏要在使用眼药水 5 分钟后再涂抹。

6 滴完眼药水为什么要轻轻按压鼻根处？

轻轻按压鼻根处主要是按压鼻根处的泪囊部位，减少药物从泪道排出，增加药物的吸收并减少全身的不良反应。

7 眼药水开封后可以使用多久？

一般来说，未开封的眼药水应在药品有效期之前使用；已开封的眼药水（每支2～10 mL）最多可使用4周，超期即便未使用完也不建议继续使用。单剂量包装的眼药水，每支为0.4～0.8 mL，不含防腐剂，滴眼液很容易被外界环境中的微生物污染，建议开封1日后不可再用。注意：眼药应放置于阴凉处，避免太阳直射。一些特殊眼药如生物制品眼液，需存放于冰箱冷藏。

8 眼药水能长期使用吗？

眼药水种类很多，尽管是局部使用，副作用小，但也不能随意使用。尤其是激素类的眼药水，长期使用会导致严重的副作用。此外，眼药水中往往含有防腐剂。如果没有医嘱，眼药水是不宜长期使用的。

9 眼药水中有防腐剂吗？

大多数眼药水（每支2～10 mL）含有防腐剂，但短期使用是可以的。眼药水中的防腐剂种类很多，常用的防腐剂有苯扎氯铵（浓度0.004%～0.025%）、0.3%羟苯乙酯、羟苯甲酯（浓度0.015%～0.2%）、0.5%三氯叔丁醇、山梨酸（浓度0.05%～0.2%）等。

10 使用眼药水时有哪些注意事项？

眼药应一人一药，专眼专用。滴眼时应先滴健眼后滴患眼，避免交叉感染。滴眼时眼药瓶口应距离眼睑1～2 cm，勿触碰睫毛及眼睑部位，以免污染药液。滴眼时应避开角膜，防止药液对角膜产生刺激。

11 散瞳药物和睫状肌麻痹剂一样吗?

散瞳药物和睫状肌麻痹剂都能扩大瞳孔,主要用于眼底检查、屈光检查、防止瞳孔缘后粘连等,对于浅前房和窄前房者应慎用,如急性闭角型青光眼。散瞳药如α肾上腺素受体激动剂去氧肾上腺素,有扩大瞳孔但无睫状肌麻痹的作用。常用的睫状肌麻痹剂包括以下几种。

(1)复方托吡卡胺、托吡卡胺等:可以快速散瞳,作用时间短,一般4～6小时作用消失,用于常规眼底检查和术前准备的散瞳等。

(2)阿托品、后马托品、东莨菪碱等:强效散瞳,作用时间长,一般3周左右作用消失,有可能出现脸红、口干等不良反应。

12 眼部常用的抗感染药物有哪些?

(1)抗细菌药物:细菌感染是眼部感染的常见原因,常用的抗细菌类药物包括①氨基糖苷类:妥布霉素、庆大霉素、阿米卡星等;②喹诺酮类:氧氟沙星、左氧氟沙星、加替沙星等;③大环内酯类:红霉素等;④四环素类:四环素、金霉素等;⑤酰胺醇类:氯霉素等;⑥其他:万古霉素等。

(2)抗病毒药物:阿昔洛韦、更昔洛韦、碘苷、阿糖胞苷等。

(3)抗真菌药物:那他霉素、氟康唑、伏立康唑、两性霉素B等。

13 眼部常用的抗过敏药物有哪些?

(1)抗组胺药物:通过竞争性阻断组胺受体减轻眼部过敏反应,如富马酸依美斯汀等。

(2)肥大细胞稳定剂:稳定肥大细胞及嗜酸性粒细胞,抑制肥大细胞脱颗粒及组胺释放,如色甘酸钠等。

(3)双重抗过敏药物:盐酸奥洛他定、氮卓斯汀等。

(4)激素类:局部抑制免疫细胞活化和炎症反应介质的释放,如氟米龙、妥布霉素地塞米松、醋酸泼尼松龙等。

（5）非甾体抗炎药：通过抑制环氧化酶抑制超敏反应，如普拉洛芬、双氯芬酸钠等。

14 人工泪液和眼用润滑剂有哪些？

（1）羟糖甘滴眼液：能保持眼部湿润，减缓泪膜的蒸发，减轻由于泪液分泌不足造成的眼干眼涩、眼刺痛等不适，如新泪然（商品名）。

（2）聚乙二醇滴眼液：具有亲水性和成膜性，一定程度上起到人工泪液的作用，可缓解由于眼睛干涩引起的灼热和刺痛感，如思然（商品名）。

（3）玻璃酸钠滴眼液：具有促进角膜上皮愈合，防止角膜干燥，并起到稳定泪膜的作用，如爱丽（商品名）、海露（商品名）。

（4）聚乙烯醇滴眼液：具有亲水性和成膜性，在适当浓度下能起到类似人工泪液的作用，可作为一种润滑剂，改善眼部干燥症状。

15 促进角膜上皮生长的眼药有哪些？

（1）重组人表皮生长因子滴眼液：适用于角膜移植、翼状胬肉手术后，如易贝（商品名）。

（2）小牛血去蛋白提取物眼用凝胶：能促进细胞能量代谢，刺激细胞再生和加快组织修复，适用于各种原因引起的角膜溃疡、角膜损伤、角膜化学伤等，如速高捷（商品名）。

（3）重组牛碱性成纤维细胞生长因子滴眼剂：具有促进组织修复和再生的作用，适用于各种原因引起的角膜上皮细胞缺损和点状角膜病变，如贝复舒（商品名）。

16 眼局部的麻醉方式有哪些？

（1）表面麻醉：向结膜囊内滴入表面麻醉剂（如盐酸奥布卡因、盐酸丙美卡因、盐酸丁卡因、利多卡因等）麻醉眼球表面结膜和角膜的神经末梢。

（2）浸润麻醉：向皮下或深部组织注射麻醉剂麻醉感觉神经末梢，包括球结膜下麻醉、球筋膜下麻醉、皮下麻醉、眼轮匝肌麻醉等，常用麻醉剂包括利多卡因、布比卡因、普鲁卡因、罗哌卡因等。

（3）传导阻滞麻醉：将麻醉剂注射于神经干周围或神经干内对该神经支配的区域进行麻醉，如球后麻醉、球周麻醉。常用麻醉剂包括利多卡因、布比卡因、罗哌卡因等。

17 眼部滴用的糖皮质激素有哪些？

（1）短效类：包括氢化可的松滴眼液，作用时间为 8 ～ 12 小时。

（2）中效类：包括1%醋酸泼尼松龙滴眼液、0.5%醋酸可的松滴眼液、0.5%氯替泼诺滴眼液、0.1%和0.02%氟米龙滴眼液，作用时间为12 ～ 36 小时。

（3）长效类：包括0.025%地塞米松磷酸钠滴眼液等，作用时间为36 ～ 54 小时。

（4）此外，还有激素联合抗生素的复方制剂，如妥布霉素＋地塞米松滴眼液（0.1%）和眼膏，复方新霉素＋多黏菌素＋醋酸泼尼松龙滴眼液（0.5%）等。

18 激素类眼药水适用于哪些眼病？

（1）免疫相关眼前段炎症：过敏性角结膜炎、春季卡他性结膜炎、虹膜睫状体炎、巩膜炎等。

（2）感染性角膜病：单纯疱疹病毒性角膜炎基质型和内皮型、细菌性角膜炎感染控制后、病毒性角结膜炎伴有伪膜形成、钱币状角膜炎。

（3）伴眼部炎性反应的中、重度干眼症。

（4）角膜移植手术后预防及治疗免疫排斥反应。

（5）激光角膜屈光手术后，常见角膜和眼表手术后。

（6）各种类型角结膜烧伤早期（1周内）和恢复期。

19　眼局部应用糖皮质激素的不良反应有哪些？

（1）糖皮质激素性白内障：糖皮质激素可导致晶状体后囊下混浊形成白内障，进而影响视力。

（2）糖皮质激素性青光眼：糖皮质激素类药物会增加房水从小梁网流出的阻力，造成患者眼压增高，长期高眼压会对视神经造成不可逆的损伤。

（3）增加单纯疱疹病毒的活性：糖皮质激素类药物可通过降低细胞介导的免疫力使单纯疱疹病毒活性增加，诱发或者加重单纯疱疹病毒性角膜炎。

（4）容易发生真菌感染：糖皮质激素类药物可通过抑制免疫反应的多个环节影响真菌感染的发生与进展。

20　眼部常用的非甾体抗炎药有哪些？

眼部常用的非甾体抗炎药有普拉洛芬、溴芬酸钠、双氯芬酸钠、氟比洛芬、酮咯酸氨丁三醇等，作用机制是通过抑制环氧化酶，阻止花生四烯酸转化为前列腺素从而减少炎症反应。

21　玻璃体内注射的抗新生血管药物有哪些？

目前临床常用的抗新生血管药物包括雷珠单抗、阿柏西普、康柏西普，对于新生血管相关眼病具有良好的治疗效果，其作用机制是通过结合并阻断抗血管内皮生长因子受体，抑制血管内皮细胞增殖、血管渗漏、新生血管形成，并促进已有的新生血管消退。

22 孕妇滴眼药水会影响胎儿吗？

眼药水的种类有很多，大部分眼药水在医生的指导下使用都是安全的，药物通过胎盘后，基本对胎儿无副作用。但有些眼药水孕妇是慎用或禁用的，如喹诺酮类抗生素、利福平、四环素、氯霉素等，少量吸收后有可能通过胎盘屏障对胎儿产生危害。因此，孕妇使用眼药水应严格遵循医生的指导。

23 眼科手术后眼药水应该怎样用？

在眼科，点眼治疗是减轻术后炎症反应、促进眼睛恢复的重要治疗方式之一，术后常用的眼药水主要包括抗生素类眼药水、激素类眼药水、非甾体类眼药水、促进角膜修复类眼药水、人工泪液等。那么术后眼药水需要用多久呢？首先，由于每个人的病情不同，所进行的眼科手术不同，术后需要使用的眼药水种类也不同，眼药水的使用时间、频次可能也有差异，因此，应严格遵循医生的指导进行术后点眼。

一般来说，抗生素眼药水术后常规使用方法是每日4次，使用2～3周停药，也可以逐步减量至停药，凝胶类眼药膏可在每日睡前使用。激素类眼药水应根据术后炎症反应的情况使用，术后反应较轻者可按照每日4次点眼，反应较重者可以在医生指导下增加点眼频率，此类药物一般2周停药，也可以在炎症反应减轻后逐步减量至停药。但应注意，含有激素的眼药容易引起眼压升高，应注意监测眼压，及时复查。非甾体类眼药水的主要作用是抗炎，每日4次，使用2～3周停药，或待眼部炎症反应减轻后可逐步减量。当进行眼表手术后，还需要使用营养角膜、促进角膜修复类的眼药水如小牛血去蛋白提取物滴眼液。人工泪液用于缓解术后干眼，帮助滋润眼表，促进角膜恢复，术后1～3个月使用。

24 使用眼药水后眼睛忽然疼痛、畏光、流泪是怎么回事？

使用眼药水有可能出现药源性眼表损伤，药源性眼表损伤是由于使用滴眼液导致的角膜和结膜上皮损伤，表现为眼痛、畏光、流泪、异物感和视力下降等，症状可随用药而加剧。

25 为什么会出现药源性眼表损伤？

药物导致眼表损伤的原因包括药物本身对眼表的影响和药物中所含防腐剂对眼表的影响。损伤机制包括：破坏泪膜的稳定性或直接损害对泪膜稳定起重要作用的微绒毛；损害上皮细胞微绒毛；破坏角膜上皮细胞间的紧密连接；抑制上皮细胞有丝分裂和移行，延迟上皮愈合时间；促使结膜下淋巴细胞向浆细胞转化；作为抗原引起抗原抗体复合物反应；引起过敏反应等。

26 出现药源性眼表损伤怎么办？

首先，应停止正在使用的滴眼液或仅保留必要的治疗药物；其次，使用无防腐剂、促进角膜上皮修复的人工泪液。建议在医生指导下调整眼药种类、剂型及点眼频次。

27 滴完眼药水后喉咙发苦正常吗？

正常，因为眼睛和鼻腔之间有个连通的管道叫作鼻泪管，眼药水可以通过泪点、泪囊进入到鼻泪管，鼻泪管开口于下鼻道，药液通过鼻道进入咽喉部，出现喉咙发苦的感觉。可通过避免每次滴入过多的眼药水，滴眼后按压内眦部等来减轻喉咙发苦的感觉。

28　口服药物也会引起眼睛的不良反应吗？

是的，药物的不良反应除了胃肠道症状、肝肾损害、神经系统症状、皮肤过敏表现等，还包括眼睛的不良反应，但是又常常容易被忽视，这种因全身或局部使用药物而引起的眼部疾病医学上称为"药源性眼病"。

29　哪些口服药会引起药源性眼病？

（1）可能影响眼压的全身应用的药物：糖皮质激素、氯胺酮、琥珀酰胆碱、抗胆碱能药物、海洛因、托吡酯、乙酰唑胺等。

（2）可能引起白内障的全身应用的药物：糖皮质激素、氯丙嗪等。

（3）可能引起干眼的全身应用的药物：阿托品、苯海拉明、氯苯那敏、异丙嗪、氯丙嗪、舍曲林、氟西汀、奋乃静、卡马西平、避孕药等。

（4）可能引起眼底病变的全身应用的药物：氯丙嗪、洋地黄、乙胺丁醇、氯喹、羟氯喹、他莫昔芬等。

30　怎样防止药源性眼病的发生？

首先，应该在医生的指导下使用药物，不能自行加大用量、增加使用频次及延长用药时间。用药前应向医生询问可能出现的不良反应及解决办法，以便及时发现和应对。对眼毒性较大的药物，用药前应进行眼部检查，用药期间定期观察，如有不适或异常，及时就医。

（薛　瑢　万光明　邹萍萍）

第二十四章

中医眼科

1 中医眼科是什么？

中医治疗眼病的历史已有上千年。中医眼科是一门在中医基本理论的指导下，以整体观念和辨证论治为基础，认识和研究眼的生理、病理及眼病的临床表现、诊断、辨证、治疗与预防的学科。其任务是防治眼病，维护人体视觉器官的健康。

2 中医之"眼"最早出自于哪里？

"眼"这一名称最早见于《黄帝内经》，而且《黄帝内经》对眼已经有了较为全面的认知。眼又称目，俗称眼睛，还被称为眼珠、目珠、目睛、睛珠、眸子、银海等。《内经》认为眼睛是由五脏六腑之精气所充养，眼睛的各组成部分分属于五脏。

3 中医理论中将眼分属于哪几个脏腑？

五脏六腑之精气皆上注于目，因而目与五脏六腑均有密切关系，体现在"五轮学说"之中。风轮——黑睛（包括角膜和虹膜）属肝，血轮——两眼的内外眦及附近组织属心，肉轮——两眼睑属脾，气轮——眼白（包括球结膜和巩膜）属肺，水轮——瞳仁（包括瞳孔、晶状体、玻璃体、视网膜）属肾。

4　眼与十二经脉的关系是什么？

眼与脏腑之间的有机联系，主要依靠经络贯通，构成一个完整的系统，以维持正常视觉功能。十二经脉直接或间接都与眼有关系。

5　眼病常见的病因有哪些？

中医把一切致病因素称为"邪气"，把人体抵抗疾病的能力称为"正气"。《素问·刺法论》中说："正气存内，邪不可干。"《素问·评热病论》中说："邪之所凑，其气必虚。"导致眼病发生的病因很多，如六淫、疠气、七情、饮食不节、劳倦、外伤、先天与衰老、药物因素等。

6　眼病的病机是什么？

中医认为，病机指疾病发生、发展与变化的机制。疾病之所以能够发生发展，主要取决于正邪两方面的斗争。眼病病机概括为：脏腑功能失调、经络玄府失调、气血津液失调。

7　眼病四诊指什么？

中医诊断特色在于"望、闻、问、切"，眼病四诊重点在于望诊与问诊，其次是舌诊和全身检查。

8　中医治疗眼病有效吗？

答案是肯定的。中医眼科学具有悠久的历史，在治疗眼科疾病中积累了丰富的经验。中医眼科对人眼的生理功能、病理变化及疾病的诊治方面有独到认识。将眼睛看作是与脏腑经络有内在联系的有机整体的一部分，辨证施治。

9 中医眼科传统手术方法有哪些？

手术治疗为中医眼科外治法之一，古称手法。很多眼病仅凭内服药物和一般外治方法不能奏效，必须配合手术治疗。历代中医眼科医家利用钩、割、镰、烙、针等器械进行手术医治。

10 何谓"金针拨内障"？

金针拨内障法适用于圆翳内障的翳定障老之时。早在唐代《外台秘要》即有记载，《目经大成》将针拨内障手法的8个步骤命名为：审机、点睛、射覆、探骊、扰海、卷帘、圆镜、完璧。现代中医眼科在此基础上，吸收西医同类手术的优点，创立了白内障针拨术及白内障针拨套出术。

11 眼病的调护措施有哪些？

调护工作是医疗工作中不可忽视的环节，正所谓"三分医治、七分调养"。眼病调护，重在辨证施护。宣传调护知识，防止交叉感染；保持七情和畅，切勿焦虑；正确饮食宜忌，不可偏嗜；正确药物调护。

12 眼病怎样预防？

防患于未然。中医学早在《黄帝内经》中就提出了"圣人不治已病治未病"的预防思想。饮食有节，起居有常；避免时邪，调和情志；讲究卫生，保护视力；注意安全，防止外伤；优生优育，防微杜渐；已病防变，瘥后防复。

13 哪些眼病适合看中医？

眼科血证：包括视网膜静脉阻塞、糖尿病视网膜病变、视网膜静脉周围炎等引起的视网膜出血和玻璃体积血，外伤引起的前房、结膜下出血等，中药汤剂可以加快出血吸收。

疑难性和慢性退行性眼底病：葡萄膜炎、视神经炎、缺血性视神经病变、中心性浆液性脉络膜视网膜病变、老年性黄斑变性、高度近视性眼底病变和一些西医诊断明确但治疗效果较差的眼病，如视网膜色素变性、遗传性视神经病变、视神经萎缩等，中药、针灸、穴位注射等传统疗法在改善视觉、缓解症状、减少复发上有一定疗效。

应用西药不能根治的反复发作性眼病：如顽固性干眼、过敏性和难治性角结膜炎、视疲劳、上睑下垂、不明原因的小儿眨眼等，外治中药熏蒸或超声雾化有一定优势。

14 中医怎样辨识体质？不同体质易引起哪些眼病？

（1）平和质：阴阳气血调和，体态匀称健壮，目光有神，精力充沛，性格随和开朗，较少患病，对自然环境和社会环境适应能力较强。

（2）气虚质：元气不足、体质虚胖、肌肉松软、易疲乏，易患感冒、内脏下垂、眼疲劳、眼睑下垂、视网膜脱离等疾病，病后康复缓慢。性格偏内向，怯弱，喜静喜卧。不耐劳，不耐受风寒、暑湿病气。

（3）阳虚质：阳气不足，畏寒怕冷。肌肉松软，耐夏不耐冬，易感风寒湿邪，性格内向沉静。易患膝软、肿胀、泄泻、眼睑浮肿、眼底水肿等疾病，外感易从寒化。

（4）阴虚质：阴液亏少，形体偏瘦，干燥虚热。性格外向，易急躁。耐冬不耐夏，不耐受暑、热、燥邪，感邪易从热化。易患干眼症、暴盲、内障。

（5）痰湿质：痰湿积聚，形体肥胖，腹部肥满，口黏苔腻。性格偏内向沉稳，不耐梅雨季节及湿性环境。易患胞生痰核、黄斑变性、黄斑水肿。

（6）湿热质：湿热内蕴，面垢油光，易生疖肿、痤疮，口苦，苔黄腻。易患针眼、睑缘赤烂、目赤昏花、视瞻有色、瞳神紧小、瞳神干缺。

（7）血瘀质：血行不畅，肤色晦暗，舌质紫黯。不耐受寒凉环境，易患血瘀暴盲。

（8）气郁质：气机郁滞、升降不利、胸腹不舒、精神抑郁、忧虑脆弱。形体瘦者较多，对精神刺激适应力差，不耐阴雨天气。易患眼疲劳、干眼症、视瞻昏渺、乌风内障等目病。

（9）特禀质：先天禀赋失常，以生理缺陷、过敏反应等为主要特征。一般均有过敏史或家族遗传病史，或有畸形或生理缺陷。患者阴阳元气不足，对外界适应力差。常易发生对花粉等过敏反应，易发生过敏性眼病或遗传性眼病。

15 中医治疗眼病的优势有哪些？

（1）注重整体论治，通过调理脏腑气血，疏通经络，扶正祛病，调动人体各系统协调参与、全面修复，使眼疾逐渐康复。

（2）追求辨证论治，对每位患者进行个体化精准辨证，做到三因制宜、精细治疗。

（3）中药方大都是多味药组成的复方，君臣佐使，相互协调，有汤、丸、膏、散剂等多种剂型，既可以治疗眼病又能调理身体，可长期用药。

（4）长期以来中医眼科探索研究和积累了独特的经验方药与治疗方法，并经长期临床实践证明，确实有效。

（5）中医还结合针刺、按摩、穴位注射、中药离子导入等方法综合治疗，可取得更好的疗效。

16 中药常见剂型有哪些？如何选择？

传统中药有八大剂型，即汤、丸、膏、散、露、丹、酒、锭。剂型不同，药物作用性质和吸收速度亦不同，进而影响药物的临床疗效。所谓"汤者荡也，去大病用之；散者散也，去急病用之；丸者缓也，不能速去之"，对于新病、急重病者适合用汤剂；慢病者宜选用丸剂。

17 中医常用的外治法有哪些？

中医常用的外治方法有：中药熏蒸、针刺、眼针、艾灸、雷火灸、放血、刮痧、穴位注射、揿针、耳穴、拔罐等。

18 中药熏蒸的原理和适应证是什么？

中药熏蒸治疗包括冷熏和热熏。

冷熏：在继承发扬中医传统熏洗眼法的基础上结合超声雾化原理，破坏中药药液表面张力和惯性，使之成为微烟的雾滴，通过导管输送到眼睛，达到局部治疗目的。适用于干眼症、结膜炎等眼表疾病。

热熏：用中药配方热熏患者双眼，通过中药及热效应共同作用，激发眼部气血流动，促进药物中有效成分渗透入局部病灶，达到治疗眼部疾病的目的。适应于睑板腺堵塞、干眼、视疲劳、睑腺炎、眶上神经痛等眼病。

19 针刺的原理和适应证是什么？

经络是运行气血、联系脏腑体表和全身的通道，是人体的调控系统，针刺穴位能疏通经络经气、平衡阴阳、调和气血。"十二经脉，三百六十五络，其血气皆上于面而走空窍，其精气上走于目而为睛"，眼睛与经络关系密切，因此，在眼周施针可以通畅眼周经气，改善眼部微循环，改变视觉电生理，提高新陈代谢，激活神经细胞。同时配合体针，整体调理人体的气血阴阳，因此适用于各种眼部疾病。

20 眼针的原理和适应证是什么？

以脏腑辨证为基础，通过观察白睛络脉形色的变化，用八卦对眼区进行划分并针刺治疗眼病。适用于葡萄膜炎、巩膜炎、甲状腺相关眼病等免疫及内分泌相关眼病。

21 艾灸的原理和适应证是什么？

用艾叶制成的艾灸材料产生的艾热刺激体表穴位或特定部位，发挥温阳补气、温经通络、消瘀散结、补中益气的作用，能加速眼周血液循环，改善眼部不适。适用于视疲劳、干眼症、小儿弱视、青少年近视、麻痹性斜视、动眼神经麻痹、重症肌无力眼型、上睑下垂、糖尿病视网膜病变、视神经萎缩等眼病。

22 雷火灸的原理和适应证是什么？

雷火灸较艾灸火力猛烈，药物燃烧时产生辐射能量（红外线和近红外线），在施灸部位形成高浓药区，渗透力更强，发挥疏经活络、活血利窍、改善组织血液循环的作用。适用于干眼症、眼轮匝肌痉挛、视网膜色素变性、前部缺血性视神经病变、视神经炎、视神经萎缩、外伤性视神经损伤、儿童屈光不正等眼病。

23 放血疗法的原理和适应证是什么？

用"三棱针"刺破人体特定部位的浅表血管，放出适量的血液以活血理气、消肿止痛、祛风止痒、开窍泄热、镇吐止泻、通经活络。适用于干眼症、睑腺炎、急性结膜炎、过敏性结膜炎、葡萄膜炎、巩膜炎等疾病。

24 刮痧的原理和适应证是什么？

疏通腠理、透邪外出，使脏腑秽浊之气通达于外。适用于视疲劳、眶上神经痛、干眼症等。

25 穴位注射的原理和适应证是什么？

通过在穴位内进行药物注射，以产生生物、物理作用和化学变化，将其刺激信息和中药药物，通过经络传导而达到治病的目的。适用于视疲劳和各种免疫性眼病。

26 揿针的原理和适应证是什么？

揿针是一种形似图钉状的特制的小型针具，作用于皮部穴位，维持微弱而较长时间的刺激，调整经络脏腑功能，达到防治疾病的目的。适用于视疲劳、眼轮匝肌痉挛等。

27 耳穴的原理和适应证是什么？

耳穴即耳廓上的反应点、刺激点。当人体有疾病时，往往会在耳廓的一定部位出现局部反应，如压痛、结节、变色等，通过刺激这些反应点（耳穴）来防治疾病。适用于小儿斜视、少儿近视、远视、上睑下垂、视神经萎缩、角膜炎、虹膜睫状体炎、眼底出血等眼病。

28　拔罐的原理和适应证是什么？

拔罐能除寒祛湿、疏通经络、祛除瘀滞、消肿止痛、拔毒泻热，具有调整人体的阴阳平衡、缓解疲劳、增强体质的功能，从而达到扶正祛邪治疗疾病的目的。适用于各种神经性眼病如眼轮匝肌痉挛、视神经病变等疾病。

29　常见眼病的中医病名有哪些？

睑腺炎——麦粒肿针眼；睑板腺囊肿——霰粒肿胞生痰核；睑缘炎——睑弦赤烂；眼睑湿疹——风赤疮痍；眼睑丹毒——眼丹；结膜滤泡症、滤泡性结膜炎——粟疮；沙眼——椒疮；溢泪——流泪症；慢性泪囊炎——漏睛；急性泪囊炎——漏睛疮；淋菌性结膜炎——脓漏眼；病毒性结膜炎、流行性出血性结膜炎（红眼病）——天行赤眼；急性卡他性结膜炎——暴风客热；流行性角膜结膜炎——天行赤眼暴翳；慢性结膜炎——赤丝虬脉；结膜下出血——白睛溢血；泡性结膜炎——金疳；单纯疱疹病毒性角膜炎——聚星障；细菌性角膜炎——凝脂翳；真菌性角膜炎——湿翳；角膜溃疡——花翳白陷；角膜穿孔、虹膜脱出——蟹睛；角膜瘘——正漏；束状角膜炎——风轮赤豆；角膜基质炎——混睛障；干眼症——白涩症；过敏性结膜炎——时复症；表层巩膜炎及前巩膜炎——火疳；前房积脓——黄液上冲；前房积血——血灌瞳神；葡萄膜炎——瞳神紧小；急性闭角型青光眼——绿风内障；开角型青光眼——青风内障；慢性闭角型青光眼——乌风内障；闭角型青光眼慢性期——黑风内障；青光眼绝对期并发白内障——黄风内障；老年性白内障——圆翳内障；先天性白内障——胎患内障；外伤性白内障——惊振内障；玻璃体混浊——云雾移睛；视网膜动脉阻塞——络阻暴盲；视网膜静脉阻塞——络瘀暴盲；视网膜静脉周围炎——络损暴盲；急性视神经炎——目系暴盲；中心性浆液性脉络膜视网膜病变——视瞻有色；视网膜色素变性（夜盲）——高风内障（高风雀目）；视神经萎缩——青盲；视网膜脱离——视衣脱离；结膜、角膜异物——异物入目；机械性非穿透性眼外伤——撞击伤目；机械性穿透性眼外伤——真睛破损；化学性眼外伤——酸碱伤目；爆炸性眼外伤——爆炸伤目；辐射性眼外伤——辐射伤目；电光性眼炎——光电伤目；翼状胬肉——胬肉攀睛；共同性斜视——通睛；麻痹性斜视——风牵偏视；倒睫和睑内翻——拳毛倒睫；上睑下垂——睑废；色盲——视赤如白；糖尿病性视网膜病变——消渴目病；甲状腺相关眼病——鹘眼凝睛；近视眼——能近怯远；远视眼——能远怯近。

30 干眼症的中医疗法有哪些？

中医内治：四诊合参进行辨证施治，调整脏腑功能，改善眼表环境及泪液分泌，常用药物如菊花、麦冬、枸杞子、柴胡等；中医外治：采用中药熏蒸和中药离子导入，同时，针刺、刮痧、推拿、埋线、脐灸等中医外治法也广泛应用于干眼症的治疗。

中医治疗干眼症具有症状改善效果好、不良反应少等优势，可在改善症状的同时缓解患者长期患病导致的焦虑、抑郁状态，体现了中医整体观念和辨证论治的特色。

31 "低头族""屏奴族"的视频终端综合征该怎样治疗？

电脑、智能手机、电视、游戏机等电子设备占据了人们的生活，"低头族"工作、学习、娱乐时都离不开电子设备，已经成为名副其实的"屏奴"，更是透支着眼睛的健康。他们常常会觉得眼睛疲劳，出现眼红、眼胀、干涩、流泪、眼眶酸痛等，有些自觉颈肩腰肌肉骨骼不适、头痛、头昏等，甚至对内分泌系统产生不良影响。良好的用眼习惯和生活环境至关重要，对于无法"规避"的用眼强度，中医药一些小妙招有一定作用！眼周穴位按摩：依次揉按天应穴、睛明穴、四白穴、太阳穴各20下；拇指按压太阳穴，食指关节内侧面轻刮眼眶一圈，先上后下，一天2次，早晚各一次。代茶饮：枸杞子茶、菊花茶富含丰富的维生素，尤其适用于肝火旺、用眼过度导致的双眼干涩。

32　真菌性角膜炎中医如何治疗？

真菌性角膜炎，在传统医学上称为"湿翳"，常见的致病菌有镰刀菌、念珠菌、曲霉菌等。本病多发生于气候潮湿炎热的夏秋农忙季节，因植物的枝叶擦伤黑睛，致湿毒之邪趁伤侵入，湿邪内蕴化热，熏灼黑睛所致。临证时，湿重于热证，予三仁汤加减；热重于湿证，甘露消毒丹加减。

33　视网膜色素变性中医如何治疗？

针灸治疗可通过提高视细胞的敏感性，增强视网膜功能并改善视网膜营养与代谢，改善视敏度。针灸取穴注重经络辨证，取穴远近配合，巧用奇穴。局部取穴为主，远端取穴为辅，可使眼球局部血管扩张、加速血液循环，改善视网膜血供及供氧，从而有益于提高视力和扩大视野。同时，通过联合中药、西药、穴位注射等中西医结合治疗方法，有可能缓解视网膜色素变性临床症状，达到疏通经络、调和气血、明目、增强视力的疗效。

34　哪些眼病适合"冬病夏治"？

俗话说"夏治三伏行针忙"，《黄帝内经》中就有夏日用针之说，三伏针灸是指在三伏节气人体阳气最旺盛之时，借助补虚助阳、温经散寒的针法、灸法或中药制成的敷贴，在特定天时作用于特定腧穴，起到温通经脉、助阳散寒、调和阴阳的作用，用于预防与治疗好发于冬季或者于冬季加重的某些疾病，适用于阳气不足、阴寒内积和免疫功能低下的疾病，体现了"冬病夏治""内病外治""天人相应"的中医特色。

对于易反复发作的免疫性炎症如视神经炎、葡萄膜炎及辨证属于阳气不足的视神经萎缩、缺血性视神经病变、视网膜动脉阻塞及视网膜静脉阻塞等疾病治疗有较好疗效，同时治疗时痛苦较小，易被儿童及老年人接受，既是传统医学中"术"与"时"的结合，也体现了中医治未病的重要思想。

35　过敏性鼻结膜炎中医如何治疗？

过敏性鼻结膜炎，临床表现以眼痒为主，可伴有结膜充血、异物感、分泌物增多等症状，本病在中医学属"目痒"范畴。同时，患者多伴有过敏性鼻炎，表现为眼痒，鼻塞、流清涕、打喷嚏等症状。中药内服：辛散宣肺代表方小青龙汤加减。中药熏洗（超声雾化）：秦皮、黄连、苦参、金银花、薄荷等。耳穴压豆：眼区、肺区、鼻区、脾区、肾区、风溪等。针灸按摩：上白、迎香、四白、足三里、风池、大椎、肺俞、脾俞、合谷等穴位。放血疗法：太阳、耳尖及耳穴眼区等依次放血。预防调护：保持心情舒畅，远离致敏原；少食或者忌食生冷刺激食物，规律作息，锻炼身体增强体质。生姜红枣茶：生姜5～7片，红枣6枚，掰开，煎水代茶饮以温肺化饮、解表散寒。桑菊茶：桑叶6克，菊花6克，薄荷6克，辛夷6克（包煎），芦根12克，煎水代茶饮以清风热，宣肺，明目通窍。也可口服玉屏风散，以健脾益气、固表的功效，提高机体免疫力。

36　中医怎样描述眼睑痉挛？

人们常说"左眼跳财，右眼跳灾"，无论是左眼跳财还是右眼跳财，如果"财神"经常砸到大家眼皮，就需要引起重视，及早就医。单纯眼轮匝肌痉挛，属中医"眼风"范畴。《审视瑶函》中称该症为"睥轮振跳"，多因"血虚气不知顺"。

针灸通过针刺眼部周围穴位，活血经络，改善眼部循环；配合电针治疗，调节神经兴奋与抑制平衡，改善循环，镇静安神；加上养血活血，熄风安神中药眼周热敷，缓解疲劳，进一步调节眼周血供。

37 甲状腺相关眼病的中西医结合治疗方法有哪些？

甲状腺功能异常可使眼睛"变大""变突"，不仅影响美观，还可危及视力。西医予药物治疗（糖皮质激素、免疫抑制剂）、眼部放疗和手术治疗（主要用于非活动期）。中医遵循疾病分型、分期，从"肝"论治，认为病机早期在于肝火上炎、后期为肝肾阴虚，汤剂配伍讲究标本兼治，同时结合针刺和灸法，以益气养阴为主，活血消瘿、理气化痰为辅。临床中应用丹栀逍遥散、杞菊地黄丸等清肝泻火、滋阴润燥的中药复方可缓解患者的临床症状、降低西药治疗的副作用，同时针药结合治疗可以提高临床疗效。

38 中医治疗葡萄膜炎的特色是什么？

葡萄膜炎的中医诊疗特色在于分期施治，急性期应祛风散寒，清热解表；慢性期予清热解毒，活血化瘀，健脾益气；恢复期当活血化瘀，益气固表，补益肝肾。

（1）治标与治本相结合，从整体观入手，调节机体免疫状况；从个体化入手，辨证施治，效果肯定，副作用小，可降低疾病复发率。

（2）"急则治其标，缓则治其本"，中医药适用于急性葡萄膜炎的控制，减轻局部和全身症状，缩短病程。

（3）遵从中医防病主要思想"正气存内，邪不可干，邪之所凑，其气必虚"，减少疾病并发症。

（4）中医药调理全身，能减轻激素、免疫抑制剂等药物的副作用，起到"减毒增效"的作用。

39 视神经脊髓炎的中西医协同诊疗优势有哪些？

视神经脊髓炎是一种致残性、罕见性疾病。即便每个发作周期应用免疫抑制剂、血浆置换等手段可以缓解病情，但无法保证不反复，特别是有些症状仍无特效药物，症状包括：慢性肢痛（痛性痉挛）；肢冷、肢麻（感觉异常等）；乏力、疲劳（行走困难）；震颤（下肢痉挛性肌张力增高）；尿失禁、便秘（膀胱直肠功能障碍）、抑郁、焦虑、失眠、性功能障碍、认知障碍等。以上这些症状，西药对症治疗部分能缓解，而部分不能缓解，特别是脾肾阳虚、阴阳俱虚体质视神经脊髓炎患者占绝大多数，根据患者全身症候随症加减药物，能够减少患者痛苦，改善症状、减少复发。

40 视神经萎缩的中医治疗方法是什么？

视神经萎缩后很难恢复，但是利用中药、针刺、神经营养剂和穴位注射治疗可使残存的视神经纤维发挥作用，维持患者现有视力。长期视神经萎缩的眼底如同一块干涸的土地，中药的作用如同"灌溉"，可以改善眼底血流速度，再用针刺如同"翻土"以刺激尚未完全闭锁的视神经，再加用神经营养剂如同"施肥"以给养这部分视神经。但视神经萎缩的治疗过程是漫长的，需要医生和患者长期的坚持和密切配合。

41 顽固性黄斑水肿的中医治疗原则是什么？

现代医学认为，黄斑水肿的产生与血-视网膜屏障的破坏（内皮细胞间的紧密连接被破坏、周细胞丢失、视网膜色素上皮细胞损伤等）、血管内皮生长因子及炎性细胞因子释放等有关，目前临床常用的玻璃体腔注射曲安奈德或抗血管内皮生长因子药物联合玻璃体手术等取得了较好的治疗效果，但药效难以持久，需要反复注射。减少复发、巩固疗效成为治疗顽固性黄斑水肿亟须解决的问题。从中医理论分析，黄斑水肿的直接病机为"血瘀水停"，而引起"血瘀水停"病理改变多与脾失健运、肝失疏泄、肾阳气化失司及全身气阴亏虚等气机运动障碍有关。治疗上活血利水法应贯穿黄斑水肿治疗始终，同时应遵循治水、治血必治气的原则，配合健脾益气、疏肝解郁、温阳益气、益气养阴及理气行滞等治气之法，治疗过程中重用车前子以利水，临床显示能够达到标本兼顾，巩固疗效，减少复发的目的。

42 缺血性视神经病变的中医治疗原则是什么？

缺血性视神经病变是指供应视神经营养的血管灌注不足，不能为视神经输送足够的营养物质，造成视神经急性损伤，患者出现视力下降、视野缺损，甚至眼底视盘水肿。本病相当于中医"视瞻昏渺""青盲""暴盲"的范畴。血为阴，气为阳，二者相互滋生，相互为用，是构成和维护人体生命活动的物质基础。中老年人一方面户外活动或运动较少，易致血流迟缓，血脉不畅；另一方面，随着年龄的增长，正气渐衰，加上工作节奏或精神紧张，有的全身伴有高血压、糖尿病、动脉硬化等影响血液质量及血管弹性的疾病，均可导致本病的发生。中医认为：肝气通于目，肝和则能辨五色矣；气为血之帅，气为动力，可生血、益气助血行，通血脉；阴为物质基础，滋阴可生津增液，润脉滑络，有利气行血畅，故治疗本病应重在"补血调肝，扶正补虚"。在临床中若不论年龄大小，只要瘀血就一味活血化瘀，甚则破血逐瘀，这种以损伤正气为代价的攻法并不一定适宜老年患者。因此，对缺血性视神经疾病，在理气活血的基础上，需加用黄芪、党参、太子参、黄精、熟地、女贞子、枸杞子、麦冬等益气滋阴中药。同时，本病早期宜局部或全身配合肾上腺皮质激素、血管扩张剂等药物抢救视功能，晚期宜配合针刺疗法发挥协同作用。

43 近视防控的中医疗法有哪些？

中医认为近视的发生多与心阳不足和肝肾亏虚有关。近视防控是一项系统工程，针灸、耳穴压豆、推拿、中药、眼保健操等疗法能加速眼部血液循环，改善眼肌营养，消除眼疲劳，缓解睫状肌痉挛，改善眼调节功能，使青少年持续近距离用眼后导致的眼调节障碍及时得到改善，有助于控制近视的进展。

44 干性老年性黄斑变性的中医治疗原则是什么？

老年性黄斑变性分为渗出型（湿性）及萎缩型（干性），是老年人常见的退行性眼底病变，可导致不可逆的中心视力丧失。其中，干性老年性黄斑变性约占所有老年性黄斑变性患者的80%左右，其发生可能与氧化应激、免疫与炎性反应、遗传、环境等因素有关。治疗方面目前尚未破解，临床多以抗氧化剂、维生素类、微量元素类等药物延缓疾病进程，或仅嘱患者定期随诊。本病属于中医学"视直如曲""视瞻昏渺"范畴，《目经大成》中"视惑五"记载："此目人看无病，但自视物色颠倒紊乱，失却本来面目，如视正为邪、视定为动、赤为白、小为大、一为二之类。"中医从肝、脾、肾论治，以滋阴助阳、化瘀散结为治疗原则，通过抑制视网膜色素上皮凋亡、抗氧化应激、调节机体免疫炎性反应等多种机制保护视网膜，为干性老年性黄斑变性的临床治疗提供了新的思路。

45 青睫综合征的中医治疗原则是什么？

青睫综合征，即青光眼睫状体炎综合征，常见于20～50岁的青壮年，以不可预测的反复眼压升高伴前葡萄膜炎为特点。通常为单眼突发视物模糊、眼压显著升高，有典型的角膜后沉着物。本病虽有一定的自限性，但因致病因素复杂，与感染、免疫遗传、血管功能障碍、炎症介质、全身性疾病等，以及焦虑、抑郁等不良精神状态均有关，本病很容易复发，若未及时、规范治疗，升高的眼压可能造成典型的青光眼视野损害。在常规应用皮质类固醇、非甾体抗炎药、降眼压滴眼液及抗病毒类滴眼液之外，中医治疗本病从调理肝、胆疏泄入手，通畅三焦，消除及减少本病复发。

46 眼肌麻痹的中医辨证治疗原则是什么？

眼肌麻痹相当于中医"风牵偏视""目偏视""视歧"，本病症状的描述最早见于《黄帝内经·灵枢·大惑论》："邪中于项，因逢其身之虚，其入深，则随眼系以入于脑。入于脑则脑转，脑转则引目系急。目系急则目眩以转矣。邪中其精，其精所中不相比也，则精散。精散则视歧，视歧见两物。"中医将本病分为：风邪中络型、风痰阻络型、外伤瘀阻型。风邪中络型主要是外感风寒，侵袭眼周经络导致；风痰阻络型主要为脾失健运导致痰湿，阻滞眼周经络；外伤瘀阻型主要由外伤引起，与骨折等疾病有关。中医针刺疗法是目前治疗眼肌麻痹的有效方法之一。针刺疗法治疗眼肌麻痹具有易操作、痛苦少、疗效好的优点，主要是通过调和阴阳、疏通经络起到治疗作用。针刺包括眼针和体针取穴；眼针疗法能有效改善脑神经功能的缺损，促进经络气血运行，减少炎症反应发生；体针疗法又称毫针疗法，针刺眼周穴位可增加眼周神经传导，促进眼周麻痹部位肌肉神经恢复，进而调节眼位，改善视物重影症状。同时在针刺穴位行针得气后，应用电针治疗，可提高肌肉组织兴奋性，提高针刺疗效，增加肌肉刺激进而改善神经冲动的传导。在针刺治疗的基础上联合应用辨证处方的中药汤剂、穴位药物注射、雷火灸、督灸等可获得更好的疗效。参考取穴：睛明、瞳子髎、承泣、四白、攒竹、太阳、丝竹空、合谷、风池、百会，远端取穴足三里、光明、三阴交。

47　眼肌型重症肌无力的中医治疗原则是什么？

神经肌肉接头传递障碍导致的收缩无力称为重症肌无力，依据受累部位不同和病情严重程度可分为多种类型，眼肌型重症肌无力最常见。中医将本病命名为"痿证""睑废"，辨证多属脾虚。脾主运化，为"后天之本"，脏腑精气上注于目；主统血，血随气行，血运目络；主升清，目得温煦，目窍通利；主肌肉，眼睑肌肉得养，则眼睑开合自如。脾虚则运化失常，清气下陷，中气不足，筋脉失养，以致眼肌无力，上睑下垂，眼睑开合异常。治疗应以健脾益气为主。补中益气汤为补气升阳、甘温除大热的代表方，一方面，补气健脾，使后天生化有源，治疗脾胃气虚诸证；另一方面，升提中气，恢复中焦升降之功能，改善下脱、下垂之证，在眼肌型重症肌无力治疗中随症加减，方可获良效。

48　中西医治疗的常见眼病有哪些？

对于目前必须采用西医治疗且西医手术治疗显效的疾病如白内障、斜视、闭角型青光眼、视网膜脱离、黄斑裂孔等疾病，一旦诊断明确，应尽早治疗，避免贻误病情。而对于许多眼表疾病、视神经疾病、老年退行性眼底病变，临证时在应用西医治疗的同时，加用中药汤剂口服、针刺、灸疗等方法能事半功倍。

（訾迎新）

第二十五章

眼科常见疾病的护理

1 急性结膜炎患者该怎样护理？

一般护理：急性结膜炎具有很强的传染性，一旦确诊应避免交叉感染。做到勤洗手，不与他人共用物品，毛巾、脸盆等日常用品应分开存放，使用过的脸盆、毛巾等及时煮沸消毒；洗脸时注意先洗健侧再洗患侧；单眼患病时注意保护健眼，不用手或脏物擦眼。饮食应清淡，避免进食辛辣刺激性食物。注意休息，避免过度用眼，睡眠时采取患眼在下的侧卧位，以免患眼分泌物流入健眼引起交叉感染。

眼部护理：严禁包扎患眼，以免分泌物流出不畅，加重感染；保持患眼清洁，眼部分泌物较多时可用生理盐水进行冲洗，冲洗结膜囊时应小心操作，避免损伤角膜上皮，单眼冲洗时勿将冲洗液溅入健眼，以免交叉感染；遵医嘱应用抗生素眼药水。

2 慢性泪囊炎患者该怎样护理？

一般护理：配合医生做好术前相关检查和准备工作；注意休息，避免疲劳；清淡饮食，避免辛辣、刺激性、生冷油腻食物；保持良好、积极的心态，避免焦虑和紧张情绪。

手术护理：术前3天开始遵医嘱使用抗生素眼药水，点眼时应先用手指压迫泪囊区，排空泪囊分泌物再进行点眼；术后遵医嘱行颊部冰敷，避免拉扯鼻腔内填塞的纱布条，若出现较多出血或切口有较多脓性分泌物应及时告知医生；养成良好的环境卫生及眼部卫生习惯。

3 干眼症患者该怎样护理？

干眼症是一种常见的眼部疾病，日常护理十分重要，有助于缓解不适。干眼症的一般护理：①使用泪液成分替代疗法，如人工泪液；②在医生指导下尽可能避免服用或调整可减少泪液分泌的药物，如阿托品类药物、抗组胺药物、抗心律失常药物等；③保持室内空气湿润，避免长时间待在空调、风尘和烟雾环境中；④睡前可以进行适当眼部热敷；⑤改变不良生活习惯，保证充足睡眠，注意用眼卫生，避免过度用眼，避免长时间使用电子产品；⑥饮食营养均衡，多食富含维生素的食物。

4 细菌性角膜炎患者该怎样护理？

一般护理：避免交叉感染，勤洗手，不与他人共用物品，个人用物及眼药水专用，并定期消毒；注意休息，避免过度用眼，减少户外活动；睡眠时采取患侧卧位，以免患眼分泌物流入健眼引起交叉污染；勿用手揉眼，勿用力咳嗽及打喷嚏，防止角膜溃疡穿孔；清淡饮食，食用易消化的食物。

眼部护理：在医生指导下进行局部热敷，促进血液循环，有助于炎症的吸收；严格按医嘱用药，合理安排点眼的时间和次序；有前房积脓者取半卧位，防止脓液积聚于前房下部，防止脓液流向后方，减少对角膜内皮的损伤。

5 真菌性角膜炎患者该怎样护理？

一般护理：避免交叉感染，勤洗手，注意眼部卫生，不与他人共用物品，个人用物定期消毒；勿用手揉眼，勿用力咳嗽、打喷嚏，防止角膜溃疡穿孔；避免碰撞眼球或俯身用力等动作，避免眼部受外伤；清淡饮食，食用易消化的食物；建立良好的生活方式，避免饮酒、感冒等诱发因素。

眼部护理：严格按医嘱用药，合理安排点眼的时间和次序；有前房积脓者取半卧位，防止脓液积聚于前房下部，防止脓液流向后方，减少对角膜内皮的损伤；保持眼部及周围皮肤清洁，每天早上用生理盐水棉签清洁眼部及周围皮肤；避免用力压眼球及翻转眼睑。

6　角膜移植患者该怎样护理？

一般护理：遵医嘱用药，不可随意停用或更改药物剂量和使用频次；注意休息，避免用眼疲劳；保持良好、积极的心态，避免过度焦虑和紧张；养成良好的用眼习惯和用眼卫生，毛巾、脸盆等接触眼睛的生活用品定期煮沸消毒；注意用眼安全，避免眼部被碰撞、受伤；避免长时间低头、俯卧、压迫眼球、用力咳嗽等动作；加强营养，饮食均衡，多食新鲜蔬菜水果，增强机体免疫力。

手术护理：配合医护做好术前常规检查和准备工作；拟行全麻手术者应遵医嘱禁食、禁水；术后出现眼痛、眼胀等不适应及时告知医生；术后遵医嘱应用糖皮质激素及免疫抑制剂者，若出现药物不良反应及时告知医生。

7　眼睑恶性肿瘤患者该怎样护理？

一般护理：饮食应营养均衡，多食用富含维生素的食物，增加机体抵抗力；注意休息，保证充足的睡眠；关注心理健康，加强心理疏导，减轻对病情和手术的焦虑、紧张情绪。

治疗护理：密切观察患眼术后的病情变化，如有异常及时告知主管医生；密切关注患者放疗、化疗中的不良反应；遵医嘱用药，不可随意停用或更改药物剂量和使用频次。

8　视网膜母细胞瘤患者该怎样护理？

一般护理：加强患儿喂养，及时给患儿添加辅食加强营养，增强机体抵抗力；保持患儿所在环境安静，避免声音嘈杂，保证患儿充足的睡眠；密切关注患儿病情及日常状态，如有异常及时告知主管医生。

治疗护理：行手术治疗的患儿，术前做好相关检查和准备工作，全麻手术的患儿应禁食、禁水，术后注意观察患儿的身体、精神状态；进行化疗的患儿应注意观察药物的不良反应，如有不适及时告知医生；遵医嘱用药，不可随意停用或更改药物剂量和使用频次。

9　翼状胬肉患者该怎样护理？

一般护理：小而非进行性的翼状胬肉可暂不手术，除非考虑影响个人美观；日常注意做好眼部防护，避免长时间的户外活动，如确实需要外出可佩戴防护眼镜用来防止风沙、粉尘及紫外线对眼睛的伤害；养成良好的卫生习惯，注意用眼卫生，积极防治慢性结膜炎。

手术护理：进行性发展的翼状胬肉侵袭瞳孔区，影响视力则考虑手术。术前配合医护进行常规泪道冲洗、结膜囊冲洗，监测血压、血糖、生命体征等准备工作；遵医嘱使用抗生素类滴眼液；手术当天避免进食、饮水过多；术后注意休息，饮食宜清淡，避免进食辛辣、刺激性食物；注意观察敷料有无渗血，如有异常及时告知医生；注意眼部卫生，勿揉眼。

10　眶蜂窝织炎患者该怎样护理？

一般护理：注意休息，避免外界环境刺激；体温过高时，给予物理降温或药物降温；严密观察病情变化，如发生视力下降、恶心呕吐、头痛等症状，应立即告知医生；多吃易消化、清淡、高蛋白、高维生素食物，适当运动增强机体抵抗力；积极预防及治疗眼眶周围组织的炎症；

严密观察病情变化，防止炎症扩散。

治疗护理：诊断明确者，在医生指导下全身应用足量抗生素控制炎症，根据病情适当使用糖皮质激素，使用脱水剂降低眶内压；眼球突出、眼睑不能闭合的患者，可在医生指导下使用湿房镜；遵医嘱使用抗生素眼药水、眼药膏保护角膜。

11 老年性白内障患者该怎样护理？

一般护理：注意休息，保证充足的睡眠，避免过度用眼；有基础病的患者，密切关注全身病情变化，监测血压、血糖等，如有异常及时告知主管医生；避免剧烈运动、揉搓眼睛、用力打喷嚏和咳嗽等；注意用眼卫生，勿用脏手、不干净的毛巾擦眼；饮食清淡、营养均衡，避免进食辛辣、刺激性食物，保证饮水量充足。

手术护理：配合医护进行术前常规泪道冲洗、结膜囊冲洗、监测血压、血糖、生命体征等；遵医嘱进行术前散瞳；术前避免进食、饮水过多；术后注意观察敷料有无渗血，如有异常及时告知主管医生；遵医嘱用药，合理安排点眼的时间和次序。

12 先天性白内障患者该怎样护理？

一般护理：加强患儿喂养，及时给患儿添加辅食加强营养；保持患儿所处环境安静，避免声音嘈杂影响患儿休息；密切关注患儿病情及日常状态，如有异常及时告知主管医生；加强患儿用眼卫生，勿用手揉眼；注意用眼习惯，勿让患儿长时间用眼。

手术护理：拟行手术治疗的患儿，术前应做好相关检查和准备工作，全麻手术的患儿应禁食、禁水，术前、术后注意观察患儿的体征状态，如有异常及时告知主管医生；术前遵医嘱对患儿进行点眼散瞳；加强患儿看护，避免患儿抓扯眼部敷料，避免患儿剧烈活动；密切观察患儿敷料有无大量出血、渗出，如有异常及时告知主管医生。

13 急性闭角型青光眼患者该怎样护理？

一般护理：避免在黑暗环境中停留时间过久；注意休息，保证充足的睡眠，养成良好的作息，避免用眼过度及长时间低头、弯腰；清淡饮食，避免食用辛辣、刺激性食物，保持排便通畅；避免饮食浓茶、咖啡，每次饮水量不超过 300 mL，戒烟、戒酒；保持情绪平稳，避免情绪激动；保持心情舒畅，有良好的心态；出现眼睛胀痛、头痛、恶心、呕吐伴视力下降时应及时就医。

眼部护理：拟手术治疗的患者术前配合医护进行常规泪道冲洗、结膜囊冲洗，监测血压、血糖、生命体征等准备工作；术前眼压高者遵医嘱使用降眼压药物；术后注意观察敷料有无渗血，如有异常及时告知主管医生；遵医嘱用药，合理安排点眼的时间和次序。

14 视网膜脱离患者该怎样护理？

一般护理：尽量安静休息，平躺时枕头垫高，勿剧烈活动，闭眼或包扎双眼，减少眼球活动；饮食上，多食富含维生素、优质蛋白的食物；避免重体力劳动、高空作业、乘飞机旅行等；保持良好心态，避免情绪波动。手术前的体位若能保持让视网膜裂孔处于眼球的低位，则可以延缓视网膜脱离的进展。

手术护理：术前配合医护进行常规泪道冲洗、结膜囊冲洗，监测血压、血糖、生命体征等准备工作；术前遵医嘱进行术眼散瞳；局麻患者术前避免进食、饮水过多，全麻患者严格禁食、禁水；眼内填充硅油或膨胀气体者，遵医嘱指导患者头低俯卧位；出现恶心、呕吐、头痛等高眼压症状时及时告知医生；出院后遵医嘱进行点眼，定期复查，若出现视力下降明显、眼前闪光感、视野缺损时，应立即就诊。

15 糖尿病视网膜病变患者该怎样护理？

一般护理：监测血糖、血压变化，遵医嘱应用降糖药物，如有异常及时告知主管医生；严格进行糖尿病饮食管理，防止低血糖的发生；出现玻璃体积血的患者应卧床休息，禁止剧烈活动；避免疲劳、精神紧张，保持良好心情。

治疗护理：术前配合医护进行常规泪道冲洗、结膜囊冲洗，监测血压、血糖、生命体征等准备工作；拟行玻璃体切除术者，术前遵医嘱点散瞳眼药水进行术眼散瞳。局麻患者术前避免进食、饮水过多，全麻患者严格禁食、禁水，同时防止低血糖发生；对于并发新生血管性青光眼的患者应密切关注眼压变化，如出现恶心、呕吐、头痛等症状，及时告知医生进一步处理；眼内填充硅油者，遵医嘱保持头低俯卧位；术后遵医嘱点眼，出院后定期复查眼底，如有异常，随时就诊。

16 视网膜静脉阻塞患者该怎样护理？

一般护理：注意休息，保证充足的睡眠，避免过度劳累、精神紧张等不良刺激；养成良好的生活习惯，戒烟戒酒、饮食均衡；对于有基础病的患者，密切关注病情变化，如高血压、动脉硬化等疾病患者应定期检查身体，积极治疗原发病；保持良好心态，避免心情过度紧张、焦虑。

手术护理：拟行玻璃体切除术的患者，术前配合医护进行常规泪道冲洗、结膜囊冲洗，监测生命体征等准备工作，术前点散瞳眼药水进行术眼散瞳；局麻患者术前避免进食、饮水过多，保持心情平稳，避免情绪波动引起血压升高，全麻患者严格禁食、禁水；遵医嘱用药，合理安排点眼的时间和次序；出院后定期复查眼底，如有异常，随时就诊。

17　视网膜中央动脉阻塞患者该怎样护理？

一般护理：积极配合医生进行抢救工作，尽可能挽救视力；密切关注病情变化，如有异常，及时告知医生；合理饮食，劳逸结合，避免各种不良刺激；加强心理疏导，尽量避免过度焦虑、悲伤等。

治疗护理：遵医嘱进行吸氧，用氧期间注意用氧安全；遵医嘱合理用药，密切观察用药反应，如有异常及时告知主管医生；嘱咐患者起床动作轻缓，勿忽然站立，预防头晕、摔倒；出院后定期复查，如有不适，随时就诊。

18　老年性黄斑变性患者该怎样护理？

一般护理：注意休息，保证充足的睡眠；有基础病的患者应密切关注全身病情变化，监测血压、血糖等，如有异常及时告知医生；注意饮食营养均衡，搭配合理，多食富含维生素、蛋白质的食物。

治疗护理：行激光治疗、光动力疗法或眼底血管造影检查前，遵医嘱点散瞳眼药水；行光动力疗法的患者治疗后应避光48小时，尽量在室内活动；行玻璃体腔注药术的患者，术前配合医护进行常规泪道冲洗、结膜囊冲洗，遵医嘱用抗生素眼药水点眼；出院后定期复查，如有不适，随时就诊。

19　缺血性视神经病变患者该怎样护理？

一般护理：避免疲劳，规律生活作息，保持心情舒畅，避免不良刺激；合理膳食，避免食用辛辣、刺激性食物；密切注意眼部病情变化，如有异常及时告知主管医生；养成良好的生活习惯对疾病康复十分重要，戒烟戒酒、保持睡眠充足；患有基础病者，密切关注全身情况。

治疗护理：遵医嘱进行药物治疗，按时服用口服药物，密切关注用药反应，如有异常及时告知主管医生；服用糖皮质激素者应注意是否出现不良反应；出院后按时服药，定期复查，注意视力和视野变化及药物不良反应，如有异常，随时就诊。

20　葡萄膜炎患者该怎样护理？

一般护理：本病易复发，应积极锻炼增强体质，预防感冒，尤其季节交替时；家中可常备散瞳药，一旦复发应及时点眼；饮食宜清淡，避免辛辣、刺激性食物；劳逸结合，减少劳累，保持心情愉悦；注意观察眼痛、畏光、流泪、视力下降等症状有无改善，外出可佩戴墨镜保护眼睛，局部热敷可促进炎症产物吸收，减少疼痛；因病程长，应树立战胜疾病的信心，加强心理疏导，避免过度焦虑、紧张。

用药护理：①散瞳药物。急性前葡萄膜炎的治疗首选是扩散瞳孔，其目的在于防止或拉开虹膜后粘连，在医生指导下使用复方托吡卡胺滴眼液、阿托品眼膏，若用药后出现口干、面色潮红、心跳加速等不适，可多饮水促进药物的排泄，休息后可缓解；②糖皮质激素。长期局部使用可出现激素性青光眼、白内障等并发症，应注意观察眼压变化，眼压高时在医生指导下应用药物控制眼压，长期全身应用糖皮质激素副作用较大，可能出现向心性肥胖、骨质疏松、胃出血等并发症，应遵医嘱服用保护胃黏膜、钙片等药物，减轻症状。口服药尤其是激素类药物应按时服用，定期复查，切不可自行停药或加减药量。

21　机械性眼外伤患者该怎样护理？

一般护理：稳定患者情绪，鼓励积极配合诊疗，密切关注患者全身病情变化及身体状态，如有异常，及时告知医生。

手术护理：配合医护进行抗感染、止血、镇痛处理；全麻手术者禁食、禁水；术后根据医生指导采取相应体位，密切关注眼部病情变化，术眼敷料有无松脱、移位、出血、渗出等；勿压迫术眼，饮食清淡，保持大便通畅，避免用力排便导致伤口裂开；注意休息，减少眼球转动摩擦伤口；出院后定期复查，如有不适，随时就诊。

22 眼化学烧伤患者该怎样护理？

一般护理：稳定情绪，积极配合诊疗，配合医生争分夺秒充分、持续冲洗患眼结膜囊；密切关注患者全身病情变化及身体状态，如有异常，及时告知医生。

手术护理：配合医护完善术前相关准备工作，监测生命体征，遵医嘱术前用药；拟行全麻手术者术前禁食、禁水；术后注意观察患眼敷料有无渗出、出血等，及时告知医生；羊膜移植术后的患者注意勿揉搓术眼；角膜移植术后患者应注意保护术眼，避免引起移植片损伤、移位、脱离等；术后遵医嘱用药，合理安排点眼的时间和次序，出院后定期复查，如有不适，随时就诊。

23 斜视患者该怎样护理？

一般护理：斜视患者多为儿童，家长应注意看护，防止发生意外；注意休息，保证充足的睡眠；注意饮食营养均衡。

手术护理：术前配合医护完善相关检查及准备工作；拟行全麻手术者术前禁食、禁水；遵医嘱进行抗感染、止血等药物治疗；加强心理疏导，减轻焦虑、恐惧的心理状态；出院后遵医嘱用药、避免剧烈活动、避免脏水进眼，定期复查，若病情发生变化，及时就诊。

24 盲和低视力患者该怎样护理？

一个人较好眼的最佳矫正视力＜0.05为盲，如果较好眼的最佳矫正视力＜0.3，但又≥0.05则称为低视力。对于视力残疾的患者，心理健康尤其重要，对于亲属来说，应给予这类患者更多的关心关爱，减轻其悲观心理。鼓励患者积极治疗，配合训练，学得一技之长重拾自信心，最大限度地利用残存视力获得高质量生活。

此外，也应注重盲和低视力患者的生活护理，协助患者提高自我护理能力，减少各种受伤的危险，达到独立生活的目标。如居住和生活环境尽量减少障碍物、生活用品定点放置、外出有人陪伴或使用导盲犬等。教会患者在发生危险时如何寻求帮助。对不同需求的患者，找到适合的康复训练方法，如使用助视器等。学习防盲治盲知识，对可治疗的眼病尽早治疗，尽可能提高视力。

（邹萍萍　薛　瑢）

参 考 文 献

《重复低强度红光照射辅助治疗儿童青少年近视专家共识（2022）》专家组，2022. 重复低强度红光照射辅助治疗儿童青少年近视专家共识（2022）［J］. 中华实验眼科杂志，40（7）：599-603.

葛坚，王宁利，2015. 眼科学［M］. 3版. 北京：人民卫生出版社.

金明，2020. 现代中医眼科学［M］. 北京：中国医药科技出版社.

黎晓新，王宁利，2016. 眼科学［M］. 北京：人民卫生出版社.

梁申芝，董怡辰，万光明，等，2022. 羊膜覆盖治疗复发性高度近视黄斑裂孔性视网膜脱离的临床疗效［J］. 中华眼底病杂志，38（6）：491-494.

刘家琦，李凤鸣，2010. 实用眼科学［M］. 3版. 北京：人民卫生出版社.

彭清华，2021. 中医眼科学［M］. 北京：中国中医药出版社.

彭清华，忻耀杰，2015. 中医五官科学［M］. 北京：人民卫生出版社.

魏文斌，2014. 同仁眼科诊疗指南［M］. 北京：人民卫生出版社.

亚洲干眼协会中国分会，2020. 海峡两岸医药卫生交流协会眼科学专业委员会眼表与泪液病学组，中国医师协会眼科医师分会眼表与干眼学组. 中国干眼专家共识：治疗（2020年）［J］. 中华眼科杂志，56（12）：907-913.

亚洲干眼协会中国分会，海峡两岸医药交流协会眼科专业委员会眼表与泪液病学组，2018. 我国蠕形螨睑缘炎诊断和治疗专家共识（2018年）［J］. 中华眼科杂志，54（7）：491-495.

亚洲干眼协会中国分会，海峡两岸医药卫生交流协会眼科学专业委员会眼表与泪液病学组，中国医师协会眼科医师分会眼表与干眼学组，2020. 中国干眼专家共识：检查和诊断（2020年）［J］. 中华眼科杂志，56（10）：741-747.

亚洲干眼协会中国分会，海峡两岸医药卫生交流协会眼科学专业委员会眼表与泪液病学组，中国医师协会眼科医师分会眼表与干眼学组，2022. 中国干眼专家共识：生活方式相关性干眼（2022年）［J］. 中华眼科杂志，58（8）：573-583.

亚洲干眼协会中国分会，海峡两岸医药卫生交流协会眼科学专业委员会眼表与泪液病学组，中国医师协会眼科医师分会眼表与干眼学组，2023. 中国睑板腺功能障碍专家共识：定义和分类（2023年）［J］. 中华眼科杂志，59（4）：256-261.

杨培增，2016. 葡萄膜炎诊治概要［M］. 北京：人民卫生出版社.

杨培增，范先群，2018. 眼科学［M］. 9版. 北京：人民卫生出版社.

张效房，杨培增，2020. 张效房眼外伤学［M］. 北京：人民卫生出版社.

赵堪兴，杨培增，2008. 眼科学［M］. 7版. 北京：人民卫生出版社.

中国眼科遗传联盟，中国眼遗传病诊疗小组，中国医师协会眼科医师分会遗传眼病学组，2021. 视网膜色素变性治疗循证指南（2021年）[J]. 眼科，30（4）：249-258.

中国医师协会眼科医师分会屈光手术学组，2021. 中国伴年龄相关性调节不足屈光不正患者激光角膜屈光手术专家共识（2021年）[J]. 中华眼科杂志，57（9）：651-657.

中华人民共和国国家卫生健康委员会，2018. 弱视诊治指南[EB/OL]. http://www. nhc.gov.cn/yzygj/s7652/201806/f8477829bfe149aebe4d75ddce0a663e.shtml.

中华人民共和国国家卫生健康委员会，2018. 斜视诊治指南[EB/OL]. http://www. nhc.gov.cn/yzygj/s7652/201806/919fa94a6d41447d95b91c5b2a3ed1d1.shtml.

中华人民共和国国家卫生健康委员会，2021. 儿童青少年近视防控适宜技术指南（更新版）[EB/OL]. http://www.nhc.gov.cn/yzygj/s7652/201806/919fa94a6d41447d 95b91c5b2a3ed1d1.shtml.

中华医学会儿科学分会眼科学组，2022. 早产儿视网膜病变治疗规范专家共识[J]. 中华眼底病杂志，38（1）：10-13.

中华医学会风湿病学分会，2010. 干燥综合征诊断及治疗指南（2010年版）[J]. 中华风湿学会志，14（11）：766-768.

中华医学会糖尿病学分会视网膜病变学组，2021. 糖尿病相关眼病防治多学科中国专家共识（2021年版）[J]. 中华糖尿病杂志，13（11）：1026-1042.

中华医学会眼科学分会白内障及屈光手术学组，2022. 中国儿童白内障围手术期管理专家共识（2022年）[J]. 中华眼科杂志，58（5）：326-333.

中华医学会眼科学分会白内障及人工晶体组，2019. 中国多焦点人工晶体临床应用专家共识（2019年）[J]. 中华眼科杂志，55（7）：491-494.

中华医学会眼科学分会白内障及人工晶体组，2021. 中国人工晶体分类专家共识（2021年）[J]. 中华眼科杂志，57（7）：495-501.

中华医学会眼科学分会角膜病学组，2016. 我国糖皮质激素眼用制剂在角膜和眼表疾病治疗中应用的专家共识（2016年）[J]. 中华眼科杂志，52（12）：894-897.

中华医学会眼科学分会角膜病学组，2018. 中国过敏性结膜炎诊断和治疗专家共识（2018年）[J]. 中华眼科杂志. 54（6）：409-413.

中华医学会眼科学分会角膜病学组，2019. 中国圆锥角膜诊断和治疗专家共识（2019年）[J]. 中华眼科杂志. 55（12）：891-895.

中华医学会眼科学分会青光眼学组，中国医师协会眼科医师分会青光眼学组，2020. 中国青光眼指南（2020年）[J]. 中华眼科杂志，56（8）：573-586.

中华医学会眼科学分会神经眼科学组，2014. 视神经炎诊断和治疗专家共识（2014年）[J]. 中华眼科杂志（6）：459-463.

中华医学会眼科学分会神经眼科学组，2015. 我国非动脉炎性前部缺血性视神经病变诊断和治疗专家共识（2015年）［J］. 中华眼科杂志，51（5）：323-326.

中华医学会眼科学分会神经眼科学组，2018. 我国Meige综合征诊断和治疗专家共识（2018年）［J］. 中华眼科杂志，54（2）：93-95.

中华医学会眼科学分会神经眼科学组，Leber遗传性视神经病变协作组，2019. Leber遗传性视神经病变诊断和治疗专家共识（2019年）［J］. 眼科，28（5）：328-335.

中华医学会眼科学分会斜视与小儿眼科学组，中国医师协会眼科医师分会斜视与小儿眼科学组，2021. 中国儿童弱视防治专家共识（2021年）［J］. 中华眼科杂志，57（5）：336-340.

中华医学会眼科学分会眼底病学组，中国医师协会眼科医师分会眼底病学组，许迅，等，2023. 我国糖尿病视网膜病变临床诊疗指南（2022年）——基于循证医学修订. 中华眼底病杂志，39（2）：99-124.

中华医学会眼科学分会眼底病学组，中华医学会儿科学分会眼科学组，中华医学会眼科学分会眼整形眶病学组，2019. 中国视网膜母细胞瘤诊断和治疗指南（2019年）［J］. 中华眼科杂志，55（10）：726-738.

中华医学会眼科学分会眼免疫学组，2016. 我国急性前葡萄膜炎临床诊疗专家共识（2016年）［J］. 中华眼科杂志，52（3）：164-166.

中华医学会眼科学分会眼免疫学组，中国医师协会眼科医师分会葡萄膜炎与免疫学组，2022. 中国Fuchs葡萄膜炎综合征临床诊疗专家共识（2022年）［J］. 中华眼科杂志，58（7）：500-505.

中华医学会眼科学分会眼视光学组，2019. 中国经上皮准分子激光角膜切削术专家共识（2019年）［J］. 中华眼科杂志，55（3）：169-173.

中华医学会眼科学分会眼视光学组，中国医师协会眼科医师分会眼视光学专业委员会，中国非公立医疗机构协会眼科专业委员会眼视光学组，等，2021. 角膜塑形镜验配流程专家共识（2021）［J］. 中华眼视光学与视觉科学杂志，23（1）：1-5.

中华医学会眼科学分会眼视光学组，中国医师协会眼科医师分会眼视光专业委员会，2022. 低浓度阿托品滴眼液在儿童青少年近视防控中的应用专家共识（2022）［J］. 中华眼视光学与视觉科学杂志，24（6）：401-409.

中华医学会眼科学分会眼外伤学组，2021. 中国眼内异物伤诊疗专家共识（2021年）［J］. 中华眼科杂志，57（11）：819-824.

中华医学会眼科学分会眼整形眼眶病学组，2020. 中国内镜泪囊鼻腔吻合术治疗慢性泪囊炎专家共识（2020年）［J］. 中华眼科杂志，56（11）：820-823.

中华医学会眼科学分会眼整形眼眶病学组，2021. 中国先天性鼻泪管阻塞诊疗专家共识（2021年）［J］. 中华眼科杂志，57（11）：814-818.

中华医学会眼科学分会眼整形眼眶病学组，中华医学会内分泌学分会甲状腺学组，

2022. 中国甲状腺相关眼病诊断和治疗指南（2022年）［J］. 中华眼科杂志，58
（9）：646-668.

中华预防医学会公共卫生眼科分会，2022. 中国学龄儿童眼球远视储备、眼轴长度、
角膜曲率参考区间及相关遗传因素专家共识（2022年）［J］. 中华眼科杂志，58
（2）：96-102.

中华预防医学会公共卫生眼科分会，北京预防医学会公共卫生眼科学专委会，
2023. 关于加强儿童青少年近视防控用眼行为干预的倡议及实施方法共识
（2023）—用眼行为干预人群大处方［J］. 中华实验眼科杂志，41（4）：297-302.

周翔天，2017. 低视力学［M］. 3版. 北京：人民卫生出版社.

Abu El-Asrar AM，Al Tamimi M，Hemachandran S，et al，2013. Prognostic factors
for clinical outcomes in patients with Vogt-Koyanagi-Harada disease treated with high-
dose corticosteroids［J］. Acta Ophthalmol，91（6）：e486-e493.

Ahnood D，Madhusudhan S，Tsaloumas MD，et al，2017. Punctate inner
choroidopathy：A review［J］. Surv Ophthalmol，62（2）：113-126.

Arevalo JF，Lasave AF，Gupta V，et al，2016. Clinical outcomes of patients with
Vogt-Koyanagi-Harada disease over 12 years at a tertiary center［J］. Ocul Immunol
Inflamm，24（5）：521-529.

Bagheri N，Wajda B，Calvo C，et al，2016. The Wills Eye Manual［M］. 7th ed.
Philadelphia：Lippincott Williams and Wilkins.

Bonfioli AA，Damico FM，Curi AL，et al，2005. Intermediate uveitis［J］. Semin
Ophthalmol，20（3）：147-154.

Chen SC，Chuang CT，Chu MY，et al，2017. Patterns and etiologies of
uveitis at a tertiary referral center in Taiwan［J］. Ocul Immunol Inflamm，25
（supl）：S31-S38.

Damico FM，Kiss S，Young LH，2005. Vogt-Koyanagi-Harada disease［J］. Semin
Ophthalmol，20（3）：183-190.

Gervasio KA，Peck TJ. 2022. Wills眼科手册［M］. 8版. 曲毅，译. 济南：山东
科学技术出版社.

Jong M，Resnikoff S，Tan KO，等，2022. 亚洲近视管理共识［J］. 中华眼视光学
与视觉科学杂志，24（3）：161-169.

Kang MT，Li SM，Peng X，et al，2016. Chinese Eye Exercises and Myopia
Development in School Age Children：A Nested Case-control Study［J］. Sci Rep，22，
6：28531.

Khoshnevis M，Rosen S，Sebag J，2019. Asteroid hyalosis-a comprehensive review［J］.
Surv Ophthalmol，64（4）：452-462.

Kunimi K, Usui Y, Tsubota K, et al, 2021. Changes in Etiology of Uveitis in a Single Center in Japan [J]. Ocul Immunol Inflamm, 29 (5): 976-981.

Lumi X, Hawlina M, Glavač D, et al, 2015. Ageing of the vitreous: From acute onset floaters and flashes to retinal detachment [J]. Ageing Res Rev, 21: 71-77.

Mills MD, Devenyi RG, Lam WC, et al, 2001. An assessment of intraocular pressure rise in patients with gas-filled eyes during simulated air flight [J]. Ophthalmology, 108 (1): 40-44.

Nazari Khanamiri H, Rao NA, 2013. Serpiginous choroiditis and infectious multifocal serpiginoid choroiditis [J]. Surv Ophthalmol, 58 (3): 203-232.

Nickla DL, Totonelly K, 2016. Brief light exposure at night disrupts the circadian rhythms in eye growth and choroidal thickness in chicks [J]. Exp Eye Res, 146: 189-195.

Pandey SK, Sharma V, 2021. Mask-associated dry eye disease and dry eye due to prolonged screen time: Are we heading towards a new dry eye epidemic during the COVID-19 era? [J]. Indian J Ophthalmol, 69 (2): 448-449.

Read RW, Rechodouni A, Butani N, et al, 2001. Complications and prognostic factors in Vogt-Koyanagi-Harada disease [J]. Am J Ophthalmol, 131 (5): 599-606.

Sebag J, 2018. Posterior vitreous detachment [J]. Ophthalmology, 125 (9): 1384-1385.

Steinmetz RL, Fitzke FW, Bird AC, 1991. Treatment of cystoid macular edema with acetazolamide in a patient with serpiginous choroidopathy [J]. Retina, 11 (4): 412-415.

Yang P, Zhang Z, Zhou H, et al, 2005. Clinical patterns and characteristics of uveitis in a tertiary center for uveitis in China [J]. Curr Eye Res, 30 (11): 943-948.

Yuen BG, Tham VM, Browne EN, et al, 2015. Association between smoking and uveitis: Results from the Pacific ocular inflammation study [J]. Ophthalmology, 122 (6): 1257-1261.